AF371104

OBSERVATIONS

Sur les effets
des VAPEURS MÉPHITIQUES dans l'Homme,

Sur les NOYÉS, sur les ENFANS
QUI PAROISSENT MORTS EN NAISSANT,

Et sur la RAGE.

*AVEC un précis du Traitement le mieux éprouvé
en pareils cas.*

SIXIÈME ÉDITION,

A laquelle on a joint des Observations sur les effets
de plusieurs Poisons dans le corps de l'Homme, &
sur les moyens d'en empêcher les suites funestes.

*Par M. PORTAL, Médecin consultant de MONSIEUR,
Lecteur & Professeur de Médecine au Collége royal de
France, Professeur-adjoint d'Anatomie & de Chirurgie au
Jardin du Roi, des Académies des Sciences de Paris, de
Bologne, de Turin, de Padoue, de Harlem, d'Édimbourg,
Docteur en Médecine, & de la Société royale des Sciences
de Montpellier.*

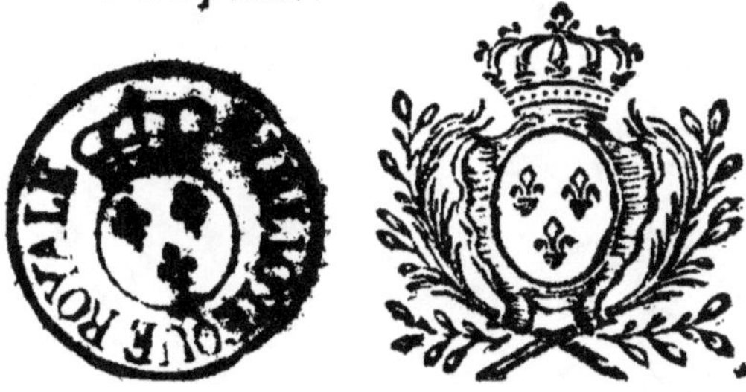

A PARIS,
DE L'IMPRIMERIE ROYALE.

M. DCCLXXXVII.

AVERTISSEMENT

Sur cette nouvelle Édition.

M.^{rs} les Intendans de Province ont demandé en divers temps à M. le Contrôleur général des Finances, des exemplaires des Ouvrages que j'ai publiés sur les Vapeurs méphitiques, sur les Noyés, sur les Enfans qui paroissent morts en naissant, & sur la Rage. Ces mémoires leur ayant été envoyés séparément par le Gouvernement, ce Ministre m'a engagé à en donner une nouvelle édition ; ce que j'ai fait avec d'autant plus d'empressement, que j'avois appris par ma pratique & par celle de plusieurs de mes confrères, que je pouvois y faire des additions & des changemens utiles.

Jusqu'ici je m'étois borné à exposer les altérations qu'on trouve dans les corps

a ij

des personnes suffoquées par des vapeurs méphitiques, & à indiquer les secours qu'il convient de leur administrer pour les rappeler à la vie ; j'ai cru devoir ajouter à cette édition un précis de mes recherches sur la manière dont les vapeurs méphitiques agissent sur les animaux & sur l'homme, lorsqu'elles attaquent le principe de la vie. On est d'autant plus en état d'arrêter les progrès d'une maladie, que l'on connoît mieux les ravages qu'elle peut faire dans le corps humain ; d'ailleurs ce qui m'a donné un nouvel attrait pour ce genre de travail, c'est que, depuis 1774, époque à laquelle a paru mon rapport à l'Académie des Sciences, l'on a fait un très-grand nombre de découvertes utiles & curieuses sur la nature des airs : il convenoit bien de déterminer de quelle manière agit sur les animaux vivans celui qui peut en un instant leur ôter la vie, ou qui peut les réduire dans une telle asphyxie, qu'on peut la confondre avec la mort même.

Le traitement que j'ai proposé a toujours eu, dans la pratique, les succès les plus décidés : aussi n'ai-je pas cru devoir y faire aucun changement essentiel ; j'ai seulement un peu mieux motivé les circonstances qui peuvent indiquer la saignée, & celles qui la rendent inutile & même dangereuse. Plusieurs Médecins ayant interprété différemment ce que j'avois écrit sur ce point essentiel du traitement, j'ai cru devoir m'expliquer d'une manière plus claire & plus précise.

Je n'ai fait non plus aucun changement à mes observations sur les causes de la mort des noyés, ni à celles que j'ai publiées sur le traitement qui leur convient ; les observations multipliées qui me sont parvenues de nos provinces & des pays étrangers, ainsi que celles qui ont été publiées par M. Pia, prouvent de plus en plus que l'on traite les noyés avec le plus grand avantage.

On ne confond plus aujourd'hui ce traitement avec celui des personnes suffoquées par les vapeurs méphitiques, ni avec celui qu'il faut administrer à celles qui sont atteintes d'apoplexie, comme on le faisoit généralement lorsque j'ai écrit, pour la première fois, sur cette matière. La cause de leur mort étant aussi différente, n'est-il pas bien extraordinaire qu'on ait pu leur administrer indistinctement un même traitement qui, s'il est salutaire aux uns, est meurtrier pour les autres !

Pour mieux faire connoître la différence de ces deux genres de mort, & celle du traitement qu'il faut suivre pour la prévenir, j'ai traité de ces deux matières à la suite l'une de l'autre, afin d'en rendre la com-

paraifon plus facile & plus inftructive ;
& comme on a attribué, en pareils cas,
de grandes propriétés aux fumigations de
tabac par le fondement, j'ai cru devoir
examiner cet article dans un chapitre particulier, duquel il réfulte que les fumigations par le tabac font dangereufes pour
les fuffoqués par le charbon, & à peu-
près inutiles aux noyés.

On trouvera, après ces deux differta-
tions, quelques obfervations que j'ai faites
fur les moyens d'appeler à la vie les
enfans qui paroiffent morts en naiffant ; les réfultats heureux qu'ils ont eus
dans la pratique, ont bien prouvé qu'il
étoit également utile de les répandre. Que
de perfonnes fuffoquées par le charbon
ou par les vapeurs méphitiques, que de
noyés , que d'enfans nouveaux-nés , ont
péri faute de fecours ! combien n'en a-t-on
pas crus morts & qu'on a enterrés vivans,

quoiqu'il eût été facile de leur rendre la vie, si l'on eût connu le traitement & les remèdes néceſſaires en pareil cas ! ceux que je propoſe dans les Mémoires que je remets aujourd'hui ſous les yeux du public, ont été employés avec des ſuccès ſi ſoutenus, qu'ils ont été généralement adoptés : c'eſt ce qu'on aura pu voir dans les Papiers publics, qui ſe ſont empreſſés d'en publier les bons effets.

On trouvera de plus dans cette édition quelques obſervations ſur le vrai ſigne de la mort : pluſieurs auteurs célèbres ont traité, il eſt vrai, de cette importante matière ; mais leurs ouvrages étant très-diffus & pleins de controverſes polémiques, j'ai cru qu'il ſeroit très-utile de joindre à celui-ci, qui doit être répandu dans le public, un article abrégé ſur une matière auſſi important-tante & qui ne ſauroit être trop connue ; d'ailleurs elle trouve ici une place bien convenable, puisque c'est chez les personnes affectées des vapeurs méphitiques, chez les noyés & chez les enfans qui viennent de naître, que l'asphyxie ou la mort apparente a si souvent lieu.

La rage, la plus cruelle des maladies que l'on connoisse, a fait de tout temps l'objet des recherches des plus grands médecins ; mais il n'y en a point sur laquelle on ait eu des opinions plus variées, soit pour sa nature, soit pour son traitement : on a attribué à cette maladie les causes les plus bizarres, & on a voulu la guérir avec les remèdes les plus singuliers ; & comme elle ne s'est pas déclarée dans toutes les personnes qu'on a traitées & qu'on croyoit infectées du virus hydrophobique, quoiqu'elles ne l'eussent pas contracté, il en est résulté qn'on a attribué des guérisons nombreuses, mais imaginaires, à des re-mèdes qui ont, par cette raison, acquis la plus grande réputation fans la mériter.

D'autres, égarés par des idées fuperfti-tieufes, ont cherché le remède de la rage dans les cérémonies d'une religion mal entendue ; & de-là une fource de préjugés funeftes, qui fe font répandus dans le peuple avec d'autant plus de facilité, qu'il eft toujours féduit par le merveilleux ; enfin, le réfultat a été tel que, lorfque tous les remèdès phyfiques & furnaturels n'avoient pas un heureux effet, ce qui avoit toujours lieu dans celui qui avoit véritablement contracté la rage, on terminoit par l'étouffer entre deux matelas, par l'empoïfonner ou par lui ouvrir les veines des quatre extrémités. Quelle barbarie ! on n'en peut foutenir l'idée ; c'eft cependant ce qui avoit lieu, il y a peu d'années, à Paris, & ce qui fe pratique encore dans beaucoup d'endroits, où la voix de l'humanité ne s'eft pas fait entendre.

Ce n'est pas que, depuis plus de soixante ans, les médecins ne cessent d'écrire qu'ils ont trouvé des remèdes, sinon curatifs, du moins préservatifs de la rage ; mais comme il y avoit une grande diversité d'opinions sur un objet aussi important ; que plusieurs vouloient trouver dans le mercure le seul & unique remède contre la rage ; que d'autres vouloient le réduire au seul traitement local ; & que d'autres enfin avoient encore d'autres avis sur le traitement de cette maladie ; la Société royale de Médecine, persuadée qu'il seroit avantageux de fixer l'attention des gens de l'art vers cet objet important, crut devoir annoncer un prix sur le traitement de la rage ; & comme depuis quelques années je traitois cette matière avec assez de détails dans mes leçons du Collége royal, je pensai pouvoir publier les observations & les recherches qui m'étoient propres.

Le jugement favorable que des gens de l'art en portèrent à M. Necker, alors Administrateur général des Finances, le détermina à les faire répandre dans le Royaume ; elles ont eu le même avantage en Italie & en Allemagne, où elles ont été traduites dans la langue nationale ; & comme elles ont encore eu depuis dans la pratique les succès que j'en avois attendus, j'ai cru devoir les faire réimprimer dans ce Recueil, avec un Mémoire que j'ai lû l'année dernière, dans une séance publique du Collége royal, sur le traitement heureux de plusieurs personnes qui avoient été mordues par des chiens enragés, & qui contient mes dernières réflexions sur cette matière.

J'ai cru aussi que, pour rendre cet ou-vrage plus complet, il convenoit d'y joindre quelques remarques que j'ai faites sur l'effet de divers poisons dans l'homme,

& sur le traitement auquel il faut recourir avec le plus de confiance : j'y ai été d'autant plus porté , que la suffocation par les vapeurs méphitiques , étant une espèce d'empoisonnement, ainsi que la rage qui est l'effet d'un autre espèce de poison animal, il me parut qu'il seroit utile , pour compléter cette matière , de traiter des autres poisons dans le même ouvrage , méthode qui a été d'ailleurs suivie par divers auteurs estimables, entr'autres par Lanzoni & par le célèbre Mead.

Mais , comme la plupart de ces auteurs se sont plutôt livrés à des recherches curieuses & historiques , qu'ils ne se sont occupés à découvrir les véritables effets de ces poisons sur les animaux & sur l'homme, afin de parvenir à la connoissance des remèdes qui peuvent les détruire , il en est résulté que leurs ouvrages sont infiniment plus curieux qu'utiles ; j'ai cru cet objet bien digne de mes recherches, & pour donner plus de certitude à mon opinion sur les effets des poisons, j'ai pensé devoir rapporter les principales observations des ouvertures des corps des personnes qui en sont mortes ; & quant à ce qui concerne le traitement des personnes empoisonnées, celui que nous proposons est le résultat des expériences des plus habiles praticiens & de celles que j'ai pu faire moi-même.

Les accidens occasionnés par les poisons, sont très-fréquens, & sur-tout dans les campagnes ; ceux que causent les champignons & le vert - de - gris, sont innombrables, aussi ne sauroit - on les trop faire connoître, d'abord pour les éviter, & ensuite pour y porter les remèdes les plus convenables quand ils ont lieu : nous espérons qu'on retirera le plus grand avantage des moyens curatifs que nous proposons ; ils sont simples &

on peut se les procurer facilement par-tout. Si nous n'avons pas recommandé divers contre-poisons proposés par de célèbres Chimistes, c'est que les effets n'en sont pas également constatés par l'expérience, au lieu que ceux que nous avons proposés sont d'une efficacité généralement reconnue.

Cependant, comme il n'est point de méthode, quelque utile qu'elle soit, qu'on ne puisse perfectionner, je supplie M.^{rs} les Intendans & les autres personnes en place, & sur-tout les gens de l'art, vrais juges en cette matière, de me faire parvenir, par la voie de M. le Contrôleur général des Finances, les diverses observations qu'on pourra faire au sujet des méthodes que j'ai proposées dans cet ouvrage ; je me ferai un devoir de mettre à profit celles dont l'expérience aura confirmé la solidité.

TABLE

TABLE DES CHAPITRES

ET DES PRINCIPALES MATIÈRES,

Contenues dans ce Volume.

TABLE

II.

V.

Fin de la Table.

INTRODUCTION

Sur la Suffocation par les Vapeurs méphitiques.

A la vue de la multitude des maladies mortelles qui affligent l'humanité, il n'eſt pas étonnant que la Médecine ait fait ſi peu de progrès dans certaines parties de l'art de guérir. Elle s'eſt peu occupée juſqu'à préſent, par exemple, des maladies cauſées par les vapeurs méphitiques. On ne peut cependant ſe diſſimuler que ces ſortes de vapeurs n'enlèvent tous les ans un grand nombre de citoyens à l'État. On auroit pu lui épargner pluſieurs de ces pertes, ſi on ſe fût occupé davantage du traitement de cette maladie. Les remèdes qu'on admi-niſtre encore aujourd'hui à ceux qui ont le malheur d'y être expoſés, ne font ſouvent qu'empirer le mal, & que hâter la mort des malades. Il arrive auſſi quelquefois qu'on les enterre vivans, faute de diſtinguer les

A

ſignes d'une mort véritable & réelle, d'avec
les ſignes d'une mort qui n'eſt ſouvent
qu'apparente.

Ces malheurs qui révoltent l'humanité,
ont fixé l'attention de quelques Médecins,
& celle des plus célèbres Académies; mais,
nous ne craignons pas de le dire, on s'eſt
plus occupé à rechercher la cauſe phyſique
de ce genre de maladie, qu'à en connoître
& à en déterminer les effets ſur le corps
humain, & qu'à en découvrir les remèdes
par des expériences. Auſſi les travaux de
ces ſavans ſont-ils plus curieux qu'utiles.

L'Anatomie, éclairée du flambeau de
la Médecine, pouvoit ſeule procurer des
connoiſſances utiles ſur cet objet. Il falloit
ouvrir les corps des perſonnes mortes de
cet accident, examiner avec ſoin les parties
altérées par les vapeurs méphitiques, &,
d'après cette connoiſſance, s'occuper du
remède. Mais, au lieu de ſuivre cette
marche indiquée par la raiſon, les uns ont
recherché le remède avant de connoître

le mal ; les autres, uniquement occupés du physique, & deftitués de toute connoiſſance de médecine, ſe ſont bornés aux cauſes de l'altération, & n'ont indiqué aucun ſecours.

Cette remarque, que j'avois faite depuis long-temps, ſe repréſenta dernièrement à mon eſprit, en apprenant que deux per-ſonnes de la rue Saint - Honoré venoient d'être ſuffoquées par la vapeur du charbon. J'étois même réſolu de compoſer un mémoire à ce ſujet, lorſque l'Académie des Sciences, frappée elle-même de cet évènement, me choiſit pour faire de nouvelles recherches ſur les effets des vapeurs méphitiques, afin d'en découvrir les remèdes, & d'en faire part au public.

C'eſt ce que j'ai tâché d'exécuter dans ce petit ouvrage, qui n'eſt, à proprement parler, que mon rapport fait à l'Académie.

Je ne l'ai d'abord publié que pour détruire l'uſage dangereux où l'on étoit généralement de traiter les ſuffoqués par la vapeur du charbon, avec des échauffans

& des irritans, tels que les cendres chaudes dont on revêtoit leur corps, les cordiaux qu'on leur faisoit avaler, la fumée de tabac qu'on leur pouffoit dans le fondement, moyens plutôt capables d'accélérer la mort des fuffoqués, que de les rappeler à la vie. Leurs corps font ordinairement plus chauds après l'accident, que celui de l'homme qui jouit de la plus parfaite fanté; leur fang eft très-raréfié & mouffeux; tous leurs vaiffeaux en font pleins, fur-tout ceux du cerveau & ceux des poumons: c'eft ce que l'obfervation confirme; d'ailleurs, tous ceux qui font traités par des échauffans périffent. Il étoit donc naturel de chercher un autre traitement; & il paroiffoit qu'on pouvoit tout attendre d'une méthode diamétralement oppofée, celle qui diminueroit la raréfaction du fang, qui dégorgeroit les vaiffeaux fanguins en général, ceux du cerveau en particulier, & qui mettroit les poumons dans l'état d'infpiration. L'air froid, les afper-fions & les bains d'eau froide, le vinaigre pris fous différentes formes, la faignée du pied & même quelquefois celle de la jugulaire, l'infufflation des poumons; tous ces moyens m'ont paru devoir produire l'effet le plus avantageux. Mais comme je fais qu'en matière de phyfique le raifonnement le plus vraifemblable peut induire en erreur, j'ai cru ne devoir compter que fur les expériences : je les ai faites fur divers animaux avec le plus grand foin, & je fuis prefque toujours parvenu à leur rendre la vie.

Pour donner un nouveau degré de certitude à cette méthode de traiter les fuffoqués, j'ai voulu me convaincre encore par l'expérience (car c'eft fur elle feule que je compte), du danger du traitement contraire. J'ai fait étouffer par la vapeur du charbon d'autres animaux vivans, & fouvent même ceux que j'avois déjà reffufcités ; on les a approchés du feu, ou on les a couverts de cendres chaudes, on leur a donné de l'émétique : aucun animal n'a été rappelé à la vie par cette méthode.

A iij

En effet , le feu , appliqué de toutes manières, pourra-t-il diminuer la raréfaction du fang & la plénitude des vaiffeaux? L'émétique diminuera-t-il l'engorgement du cerveau? La fumée de tabac, introduite par le fondement, facilitera-t-elle l'infpiration? Non , fans doute : les remèdes chauds raréfieront le fang de plus en plus ; les vomiffemens détermineront le fang à la tête ; & la fumée de tabac introduite dans le fondement , refoulera le diaphragme vers les poumons, au lieu de l'en éloigner. Pour quelques atomes de tabac qu'on introduit dans le canal inteftinal, on y infinue une fi grande quantité d'air, que les inteftins en font violemment diftendus. Les marchands de modes à la corbeille galante, & mademoifelle Joffot, morte fuffoquée, il n'y a pas long-temps, avoient le ventre diftendu comme une outre.

Cependant le diaphragme, cette cloifon mobile qui fépare le bas-ventre de la poitrine, eft tellement repouffé contre les poumons par cette opération mal-entendue, qu'il les comprime : aussi, bien loin de favoriser leur développement, qui est absolument nécessaire à la vie, il s'y oppose & augmente la suffocation. L'irritation, dira-t-on, du canal intestinal peut produire de bons effets. Cela peut être ; il n'y a qu'à l'exciter par d'autres moyens qui aient tous les avantages de la fumée de tabac, & qui n'en aient pas les inconvéniens. C'est le vinaigre qui irritera le canal intestinal, qui diminuera la raréfaction du sang, & qui concourra à dissiper le profond assoupissement dans lequel le sujet est détenu. Y a-t-il de meilleur *anti-soporeux* que le vinaigre ? J'en ai retiré les plus grands avantages dans les apoplexies, & j'ai vu alors les cordiaux & l'émétique produire les plus funestes effets : s'il faut jamais recourir à ces derniers dans les attaques d'apoplexie, cela est bien rare.

Tel est le résultat des expériences & des réflexions que j'ai faites sur les avantages de la méthode que j'ai propofée, & fur les inconvéniens de la méthode échauffante. Pour donner plus de poids à mon opinion, j'ai rendu compte des ouvertures des corps qui ont été faites, & j'ai cité avec foin quelques auteurs graves qui ont fait jeter de l'eau froide fur le corps des fuffoqués. J'ai parlé auffi du chirurgien *Toffach*, qui a rappelé un homme à la vie en lui foufflant dans la bouche. En un mot, j'ai tâché de découvrir & de dire la vérité, fans manquer à perfonne. Je ne me fuis rien approprié qui appartînt à autrui, & je me fuis contenté de rapporter ce que les expériences & l'obfervation m'ont appris.

RAPPORT

*Sur la mort du sieur LE MAIRE &
sur celle de son épouse, Marchands
de modes à l'enseigne de la* Corbeille
galante, *rue Saint-Honoré, causées
par la vapeur du charbon, le 3 Août
1774.*

L'ACADÉMIE a été frappée de la manière
tragique dont ont péri le marchand & la marchande de modes de la Corbeille galante, rue
Saint-Honoré ; & , comme elle est toujours
attentive à l'avancement des sciences, & sur-tout
de celles qui ont pour objet la conservation de
l'espèce humaine, elle m'a chargé de lui rendre
compte de ce triste évènement, & des causes
qui peuvent l'avoir produit.

En conséquence, je me transportai, vers les cinq heures du soir, le jour même de cet accident, au lieu où s'étoit passée cette triste scène. J'entrai dans une chambre de médiocre grandeur, qui n'étoit éclairée que par une seule croisée; les murailles en étoient couvertes d'une boiserie nouvellement peinte, mais qui n'exhaloit aucune mauvaise odeur : elle étoit habitée depuis quelques semaines.

Au milieu de cette chambre étoient les deux corps morts, celui du marchand & celui de la marchande *(a)*. Ils avoient tous deux la face colorée, les yeux luisans, les membres & même la mâchoire inférieure flexibles; leur peau étoit encore souple, & assez chaude; leur bas-ventre étoit très-tuméfié.

Je fis diverses questions pour découvrir les causes d'un accident si funeste, & j'appris qu'il y avoit un Baigneur logé au-dessous; que le tuyau de la cheminée de ce baigneur s'ouvroit

---

(a) Il y avoit aussi un petit chien qui avoit été étouffé par la vapeur du charbon.

Madame Plisson a été étouffée en dernier lieu par la même vapeur; trois chats ont péri autour d'elle; & elle a été rappelée à la vie par la méthode décrite dans cet ouvrage. *(Voyez la Gazette de France)*.

(3)

dans celle de la chambre où avoient péri ces
deux perfonnes ; que le baigneur avoit allumé
du charbon dans fa cheminée vers les cinq heures
du matin , & qu'à fept heures on avoit trouvé
les deux fujets morts dans leur chambre, qui
étoit pleine de fumée ; qu'on leur avoit fait
faire une faignée à la jugulaire, qu'on leur avoit
donné de l'émétique, & qu'on avoit tâché de
leur introduire de la fumée de tabac par le fondement, &c. &c ; mais que tous ces fecours
avoient été inutiles.

Je connoiffois les altérations qu'on trouve
dans les corps des perfonnes fuffoquées par la
vapeur du charbon, tant d'après la lecture de
divers auteurs qui fe font occupés de cet objet,
que d'après plufieurs ouvertures que j'avois
faites d'hommes & d'animaux morts de cette
manière.

J'aurois cependant voulu m'affurer de nouveau , par l'ouverture de ces deux perfonnes,
des vraies caufes de leur mort ; car ce n'eft qu'à
force d'obfervations que la médecine s'éclaire.
Je follicitai les parens, pour qu'ils me permiffent
de faire l'ouverture des corps morts ; mes de-
mandes furent inutiles ; je m'attirai des menaces,
& je ne pus jamais les convaincre de l'utilité de

cette opération. Alors je crus devoir m'adreſſer à M. de Sartine, lieutenant général de Police, pour obtenir de lui, la permiſſion de faire cette ouverture.

Ce magiſtrat ſi zélé pour le bien public, écrivit en conſéquence au Commiſſaire du quartier, pour me faciliter les moyens de faire ou de faire faire l'ouverture des corps morts ; mais les inſtances de celui-ci furent également inutiles auprès des parens, qui s'y opposèrent toujours ſous des prétextes puérils & ſuperſtitieux : de ſorte que je ne pus remplir les intentions de l'Académie, ni ſatisfaire l'envie que j'avois d'acquérir de nouvelles notions ſur la cauſe de la mort des perſonnes ſuffoquées par la vapeur du charbon.

Cependant la mort tragique qui venoit d'enlever ces deux époux, & qui moiſſonne tous les ans un ſi grand nombre de citoyens d'une manière auſſi prompte qu'imprévue, cette triſte mort fixa mon attention ; je me rappelai mille hiſtoires ſemblables &, comme je ſavois que pluſieurs perſonnes, avec tous les ſignes de la mort, avoient été rappelées à la vie par divers moyens, & que je craignois que d'autres n'euſſent le malheur d'être enterrées vivantes, je crus qu'il n'y avoit rien de plus utile que de recueillir tous les moyens falutaires qui avoient été mis en ufage, de les préfenter à l'Académie & au public, pour en faciliter l'exécution, & pour les faire connoître de plus en plus.

J'ai vu plufieurs fois employer, pour rappeler à la vie des perfonnes fuffoquées par des vapeurs méphitiques, des moyens plus dangereux encore que la caufe contre laquelle on les employoit; & je ne doute pas que plufieurs de ces malheureufes victimes n'euffent revu le jour, fi on leur avoit adminiftré les fecours convenables, ou du moins fi on eût laiffé agir la nature, qui tend d'elle-même à fa confervation lorfqu'il lui refte encore quelques reffources.

Il eft donc effentiel de tracer une méthode que l'on puiffe fuivre pour fecourir promptement & avec fuccès les perfonnes frappées par des vapeurs méphitiques: il en périt un fi grand nombre de cette manière, qu'on ne fauroit trop s'occuper des moyens d'y remédier. En effet, il n'eft point d'année que ces vapeurs n'enlèvent des citoyens à l'État, foit dans des chambres étroites & des lieux habités par trop de monde, foit dans l'exploitation des mines & des carrières, où l'air ne circule point affez librement, ou est devenu méphitique. L'on voit tous les jours des fossoyeurs & des vidangeurs étouffés de cette manière. Ces accidens sont encore fréquens dans les lieux où l'on fait le vin, principalement dans la Guienne, le Languedoc & autres lieux abondans en vignobles.

Pour traiter cette question avec ordre, j'examinerai, 1.° les altérations qu'on trouve dans les corps des personnes qui sont mortes suffoquées.

2.° J'exposerai les recherches que j'ai faites pour découvrir la cause qui les produit.

3.° Je traiterai ensuite des moyens qu'il faut employer pour rappeler à la vie ceux qui ont été suffoqués par cette espèce de vapeurs.

CHAPITRE PREMIER.

Observations faites à l'ouverture du corps des personnes suffoquées par la vapeur méphitique du charbon, par celle des liqueurs en fermentation, & par d'autres vapeurs méphitiques.

Nous avons peu d'obſervations en ce genre; mais celles qui ont été recueillies prouvent inconteſtablement que l'on trouve dans le corps des perſonnes ſuffoquées par des vapeurs méphitiques :

1.° Les vaiſſeaux ſanguins en général pleins de ſang, & particulièrement ceux du cerveau, des poumons ; les oreillettes & les ventricules du cœur, ſur-tout du côté droit, contiennent auſſi beaucoup de ſang.

Ce ſang eſt très-raréfié par une grande quantité d'air qu'il contient; ſouvent même les petits vaiſſeaux ſont gonflés par de l'air ſeul.

2.° Leur corps conſerve très-long-temps la chaleur, quelquefois même cette chaleur eſt plus grande après leur mort, qu'elle ne l'étoit

(8)

pendant la vie, & que dans la parfaite santé.
Le célèbre *de Haën (a)* a fait cette observation
fur des fujets morts de différentes maladies; mais
nous nous en fommes convaincus principalement
dans plufieurs perfonnes mortes fuffoquées par
la vapeur méphitique du charbon, & du vin
qui fermentoit.

Le marchand & la marchande de modes de
la Corbeille galante, qui furent fuffoqués dans
la rue Saint-Honoré en 1774, par la vapeur
du charbon, comme on l'a dit précédemment, &
mademoifelle Joffot, qui périt l'année fuivante
de la même manière, rue des Fontaines, con-
fervèrent leur chaleur plus de trente heures.

La chaleur fe conferve auffi très-long-temps
dans le corps des apoplectiques ; on a des
exemples frappans de ce que j'avance : je citerai
entr'autres celui du pere Gardien des Capucins
de Montpellier, mort fubitement en 1784, &
qu'on conferva long-temps fans l'enfevelir, parce
que fon corps étoit très-chaud. Les papiers
publics ont fait mention, il n'y a pas long-temps,
d'un évènement à-peu-près femblable, arrivé

______

(a) Voyez principalement *Rationis medendi, tome II,
édit. Paris.*

à Vienne

à Vienne en Autriche. Enfin , les auteurs rapportent diverses observations qui prouvent que les corps des personnes mortes d'apoplexie ou qui ont été tuées par des vapeurs méphitiques, conservent très-long-temps la chaleur.

3.° Leurs membres sont flexibles long-temps après la mort, & on peut leur faire faire tous leurs mouvemens avec la plus grande facilité : par conséquent un homme peut être mort sans avoir de la rigidité dans les membres *(b)*; c'est du moins ce que j'ai observé dans les personnes & dans les animaux qui ont été étouffés par la vapeur du charbon *(c)*.

(b) Voyez aussi une observation de M. Morgagni, *épitre 3 0, art. 2.*

(c) Des auteurs ont assuré avoir trouvé dans des personnes que les vapeurs méphitiques avoient réduites à l'état d'apoplexie , quelques-unes de leurs parties dans un état de spasme ; on a même cru que le spasme devoit varier suivant la nature du gaz dont le malade avoit été affecté. « L'air inflammable est celui de tous qui donne le plus de mal- « aise; il occasionne des convulsions, il cause le tétanos; « le gaz acide de la craie est celui qui, après le gaz « inflammable, produit les effets les plus fâcheux : la « vapeur du charbon n'a pas tout-à-fait autant d'énergie; « c'étoit l'opinion de M. Buquet ».

Voyez le rapport de l'Académie des Sciences, sur

B

4.° L'épiglotte des perfonnes mortes de fuffocation eft relevée, & la glotte eft ouverte & libre.

5.° Mais leur langue eft extraordinairement épaiffe, à peine peut-elle contenir dans leur bouche : c'eft ce que j'ai obfervé fur-tout dans le cadavre d'un homme mort fuffoqué par la vapeur du vin qui fermentoit ; fes lèvres fe tuméfièrent ; fa langue fe noircit & fe gonfla extraordinairement, en très-peu de temps. Une Blanchiffeufe qui avoit été affectée par la vapeur du charbon, & qu'on croyoit morte, étant revenue à la vie après avoir été expofée à l'air libre, fe plaignit pendant long-temps d'une grande difficulté d'avaler ; elle difoit que fa langue étoit fi groffe, qu'elle ne pouvoit la contenir dans fa bouche.

Je la vis huit jours après l'accident ; je lui confeillai de fe faire faigner de la veine Ranine, & de fe gargarifer avec du vinaigre affoibli

---

l'accident arrivé à Narbonne en 1779. Mais ce fpafme, ou plutôt cette rigidité, continue-t-elle après la mort ! Nous avons vu plufieurs fois, les mufcles d'un animal dans des convulfions cloniques & même toniques pendant l'afphyxie, fe relâcher au moment même de la mort ou peu de temps après.

avec de l'eau. Elle ne fe fit point faigner, mais elle retira un fi grand avantage de l'ufage du vinaigre, qu'elle fut bientôt guérie du gonflement de la langue & de la difficulté d'avaler qu'elle avoit éprouvée.

6.° La texture des mufcles eft très-relâchée; on en fépare les fibres avec une telle facilité, qu'on le feroit dans un cadavre dont les chairs commencent à fe putréfier : ce qui mérite fans doute beaucoup d'attention & peut donner lieu à des recherches & à des obfervations bien curieufes.

7.° Les yeux des fuffoqués par des vapeurs méphitiques font faillans; & bien loin d'être ternes, ils confervent leur éclat jufqu'au deuxième & même jufqu'au troifième jour après la mort; bien plus, leurs yeux font quelquefois plus luifans alors qu'il ne l'étoient naturellement : obfervation très-importante & contraire à l'opinion de M. Winflow, qui dit, d'une manière trop vague, que les yeux des mourans fe couvrent d'une pellicule qui en trouble la tranfparence, car celle-ci n'a lieu que dans ceux qui meurent d'un longue maladie.

On peut auffi avancer que les yeux de tous ceux qui ont péri par un coup de fang dans la tête, font faillans & plus luifans que de coutume : c'eft ce que j'ai obfervé dans les apoplectiques que j'ai ouverts.

8.° Le vifage des perfonnes fuffoquées par la vapeur du charbon ou par d'autres vapeurs méphitiques, eft plus gonflé & plus rouge qu'à l'ordinaire ; les vaiffeaux fanguins qui s'y diftribuent, font gorgés de fang ; l'habitude extérieure de leur corps eft auffi un peu gonflée, ce qui fait que celles qui font maigres paroiffent avoir pris un air d'embonpoint ; & comme les vaiffeaux fanguins de la peau font tellement pleins de fang qu'ils paroiffent injectés, elle eft rouge & fouvent comme couverte d'échimofes ; leurs paupières font rouges & leurs lèvres vermeilles.

9.° Les vaiffeaux des parties internes font auffi très-pleins de fang & gonflés ; ceux des membranes dès finus & de la fubftance du cerveau font quelquefois fi pleins qu'ils paroiffent variqueux ; ils ne le font pas davantage chez les apoplectiques.

Mais, dans ceux-ci, les autres vaiffeaux du corps ne font fouvent pas plus pleins ; au lieu que, chez les fuffoqués par des vapeurs méphitiques, la réplétion eft toujours générale, ce qui préfente une différence remarquable entre ces deux genres de mort.

En effet, fi les apopleƈtiques ont plus de fang dans le cerveau, ils en ont quelquefois moins dans les autres vifcères, ou du moins on n'y en trouve pas une furabondance, & fur - tout dans le cœur, comme dans les afphyxiés.

10.° Bien plus, dans ceux-ci, non-feulement il y a un engorgement de fang dans tous les vaiffeaux, mais même ordinairement on trouve alors des épanchemens d'une férofité fanguinolente dans les cavités du corps, & fur-tout dans les ventricules du cerveau, dans les bronches du poumon, dans la cavité du péricarde; ce qui n'a pas lieu auffi généralement dans les apoplexies fanguines les plus fortes.

11.° Le fang des afphyxiés eft écumeux & fi fluide, qu'il coule avec facilité de fes vaif- feaux, dès qu'on y fait la plus petite ouverture: de-là vient que les faignées faites plufieurs heures après la mort, fourniffent quelquefois une fi grande quantité de fang , ce qui ne manque pas de faire croire aux affiftans que ces fujets font encore en vie; mais ils peuvent

être réellemenr morts , quoique leur sang conferve sa fluidité.

12.° Dans l'homme vivant & en santé, le
sang paroît plus chaud que les autres parties du
corps ; celles-ci font même d'autant plus chaudes qu'elles contiennent plus de sang : mais,
dans les personnes mortes par les vapeurs méphitiques, le sang termine par se refroidir, ce
qu'on sent quand on le fait couler de quelques
gros vaisseaux, quoique les parties internes &
mêmes les externes soient encore chaudes ; ce
qui mérite sans doute beaucoup d'être considéré par l'histoire de la chaleur animale, sur
laquelle il reste à faire tant d'importantes
découvertes.

CHAPITRE II.

Observations sur les effets des vapeurs méphitiques dans l'Homme & dans les Animaux.

TELLES font les altérations qu'on trouve
dans les corps des personnes qui ont péri par
des vapeurs méphitiques, & dont nous avons

rendu compte dans les précédentes éditions de ce Rapport à l'Académie, rédigé en forme d'inſtruction pour le public *(d)*.

Mais, dans cette inſtruction, j'ai négligé d'entrer dans quelques détails ſur la cauſe de ce genre de mort : ſoit que je vouluſſe me reſtreindre, pour plus grande brièveté, ſoit que je n'euſſe pas alors aſſez de connoiſſance ſur cette importante matière, j'invitai les phyſiciens de ſe livrer à ces recherches, ce qui n'a pas été ſans ſuccès. M. *Troia,* aujourd'hui chirurgien diſtingué de la cour de Naples, alors mon diſciple, n'épargna pas ſes ſoins pour les découvrir ; il fit diverſes expériences très-ingénieuſes, dont il a rendu un compte exact dans le Journal de phyſique de M. l'Abbé Roſier. M. *Carminati,* médecin de Padoue, plein de zèle pour les progrès de ſon art, s'en occupa en Italie avec ſuccès, & publia

------

(d) On trouve pluſieurs obſervations de ce genre dans les Ouvrages de Lanzoni, *de venenis ;* de Mead, *expoſitio mechanica de venenis ;* de Morgagni , *de ſed. & cauſis morborum ;* de Sauvages , *noſol. method.* de Lieutaud , *hiſt. anat. medica ;* de Méſeray , *maladies des armées ;* d'Haguenot, *ſur le danger des inhumations dans les Égliſes ,* Montpellier, 1748. *in-4.ᵒ*

un ouvrage dont nous avons profité pour nos recherches. M. Spalanzani, dont le nom eſt ſi bien connu, fit auſſi des expériences très-curieuſes ſur la nature & ſur les effets des vapeurs méphitiques.

Ces phyſiciens, ainſi que pluſieurs autres que je ne cite pas, ont fait ſur cet objet des découvertes utiles, & les ont rendues publiques par la voie de l'impreſſion; mais comme ils n'ont pas tous eu les mêmes réſultats dans leurs expériences, & que même ils ont eu ſur pluſieurs points eſſentiels des avis différens, j'ai cru devoir les réitérer, pour pouvoir fixer mon opinion à cet égard.

Ce travail m'a conduit à des réſultats ſur les effets des vapeurs méphitiques dans l'homme & dans les animaux, qui me paroiſſent d'autant plus curieux & utiles, qu'ils peuvent jeter quelque jour ſur des points de phyſiologie intéreſſans, & qu'ils conduiſent à un bon traitement des ſuffoqués par les vapeurs méphitiques.

Je ne rendrai pas ici un compte exact de ces expériences: ces détails nous conduiroient trop loin, & paſſeroient les bornes que nous devons nous preſcrire dans cette inſtruction.

Ce qui frappe le plus dans la recherche des caufes qui font périr les perfonnes affectées des vapeurs méphitiques, c'eſt le volume du fang, c'eſt fa fluidité étonnante : eſt - ce la vapeur qui le pénètre! eſt-ce l'air qui s'y introduit! ou n'eſt-ce que l'air propre au fang qui s'en dégage & fe développe! c'eſt très-difficile à réfoudre.

On fait périr les animaux *(e)* dans des angoiſſes, dans des convulſions, & enfin en apoplexie, lorſqu'on introduit de l'air dans quelques-unes de leurs veines : c'eſt ce que nous avons éprouvé pluſieurs fois, & particulièrement en 1771, dans un cours de phyſiologie expérimentale que nous avons fait au Collége royal.

Mais ſi une petite quantité d'air introduite dans la maſſe du fang des animaux vivans, peut produire tant de ravages, quels accidens ne

---

(e) Les oifeaux expofés aux vapeurs du charbon y réfiſtent long-temps les quadrupèdes y périſ- fent plus vîte : les chats réfiſtent davantage que les chiens; nous en avons vu périr dans l'efpace de deux fecondes; ils tombent dès que la vapeur méphitique les affecte, leurs membres font agités par des mouvemens convulfifs, & ils périſſent dans l'aſſoupiſſement le plus profond.

doit pas accafionner la furabondance d'air telle qu'on la trouve dans les perfonnes qui ont péri par le méphitifme ?

L'air méphitique pénètre fans doute le fang par le poumon ; mais ce n'eft peut-être pas encore par cette feule voie qu'il y parvient.

M. *Troia* affure avoir trouvé dans des animaux qu'il a fait périr par des vapeurs méphitiques, les bronches percées & déchirées d'une manière plus ou moins remarquable. Nous avons réitéré plufieurs de ces expériences, mais elles ne nous ont jamais offert les mêmes réfultats.

Nous avons bien trouvé quelquefois des taches d'un rouge plus ou moins foncé fur la furface interne des bronches, mais nous nous fommes affurés que c'étoient des petites échimofes ; & en effet, il n'eft pas étonnant que, lorfque les vaiffeaux du poumon font gorgés d'un fang très-raréfié & diffous, il ne s'en extravafe dans la membrane des bronches, comme il s'en épanche dans leur cavité & dans tout le tiffu du poumon.

Ce font fans doute ces échimofes qui en ont impofé à M. *Troia*, d'ailleurs obfervateur exaĉt & très-judicieux.

L'on ne peut donc pas fe convaincre par ces expériences de l'action des vapeurs méphitiques fur les bronches. J'avois cru qu'en tuant les animaux au moment où l'on voit qu'ils commencent à en être affectés, on trouveroit plus d'air raréfié dans les vaiffeaux du poumon que dans les autres ; mais j'en ai également trouvé dans tous : fans doute que le développement de cet air fe fait fi promptement, que dans le même moment il eft auffi abondant dans tous les vaiffeaux ; ce qui feroit croire que ce n'eft pas feulement par l'introduction d'un fluide dans le fang, mais encore par quelque affection particulière occafionnée par la vapeur méphitique fur les organes qui le contiennent, que l'air qui lui eft propre entre ainfi en expanfion.

Mais par qu'elle voie les organes de la circulation pourroient-ils être affectés ! il n'eft pas probable que ce foit par les pores de la peau, comme quelques-uns l'ont voulu.

Je me fuis convaincu, par une expérience bien fimple, que c'étoit par le poumon que la vapeur méphitique agiffoit fur les animaux : j'ai renfermé deux chiens dans une cuve bien bouchée, & avec laquelle communiquoit le tuyau d'un poêle où l'on brûloit du charbon ; on avoit adapté à cette cuve un verre pour bien voir dans l'intérieur.

A l'un de ces chiens on avoit attaché au museau une grande vessie pleine d'air ; l'autre étoit libre & respiroit l'air de la cuve : ce chien périt suffoqué en moins de trois minutes, tandis que le chien qui ne respiroit que l'air de la vessie, vécut plus de dix minutes.

J'ai réitéré la même expérience un seconde fois, & je me suis convaincu que l'animal qui respiroit la vapeur méphitique, mouroit bien plus vîte que l'autre ; ce qui prouve, ou que la mort dépend de l'impreffion que l'air méphitique fait fur les voies aériennes, ou que c'eft par ces voies qu'il parvient dans l'intérieur du corps, où il exerce toutes fes fâcheufes impreffions.

Mais, comme on ne trouve aucune altération dans la furface interne des bronches, capable d'occafionner la mort, on doit plutôt conclure que l'air méphitique parvient dans le fang, par les dernières ramifications bronchiques, d'où il eft tranfmis au cœur, fur lequel il agit d'une manière fi fâcheufe.

J'ai, à cet effet, fait d'autres expériences fur

les animaux vivans ; j'ai ouvert la poitrine de deux grenouilles pour en découvrir le cœur.

A l'une de ces grenouilles on a de plus coupé la tête , & elle a été conservée à l'air libre.

L'autre grenouille a été exposée à l'air méphitique.

On a soigneusement examiné le cœur de ces animaux , & l'on a observé que celui de la grenouille à laquelle on avoit ôté la tête & qui étoit à l'air libre , a conservé ses mouvemens beaucoup plus long-temps que le cœur de celle qui étoit affectée des vapeurs méphitiques.

J'ai réitéré cette expérience plusieurs fois sur des grenouilles; je l'ai réitérée sur des chats & des chiens , & elle m'a offert les mêmes résultats , dans les grenouilles cependant d'une manière plus sensible que dans les autres animaux ; mais ce qui suffit pour prouver que les cœurs des animaux tués par la vapeur méphitique , perdent plutôt leur mouvement que lorsqu'ils périssent de toute autre manière.

M. Carminati s'est convaincu de la même vérité , par une multitude d'expériences qu'il a faites à Padoue , & dont il a rendu compte dans un ouvrage très-curieux qu'il a publié en 1777 *(f)*.

J'avois avant lui examiné l'effet des poisons narcotiques sur le cœur de quelques animaux vivans, & j'avois observé & fait observer à mes disciples, au Collége royal, dans un cours de physiologie dont M. Colomb, docteur en médecine de Montpellier, résidant à Lyon, a rendu compte par la voie de l'impression en 1771 *(g)*, que leur cœur cessoit plutôt de se mouvoir que celui d'un autre animal, sur lequel on ne versoit pas de pareils poisons; ce que j'ai vérifié plusieurs fois depuis cette époque.

J'avois aussi publiquement fait voir, la même année (1771), que la teinture d'opium, versée sur le cœur d'une grenouille dont on venoit de détacher la tête du corps, n'en ralentissoit pas les mouvemens aussi promptement que lorsqu'on la versoit sur le cœur d'une grenouille qu'on n'avoit pas ainsi mutilée.

Expérience bien curieuse & qui prouve

(f) Bastiani Carminati, de animalium ex mephiticis & noxiis halitibus interitu, ejusque propioribus causis, lib. XIII, 1777, pag. 140.

(g) Lettre sur un cours de physiologie expérimentale, ait au Collége royal de France en 1771.

que les narcotiques même verſés ſur le cœur, n'agiſſent ſur lui qu'après avoir affecté le cerveau de l'animal ; & ſans doute qu'alors les nerfs ceſſant d'agir ſur le cœur, celui-ci languit & meurt.

Les vapeurs méphitiques produiſent les mêmes effets, & on pourroit bien le préſumer par la reſſemblance des ſymptômes qu'on obſerve dans l'homme & dans les animaux qui ſont empoiſonnés par les poiſons ſtupéfians & par les vapeurs méphitiques.

Mais celles-ci n'agiſſent-elles pas ſur le cœur & ſur les autres muſcles immédiatement & ſans le concours du cerveau ou des nerfs! M. rs Carminati, Spalanzani & d'autres phyſiciens célèbres l'ont penſé ; ils ont vu les cœurs des grenouilles qu'on venoit de ſéparer de leur corps, perdre beaucoup plutôt leurs pulſations, lorſqu'ils étoient expoſés aux vapeurs méphitiques, que ceux de même eſpèce, également ſéparés du corps & expoſés à l'air libre.

Ces expériences ſi curieuſes ont été réitérées pluſieurs fois par divers anatomiſtes ; nous les avons auſſi faites avec ſoin, & elles nous ont offert les mêmes réſultats.

(24)

Mais il s'en faut qu'alors les cœurs détachés du corps des grenouilles, perdent auſſitôt leur mouvement que les cœurs de celles qu'on a expoſées aux vapeurs méphitiques ſans les avoir mutilées, & ſur-tout ſans leur avoir ſéparé la tête de leur tronc ; ce qui feroit croire que l'action que les vapeurs méphitiques exercent ſur les cœurs détachés & ſur les muſcles en général, n'eſt point immédiate, mais qu'elle détruit l'influence que les nerfs ont ſur eux, & dont l'irritabilité qu'ils poſsèdent eſt peut-être une émanation.

On trouve dans les corps des perſonnes & dans ceux des animaux qui ont été tués par le tonnerre, les mêmes altérations que dans ceux qui ont péri par les vapeurs méphitiques ; ils ont les vaiſſeaux gorgés d'un ſang écumeux & la même flexibilité dans les membres ; ils conſervent auſſi long-temps la chaleur : ce qui fait qu'ils paroiſſent être en vie, quoiqu'ils ſoient réellement morts depuis quelque temps.

J'ai vu en 1764 à Montpellier une femme tuée par le tonnerre, dans une maiſon voiſine du bureau de la poſte aux lettres, qui conſerva long-temps des couleurs vives au viſage & une flexibilité extrême des membres ; on

ſentit

on fentit pendant plus de vingt-quatre heures, en touchant l'extérieur de fon corps, une chaleur étonnante, & qui parut même au tact, pendant plufieurs heures, plus grande qu'elle ne l'eft pendant la vie; obfervation que nous avons faite dans la fuite fur les corps du marchand & de la marchande de modes , étouffés par des vapeurs méphitiques. Nous ferons part dans la fuite à l'Académie, de quelques ouvertures des corps des perfonnes qui ont péri par le tonnerre, qui nous font propres ou qui nous ont été communiquées, mais dont le réfultat eft qu'on trouve en elles les mêmes altérations que dans celles qui font fuffoquées par des vapeurs méphitiques.

Qu'il nous fuffife d'avoir prouvé que celles-ci ont leurs vaiffeaux fanguins pleins d'un fang très-mouffeux, & que ceux du cerveau font auffi dilatés que ceux des perfonnes qui ont péri de l'apoplexie fanguine; ce qui doit néceffairement donner lieu à la compreffion des nerfs à leur origine, & intercepter leur action fur les autres parties du corps en général, & fur le cœur en particulier; & peut-être qu'encore la vapeur méphitique agit immédiatement fur le fyftème nerveux, & en détruit l'influence fur les autres parties du corps. Or, fi l'on ajoute à ces caufes fi fâcheufes de mort, que le cœur perd l'irritabilité dont il jouit, & à la faveur de laquelle le fang le détermine à fe contracter, ce qui produit & maintient la circulation , fans laquelle nous ne pouvons exifter, qu'il tombe enfin dans l'inertie, on ne fera pas furpris que les vapeurs méphitiques foient fi délétères & qu'elles tuent prefque dans l'inftant.

Mais fi cette mort eft prompte, elle ne nous a pas paru violente; les animaux que nous avons expofés à la vapeur méphitique du charbon, font devenus calmes & tranquilles dès qu'ils en ont été faifis.

Ils n'ont plus fait des efforts pour fortir de la cuve, & ont même paru paffer de l'état de violence où ils étoient d'être renfermés, à celui d'un bien-être remarquable. Nous avons plufieurs fois entendu des oifeaux chanter quelques inftans avant la mort; ils paroiffoient alors dans une efpèce d'ivreffe, vacillant un inftant fur leurs pattes, & tombant douéement fur le côté.

Des hommes qui ont été afphyxiés par les vapeurs méphitiques, & qui ont été rappelés à la vie, m'ont dit avoir d'abord reſſenti un léger mal de tête ; mais que dans peu ils s'étoient trouvés dans un état de calme & de quiétude raviſſans ; qu'ils avoient perdu leurs ſenſations, & qu'ils ne ſe reſſouvenoient plus de rien.

S'il ſurvient quelques légers mouvemens convulſifs avant l'aſphyxie, ils ceſſent quand elle a lieu, & toujours les muſcles tombent dans le relâchement à la mort ; c'eſt du moins ce que nous avons obſervé dans les ſuffoqués par la vapeur du charbon.

Tel eſt le précis des expériences que nous avons faites, ou d'après d'habiles phyſiciens ou d'après nous-mêmes ; elles nous ſuffiſent pour nous faire connoître le genre de mort des perſonnes ſuffoquées par des vapeurs méphitiques, & l'avantage du traitement que nous avons propoſé contre l'aſphyxie qu'elles occaſionnent.

Expoſer au grand air le corps des ſuffoqués, & leur jeter de l'eau fraîche pour condenſer l'air raréfié.

Leur faire prendre, autant qu'on le pourra, du vinaigre affoibli avec de l'eau, ſoit en boiſſon, ſoit en lavement, afin d'exciter la

fenfibilité des nerfs & l'irritabilité du cœur &
des vaiſſeaux.

Saigner quelquefois pour diminuer la plénitude extrême des vaiſſeaux ; ſi les premiers
ſecours ne ſuffiſent pas , introduire de l'air
dans la bouche ou dans les narines , pour diſ-
ſiper les humeurs glaireuſes dont elles ſont
ſurchargées & pour gonfler le poumon , ce
qui concourt à faciliter la circulation du ſang.

Voilà les ſeuls & vrais remèdes contre l'aſphyxie ; la théorie que nous venons d'expoſer
les indique , & la pratique en a déjà fait connoître l'efficacité.

CHAPITRE III.

*Des ſecours que l'on doit donner aux perſonnes
qui ont été ſuffoquées par des vapeurs
méphitiques.*

1.° IL faut expoſer le corps des ſuffoqués
au grand air, leur ôter leurs vêtemens, ſans
craindre le froid : l'obſervation prouve que la
chaleur eſt alors plus préjudiciable qu'utile,
elle n'eſt déjà que trop grande dans ces ſujets,

sans qu'il faille l'augmenter; ils ont besoin d'un air élastique pur, c'est pourquoi il faut promptement les porter dans la cour, dans la rue, dans un jardin, enfin à l'air libre, à moins qu'en ouvrant les fenêtres & les portes de la chambre, on ne puisse y établir plusieurs courans d'air *(h)*.

2.° L'expérience a prouvé que l'usage des acides étoit très-salutaire; c'est pourquoi on doit faire avaler au sujet, si on le peut, du vinaigre *(i)* affoibli avec trois parties d'eau; on doit aussi le lui donner en lavement avec autant d'eau froide : les frictions faites avec le vinaigre ont été utiles à plusieurs. J'ai vu des personnes incommodées de vives douleurs de tête, pour s'être exposées à la vapeur du charbon, lesquelles

---

(h) Voyez les observations que nous avons rapportées plus bas, & entr'autres celle de M. Michaud, Chirurgien d'Aubervilliers, qui fit transpoter sur la neige le corps d'une personne suffoquée par la vapeur du charbon & qu'il a rappelée à la vie.

(i) Cet acide, même affoibli avec beaucoup d'eau, m'a paru préférable aux acides plus actifs, & je trouve plus curieux qu'utile ce que l'on a écrit sur l'usage du vinaigre concentré, de l'acide marin fumant, de l'acide volatil sulfureux.

C iij

fe font toujours bien trouvées de l'ufage du vinaigre pris de la manière que nous venons de le confeiller; & le célèbre M. de Sauvages le recommande avec raifon contre toutes les vapeurs méphitiques.

3.° Comme les vaiffeaux font très-pleins de fang, fi la perfonne fuffoquée ne paroît pas bientôt foulagée par ces premiers fecours, fi elle eft d'ailleurs daus un profond affoupiffement, & fi elle ne peut avaler la boiffon, ainfi que nous venons de confeiller, il faut recourir à la faignée; celle du pied eft d'abord préférable, il faut la réitérer fur-tout fi l'affoupiffement continue; & s'il eft extrême, que le vifage foit rouge, les lèvres gonflées, les yeux faillans, & qu'il y ait beaucoup de chaleur à la peau, il ne faut pas balancer de pratiquer la faignée de la jugulaire.

Souvent des petites faignées du pied & même du bras fuffifent; mais quand la fuffocation eft portée à un certain degré, il ne faut pas craindre d'évacuer du fang & promptement; tous les autres fecours feroient fans effet, s'ils n'étoient précédés de celui-là.

4.° Bien loin de mettre les fuffoqués dans des lits de cendre, comme on le fait à l'égard des noyés, il faut jeter de l'eau fraîche sur leur corps ; c'est ce que Borel *(k)* a fait avec succès, ce que M. de Sauvages recommande dans sa Nosologie *(l)*, & ce qui est conforme à la bonne théorie & à l'observation *(m)*.

(k) Cent. 2. Obf. 4.

(l) Tome I, page 816.

(m) M. Harmant, célèbre médecin de Nancy, vient de publier un Recueil curieux de guérisons opérées par ce seul moyen ; il est vrai qu'il a conseillé de faire ces aspersions sur le visage seulement, & que nous recommandons de jeter de l'eau fraîche sur le corps en général, méthode prescrite par Borel & Sauvages, &c. & qui a eu des succès multipliés depuis que nous l'avons renouvelée. En effet, le grand avantage de ces aspersions est de diminuer la raréfaction du sang, principale cause de la mort des personnes suffoquées par le charbon.

Le vinaigre, le bain froid & la saignée nous ont toujours suffi pour dissiper les tremblemens & les foiblesses des extrémités auxquelles sont sujettes les personnes qui ont été affectées par la vapeur du charbon ; & nous n'avons point été obligés de recourir aux mixtures ni aux lavemens plus ou moins composés, dont M. Harmant a parlé. Nous différons encore dans notre pratique par un point bien essentiel : la saignée me paroît très-nécessaire lorsque l'assoupissement n'est point dissipé par les aspersions d'eau froide, l'exposition au grand air, le vinaigre, &c. M. Harmant prétend que la saignée ne fait alors qu'augmenter l'atonie de toutes les parties. Ce

En effet, les vaiffeaux étant gorgés par le fang qui eft très-raréfié, il eft plus naturel de le condenfer par une liqueur froide, que de le raréfier danvantage par l'application des corps

---

célèbre médecin ne recommande la faignée que lorfque le malade ayant recouvré fes fens & fa chaleur, étant d'ailleurs d'une conftituiton forte & fanguine , ayant le pouls plein & d'un battement inégal, que la pléthore occafionne, fe plaint d'une preffante envie de dormir. M. Harmant prefcrit alors les bains des pieds & ordonne de fuite la faignée du bras.

Cette méthode, qui peut être utile alors, ne prouve pas qu'il ne faille faigner pendant l'affoupiffement : mille exemples prouvent l'utilité de la faignée en pareil cas, & l'on voit tous les jours des apopleétiques rappelés à la vie par ce feul moyen.

Je ne crois pas non plus, comme le fait M. Harmant, que le manquement d'air foit l'unique caufe de la mort des fuffoqués, & que ceux-ci périffent du même genre de mort que les animaux qu'on fait mourir dans la machine du vide. Indépendamment de cette caufe qui peut être réelle, nous croyons que les vapeurs méphitiques affeétent dangereufement les nerfs & de la manière la plus prompte : ainfi la doétrine que jai expofée eft différente en divers points de celle de M. Harmant. Si nous nous rapprochons en quelque chofe, c'eft en confeillant de faire des afperfions d'eau froide fur les perfonnes fuffoquées, de les expofer au grand air & d'éviter l'ufage des échauffans ; méthode qui fuffit ordinairement pour rappeler à la vie les perfonnes fuffoquées par des vapeurs

chauds ; auffi n'y a-t-il rien de plus préjudiciable que l'adminiſtration des liqueurs ſpiritueuſes, qu'on s'opiniâtre à faire prendre aux

---

méphitiques, lorſqu'on la met en uſage bientôt après
l'accident,

J'ai publié mon ouvrage ſur la vapeur du charbon environ un an avant que celui de M. Harmant parût ; &
quand bien même ce médecin auroit eu le ſien dans ſon
porte-feuille depuis long-temps, ce qui pourroit bien être,
mais ce que j'ignore, ce ſeroit toujours ſans fondement
que l'auteur du Journal hiſtorique de Médecine a avancé
que le Traité de M. Harmant, ſur les funeſtes effets du
charbon allumé, eſt le premier qui ait paru *. Au reſte,
c'eſt à regret que nous nous arrêtons ſur cet article ;
M. Harmant a donné à notre ouvrage l'approbation la
plus authentique dans une lettre qu'il nous a écrite, & ſon
ſuffrage eſt pour nous du plus grand poids. D'ailleurs,
qu'importe lequel des deux ait écrit le premier ſur cette
matière ! Les plus anciens médecins s'en ſont occupés &
ont recommandé les mêmes ſecours ; ce ſont les modernes
qui ont cru pouvoir preſcrire les mêmes remèdes pour les
perſonnes ſuffoquées par des vapeurs méphitiques, pour
les noyés & même pour les apoplectiques ; méthode
abſurde & dangereuſe, & qui ne trouve plus de défenſeurs
depuis que nous avons publié notre ouvrage. *Nec quid-
quam ſtultius quàm diſſimilia ſimilibus velle curare.* SCRIBON
LARG.

* La première édition de notre Traité a été publiée en 1774, à Paris,
chez Vincent, in-8.° Celle du Traité de M. Harmant en 1775, à
Nancy, in-8.°

malheureux qui ont refpiré des vapeurs méphitiques.

Un autre abus qu'on commet très-fouvent,
c'eft de prefcrire l'émétique dans ce cas; rien
n'eft plus propre à déterminer le fang vers le
cerveau que le vomiffement; il faut donc l'éviter
au lieu de l'exciter. Il eft rare que les fuffoqués
à qui l'on a prefcrit l'émétique, reviennent à
la vie. Le célèbre *Morgagni*, qui blâme
l'ufage des vomitifs dans la plupart des apoplexies, & qui doute qu'on doive jamais y recourir
dans cette maladie, fe feroit bien récrié s'il
eût vu prefcrire l'émétique dans le cas d'une
afphixie occafionnée par des vapeurs méphitiques. Il n'y a point d'évacuation à opérer; &
l'irritation qu'on produit, & les mouvemens de
l'eftomac qu'on fufcite, aggravent la caufe
de la maladie, au lieu de concourir à la
diffiper.

Je ne comprends pas non plus fur quel
principe on fonde l'ufage d'introduire de la
fumée de tabac par le fondement : pour quelques atômes de tabac qui s'infinuent dans le
canal inteftinal, il y pénètre une grande maffe
d'air qui fe développe en fe raréfiant; alors
les inteftins & l'eftomac fe diftendent, & refou-

lent le diaphragme vers la poitrine, ce qui produit néceſſairement une compreſſion ſur le poumon, augmente l'engorgement de ce viſ-cère, & s'oppoſe à l'introduction de l'air dans les bronches, & à l'expanſion du poumon, ſans laquelle le ſang ne peut reprendre ſon cours, & ſans laquelle le ſujet ne peut être rappelé à la vie. On pourroit ſuppléer à la fumée de tabac par les lavemens irritans *(n)*.

5.° Mais enfin, ſi tous ces ſecours ſont inutiles, il faudra introduire de l'air dans la trachée-artère, pour gonfler les poumons. En effet, le principal objet qu'on doive ſe pro-poſer pour rappeler à la vie les perſonnes ſuffoquées par des vapeurs méphitiques, c'eſt de lever l'obſtacle qui s'oppoſe à la circulation du ſang dans le poumon.

Si l'on eſt aſſez heureux pour y parvenir avant que le ſang ſoit figé dans les vaiſſeaux, il s'inſinuera dans les veines pulmonaires, par-viendra dans le cœur & l'irritera, car il eſt ſon

---

(n) La fumée de tabac n'eſt-elle pas d'ailleurs un peu narcotique, & alors n'eſt-elle pas plutôt contraire qu'utile ! Voyez les belles expériences de M. Carminati, *de anima-lium ex mephiticis & noxiis halitibus interitu, ejuſque pro-pioribus cauſis, lib. XIII, 1777.*

véritable *ſtimulus* (o); le ventricule gauche recouvrera les mouvemens qu'il avoit perdus au moment qu'il avoit été vide, & de-là un commencement de circulation. C'eſt de cette manière que l'on a rappellé à la vie pluſieurs perſonnes qu'on croyoit étouffées par des vapeurs méphitiques, & que l'on a reſſuſcité des noyés.

En effet, l'air qu'on introduit dans les bronches, diſtend le tiſſu lobulaire, qui étoit affaiſſé; les vaiſſeaux qui étoient tortueux, ſe déplient, le ſang n'éprouve plus autant de réſiſtance; il eſt ainſi déterminé à s'inſinuer dans les veines pulmonaires.

C'eſt en ſoufflant dans la trachée-artère, que divers anatomiſtes ont ranimé pour quel-que temps le mouvement du cœur des animaux qui venoient de périr. Bien plus, *Wepfer* ne craignoit pas d'aſſurer qu'il n'y avoit pas de meilleur moyen pour ranimer un homme mort

---

(o) M.ʳˢ de Senac & de Haller ont prouvé que l'influx du ſang dans le cœur en reſſuſcitoit les mouvemens; ils ont auſſi obſervé que le côté gauche du cœur, qui meurt le premier, étoit auſſi le premier vide de ſang.

depuis peu, & par diverfes caufes, que de fouffler dans le poumon ; c'eft de quoi nous nous fommes convaincus par l'expérience fur des animaux fuffoqués, & fur d'autres que nous avions noyés. M. *Hopffenftock,* médecin de Prague, a auffi fait les mêmes expériences, & elles lui ont offert les mêmes réfultats, principalement fur des animaux noyés.

Nous dirons ici en paffant, qne nous avons foufflé dans la bouche d'un enfant qui n'avoit pas encore donné de fignes de vie, avec un tel fuccès, qu'à peine le fouffle parvint-il dans le poumon de cet enfant, qu'on le vit mouvoir les yeux, & qu'on l'entendit touffer avec effort ; il rendit par la toux & par le vomiffement, des glaires qui rempliffoient fes bronches *(p)*, & il refpira enfuite avec facilité. Cette obfervation mérite d'être difcutée ailleurs plus au long, elle eft de la plus grande importance.

Mais la méthode d'introduire de l'air dans

(p) Voyez l'*Extrait d'un cours de phyfiologie expérimentale* que j'ai fais au Collége royal, en 1771, publié par M. Collomb, alors Étudiant en médecine, à préfent Docteur en médecine de la Faculté de Montpellier.

les voies aériennes des perfonnes qui ont refpiré des vapeurs méphitiques, eft d'une telle
utilité, que c'eft fur elle qu'on peut principalement compter pour les rappeler à la vie.

Il eft deux moyens d'introduire l'air dans
les bronches : le premier, & qui eft le plus
fûr, c'eft de faire une ouverture à la trachée-
artère, & d'y introduire un tuyau à vent ;
mais, comme le peuple craint beaucoup cette
opération, & que celui qui la pratique fur
une perfonne fuffoquée, pourroit paffer pour
fon affaffin, il ne faudra y recourir que lorfque le fecond moyen aura manqué : ce moyen
confifte à introduire un tuyau dans une des
narines, & de fouffler dans ce tuyau ; l'air
s'infinue alors dans la glotte, & y paffe avec
autant de facilité que fi le canal dont on fe
fert pour le pouffer dans les poumons, &
celui de la trachée-artère, étoient comtinus.

Par le moyen que nous propofons pour
fouffler les poumons, on ne rifque point de
baiffer l'épiglotte, & de fermer l'ouverture
qui conduit à la trachée-artère, ce qui arrive
lorfqu'on introduit le tuyau à vent dans la
bouche : parvenu vers la bafe de la langue, il
déprime l'épiglotte, laquelle bouche la glotte ;

& le vent ne peut alors s'infinuer en aucune manière dans les poumons, mais il parvient dans les voies alimentaires, qu'il gonfle & qu'il diftend inutilement.

Ce moyen d'introduire l'air dans les poumons, à la faveur d'un tuyau infinué dans une des narines, eft d'autant plus avantageux, que l'on occafionne ainfi une légère irritation de la membrane pituitaire; ce qui peut déterminer la contraction du diaphragme, à la première infpection.

On doit obferver de comprimer la narine ouverte, lorfqu'on pouffe l'air dans le tuyau qu'on introduit dans l'autre narine; fans cette précaution, une partie de l'air pourroit refluer & fortir par la narine ouverte. Pour fouffler dans la poitrine d'un homme fuffoqué par la vapeur d'une mine de charbon, le chirurgien *Toffach (a)* ne craignit pas d'appliquer immédiatement fa bouche fur celle du fujet qu'il vouloit ranimer. Il avoit le foin en même temps de ferrer fes narines, pour empêcher l'air de refluer au-dehors; & par ce moyen il rappela à la vie un homme qui auroit immanquablement péri fuffoqué par la vapeur du charbon.

(a) Effais de Médecine d'Édimbourg, *tom.* V, *art.* 55.

On pourroit suivre ce procédé lorsqu'on n'auroit pas sous sa main un tuyau à vent, quoiqu'il soit aisé de s'en procurer un : on trouve par-tout une pipe, un morceau de roseau, une gaine de couteau, dont on couperoit la pointe, &c.

Mais enfin, si ces divers moyens de conduire l'air dans le poumon ne réussissoient pas promptement, il faudra faire une ouverture longitudinale à la partie antérieure de la trachée-artère, à la faveur de laquelle on introduira l'extrémité d'un tuyau à l'autre extrémité duquel le Chirurgien ou quelqu'un des assistans, soufflera avec sa bouche, à diverses reprises, pour distendre les poumons.

6.° On peut aussi promener doucement la barbe d'une plume dans les narines, pour y exciter une irritation utile ; & les alkalis volatils poussés par insufflation, avec une pipe ou autre tuyau, pourroient aussi être très-efficaces.

Il n'est point inutile de dire qu'on doit mettre la plus grande célérité dans l'administration des secours que nous proposons ; le temps presse, & plus on retarde, plus on doit craindre qu'ils ne soient infructueux.

Si tous ces secours sont insuffisans, on peut,

pour

pour ne rien omettre, appliquer les ventoufes en divers endroits du corps, mais on doit peu compter fur ce moyen, quand ceux que nous avons déjà confeillés n'ont point réuffi. Enfin il faut faire quelques fcarifications à la plante des pieds, pour s'affurer s'il y a encore quelque refte de fenfibilité ; c'eft par cette épreuve qu'on a quelquefois reconnu que la vie exiftoit, quoiqu'il y eut toutes les apparences de la mort; mais comme le réfultat n'a pas toujours été le même, il ne faudroit pas encore réputer pour morts les fujets qui paroîtroient infen-fibles à cette opération, on le verra dans le chapitre fuivant.

CHAPITRE IV.

Quelques Observations fur les fignes de la mort.

Qu'on prenne garde fur-tout de ne point confondre l'état d'afphyxie avec celui de la mort. Les fignes fur lefquels on fe fonde pour diftinguer ces deux états d'exiftence ou de deftruction, font fi illufoires, qu'on fe trompe fréquemment : les livres font pleins de méprifes funeftes, & il n'eft prefque pas de ville, de bourg ou de village où l'on ne raconte l'hiftoire tragique de quelques perfonnes qui ont été enterrées vivantes ; fans doute que plufieurs auroient dû être mieux conftatées pour être réputées véritables, mais il n'y en a qu'un trop grand nombre de réelles.

Qu'on life les ouvrages de Paul Zachias *(q)*, de Kornmman *(r)*, de Lanzoni *(ſ)*, de Winflow *(t)*, de Bruhier *(u)*, de Louis *(x)*, & l'on verra combien on doit être effrayé à cet égard. M. Pineau *(y)*, médecin de Niort, homme plein d'humanité & de zèle pour fon

---

(q) Queftiones medico legales. Romæ, 1621, in-8.°

(r) De miraculis mortuorum. Francof. 1610, in-8.°

(ſ) Opera de venenis ..... & de vitâ & morte. Ephemer cut. nat.

(t) An mortis incerta figna minùs à chirurgicis quàm ab aliis experimentis, 1740, affir. differt. fur l'incertitude des fignes de la mort; *Paris, 1742, in-12. 2 vol.*

(u) Sur l'incertitude des fignes de la mort; *Paris, 1742, in-12.* Mémoire fur la néceffité d'un Règlement général au fujet des enterremens & embaumemens; *Paris,* 1745, *in-12.*

(x) Sur la certitude des fignes de la mort; *Paris,* 1752, *in-12.*

(y) Mémoire fur le danger des inhumations précipitées, Niort, *in-8.°* 1776.

État, a tellement été frappé des malheurs de ce genre, qu'il a cru devoir recueillir ceux qui étoient arrivés dans les diocèses de Poitiers & de la Rochelle, & il en a publié un tableau dont la lecture fait frémir.

On ne peut s'empêcher de conclure avec lui, qu'il est néceffaire de veiller foigneufement au règlement qui défend les inhumations précipitées.

M. Bruhier l'avoit follicité, & il auroit encore voulu qu'avant d'enfevelir perfonne, il y eût un homme de l'art, qui eût conftaté fa mort.

Il eft difficile qu'on fe trompe à cet égard, quand une maladie chronique a précédé ; il exifte alors une telle altération des organes, lorfque la mort s'annonce, que fes apparences ne font pas féparées de la réalité.

Mais dans les maladies qui peuvent occafionner des morts fubites, les apparences de la mort peuvent exifter, quoique le principe vital ne foit pas éteint, & qu'il ne foit qu'arrêté, fufpendu ; alors les vifcères ne font pas effentiellement altérés, de forte qu'il fuffit de lever les obftacles qui reftreignent le principe de la vie, pour .qu'il reprenne & jouiffe de toute fon activité. En pareils cas, les apparences de la mort font plus illufoires que jamais.

L'abfence du pouls dans les artères n'eft pas un figne certain de mort : les artères ceffent de battre dans les afphyxies, & reprennent leur mouvement dès que l'afphyxie ceffe ; on en a vu qui ont duré plus de dix heures.

Quelques anatomiftes ont penfé que la circulation du fang continuoit alors d'avoir lieu intérieurement, d'une manière foible à la vérité, mais fuffifante pour empêcher la ftagnation du fang ; cette affertion n'eft pas prouvée, il eft vraifemblable que la circulation du fang eft fufpendue dans les vaiffeaux intérieurs comme dans les extérieurs, & qu'il n'y a plus dans le cœur aucun battement. En effet, ne peut-il pas ceffer alors de battre pour reprendre enfuite fes pulfations, comme cela arrive dans les cœurs des animaux même féparés de leur corps, lorfqu'on les agace par quelque *ftimulus !* La faculté qu'ils ont de fe contracter s'y conferve un temps plus ou moins long, & dans quelques animaux, tels que la vipère, la grenouille, beaucoup plus long-temps que dans d'autres.

Il paroît que l'irritabilité de laquelle dépendent les mouvemens du cœur, fe conferve en général avec la chaleur ; mais la première peut s'éteindre beaucoup plus tôt que l'autre, car la chaleur, comme on l'a déjà dit, peut se conserver pendant long-temps après la mort réelle. Nous n'oserions cependant pas nier que dans quelques cas particuliers, l'irritabilité ne se conservât dans des muscles & dans le cœur en particulier déjà très-refroidis ; mais ces détails bien dignes d'exciter l'attention des physiciens, seroient déplacés dans cet ouvrage.

Qu'il nous suffise d'avoir établi que l'absence du pouls n'est pas un signe de mort, & qu'elle a eu lieu pendant plusieurs heures dans des personnes qui sont revenues à la vie & à la santé.

Le pouls s'éteint successivement dans les artères, d'abord dans les plus éloignées du cœur, & dans les petites plutôt que dans les grandes, ce qui fait que souvent on ne trouve plus de pouls dans l'artère radiale, & qu'on le sent dans les artères carotides, & dans les axillaires inguinales, crurales, &c. Les expériences faites sur les animaux vivans, ont appris qu'il existoit dans le cœur & dans les troncs des veines-caves, lorsqu'il n'avoit plus lieu dans les autres vaisseaux : le ventricule gauche & l'oreillette qui lui correspond, perdent d'abord leurs mouvemens, ensuite le ventricule droit, mais les pulsations continuent encore dans l'oreillette de ce côté & dans la veine-cave; enfin c'eſt celle-ci qui périt la dernière.

Quelques médecins ont recommandé, mais ſans beaucoup d'avantage, de coucher le ſujet ſur le côté gauche, & d'appliquer la main ſur les fauſſes côtes pour y chercher les mouvemens du cœur, qu'on y ſent en effet quelquefois lorſqu'on ne ſent plus de pulſation dans les artères de toutes les autres parties du corps.

Il eſt peut-être inutile de faire obſerver que, dans toutes ces recherches, il faut prendre garde de ne point confondre les pulſations des artères du ſujet aſphyxié, avec celles de ſon propre pouls. Il y a des perſonnes chez leſquelles l'artère qui ſerpente ordinairement ſur le bord de ce doigt, ſe trouve au milieu de ſa face palmaire, ce qui fait que lorſqu'il eſt appliqué ſur quelque ſurface, elles ſentent une pulſation qu'elles peuvent attribuer au corps touché. Cette erreur a été commiſe, il n'eſt point inutile de la faire connoître; mais ſi la circulation du ſang peut être ſuſpendue pendant un temps plus ou moins long, ſans que la mort ſurvienne, la reſpiration peut être long-temps interrompue dans des ſujets qui pourront être rappelés à la vie.

Cette fonction, à la faveur de laquelle l'air

parvient dans les poumons & peut-être dans le fang, a une telle correfpondance avec la circulation, qu'il y a à peu-près quatre infpirations pour une dilatation, & quatre expirations pour une contraction artérielle : lorfque la circulation eft précipitée, la refpiration eft plus fréquente, &celle-ci languit & s'éteint avec la circulation du fang. C'eft ce qu'on obferve généralement, mais dans quelques cas comme dans les maladies foporeufes, fouvent on ne fent plus de pouls dans l'artère, quoique la refpiration ait lieu, & même qu'elle foit ftertoreufe ; peut-être qu'alors la circulation n'eft que fufpendue dans les vaiffeaux externes, & qu'elle continue encore par une efpèce d'ondulation dans les gros vaiffeaux internes, fur-tout dans ceux qui aboutiffent au cœur.

Les expériences que l'on a faites pour s'affurer fi la refpiration a lieu, font infuffifantes. Rien n'eft moins propre à le faire connoître, que de mettre un verre plein d'eau fur le cartilage xiphoïde, il y refte fouvent à peu-près immobile & fans qu'il s'en verfe une goutte d'eau, quoique la refpiration fe faffe ; & l'on ne devroit pas conclure que le fujet refpire, parce qu'on apercevroit quelque léger mou-

D iv

vement du verre ou dans l'eau qu'il contient.

La refpiration foible, lente & douce, n'eft exécutée que par des légers mouvemens du diaphragme ; les côtes & le fternum ne fe meuvent point alors, ainfi le verre d'eau placé fur le cartilage xiphoïde, paroît alors immobile, quoique la refpiration ait lieu. Après la mort il furvient un mouvement fpontané dans les humeurs du bas-ventre, les mufcles & les tégumens de cette capacité font foulevés à diverfes reprifes, or fi alors le verre plein d'eau étoit placé par-deffus, il feroit mu & l'eau s'écouleroit. Cette expérience que tant d'auteurs ont férieufement confeillé pour connoître fi la refpiration a lieu dans un fujet, n'eft nullement concluante, & nous n'en parlons ici que pour en faire connoître de plus en plus l'infuffifance.

Nous ne croyons pas non plus qu'il faille réputer pour mort le fujet dont la tranfpiration ni l'haleine ne terniffent pas le poli d'un verre luifant. La tranfpiration eft quelquefois tellement diminuée pendant la vie, qu'elle ne fe manifefte nullement par cette expérience; il eft des perfonnes vivantes, roidies par le froid ou affeétées de maladies de nerfs, & même des sujets qui jouissent de la meilleure santé, & qui ont le tissu de la peau si serré, qu'ils ne transpirent pas sensiblement.

L'insensibilité des parties la plus grande n'est pas même un signe de mort, les vésicatoires, la moutarde, ni même les scarifications ne l'ont pas excitée dans des sujets atteints d'apoplexie, de léthargie, ou qui étoient tombés en asphixie, lesquels ont cependant été rappelés à la vie, & ont ensuite joui de la meilleure santé : il suffit que les nerfs éprouvent quelque compression pour que leur action en soit suspendue sur les parties dans lesquelles ils se distribuent, elles s'engourdissent & deviennent insensibles ; .mais cette compression vient-elle à cesser, elles peuvent recouvrer leur sensibilité primitive.

Il n'est donc pas étonnant que lorsque les nerfs sont ainsi affectés, la sensibilité des parties qui en émane n'existe plus, & qu'elle ne leur revienne que lorsque la cause qui la détruisoit n'existe plus. On fit à une jeune fille qui avoit été suffoquée par la vapeur du charbon, des scarifications aux jambes & quelques légères piqûres à la plante des pieds, pour s'assurer si elle étoit réellement morte ; après avoir fait plufieurs autres tentatives pour le découvrir , elle parut fi infenfible , qu'elle fut réputée pour morte. Cependant un autre chirurgien qui fut appelé , ayant confeillé d'hafarder la faignée de la jugulaire & d'expofer le corps au grand air dans un temps froid , cette jeune perfonne fut rappelée à la vie , & on eut beaucoup de peine & il fallut beaucoup de temps pour guérir fes plaies , heureufement qu'elle ne fut pas eftropiée. Cet exemple , & d'autres que nous pourrions rapporter, prouvent bien que l'infenfibilité n'eft pas un figne de mort ; d'ailleurs ne fait-on pas que dans la paralyfie, les membres perdent & le mouvement & la fenfibilité , & que très-fouvent ils terminent par recouvrer l'un & l'autre.

La roideur des membres ne me paroît pas non plus un figne certain de mort, puifqu'il y a des cadavres dans lefquels les articulations font flexibles, & qu'elles font quelquefois d'une roideur extrême dans des perfonnes vivantes. M. Morgagni avoit déjà dit , *épit. 3 0, art. 2 ,* qu'il avoit obfervé une grande flexibilité dans les membres d'un cadavre, ce qui lui parut digne d'être obfervé ; & nous avons remarqué cette flexibilité des membres dans beaucoup de sujets, & sur-tout dans ceux qui ont péri du méphitisme & des affections soporeuses.

Or, d'après ces faits constatés par des observations réitérées, nous croyons que la flexibilité des membres n'est pas un des principaux signes par lesquels on puisse juger qu'une personne n'est pas morte, quoiqu'elle ne donne d'ailleurs aucune marque de vie ; & comme les membres peuvent être roidis dans des personnes vivantes , par quelque affection spasmodique, nous pensons que la rigidité n'est pas un signe certain de mort. Il est vrai qu'on nous dira qu'alors la roideur des muscles dépend d'un état convulsif, ce qui n'a pas lieu après la mort. Mais comment pouvoir le décider, lorsqu'on trouve un homme qui a tous les signes de la mort, sans qu'on connoisse aucune des circonstances qui l'ont précédée.

On ajoute que dans un cas convulsif, si le sujet a, par exemple, les avant-bras fléchis, les muscles biceps seront dans un état de dureté qu'on n'apercevra pas aux muscles antagonistes ; au lieu que dans le cas de mort réelle, les muscles qui servent aux actions contraires sont dans le même état, & qu'il n'y a aucune marque à laquelle on puiſſe juger qu'un des deux eſt dans une action forcée.

Mais cette diſtinction eſt-elle bien fondée ! n'y a-t-il pas des maladies qui produiſent une roideur des membres, telle que tous les muſcles extenſeurs & fléchiſſeurs y contribuent également ?

Dans la catalepſie, les muſcles qui ſervent à des fonctions contraires, ne ſont-ils pas dans le même état ! Il n'y a aucune marque à laquelle on puiſſe juger qu'un des deux eſt dans une action forcée ; & dans l'un & l'autre cas, dès qu'on a forcé l'articulation, le membre eſt indifférent à tel ou tel mouvement : or, d'après ces obſervations, nous ne croyons pas qu'on doive regarder la rigidité des membres comme un ſigne de mort. Ce qui eſt conforme à l'opinion de M.ʳˢ Winſlow, Bruhier, & de Morgagni ; les objections qu'un Chirurgien très-célèbre & digne de la plus grande conſidération a faites ſur ce point de doctrine, ne l'ont point détruite : on peut dire qu'elles ont ſeulement prouvé que dans beaucoup de morts les articulations étoient roides ; mais comme il y en a chez leſquels les articulations ne ſont pas dans cet état, on ne doit pas regarder la rigidité des membres comme un signe de mort.

L'affaissement du globe de l'œil dans l'orbite, & la pellicule sur la cornée dont M. Winslow a tant parlé, sont des signes plus certains d'une mort réelle. Mais on ne doit pas ignorer que ces altérations dans les yeux n'ont pas lieu dans la plupart des personnes qui ont péri de mort subite, & qu'elles ont les yeux, pendant long-temps, aussi saillans & aussi pellucides & luisans que pendant la vie.

Nous croyons même qu'on peut établir en général, que dans les sujets morts subitement de quelque congestion dans le cerveau, les yeux conservent plusieurs jours le volume & la vivacité qu'ils avoient avant la mort.

La putréfaction est le seul & vrai signe de la mort, alors des taches livides paroissent sur la peau, & il s'exhale du sujet une odeur cadavereuse & fétide, très-différente de toute autre.

C'est donc un devoir sacré d'attendre, avant d'ensevelir un corps, qu'il soit réduit à cet état où sa mort ne peut plus être douteuse; & comme elle peut l'être dans les apoplexies, & sur-tout dans l'asphixie occasionnée par la vapeur du charbon, jusqu'à ce qu'il y ait un commencement de putréfaction, c'est alors

qu'il importe le plus de l'attendre ; & puifque
avant d'être réduit à cet état, le fujet peut être
encore vivant , il ne faut pas refter fpectateur
oifif, les fecours doivent être adminiftrés le plus
promptement poffible & fans interruption , de
la manière que nous l'avons déjà prefcrit.

CHAPITRE V.

Contenant quelques Observations en faveur du traitement que j'ai conseillé contre l'asphixie par la vapeur du charbon.

OBSERVATION

Sur les accidens produits par la vapeur du Charbon, avec la méthode qu'on a suivie pour y remédier ; par M. BANAU, docteur en Médecine ; extraite du journal de Médecine du mois de janvier 1775.

M. L'ABBÉ Briquet de Lavaux, prêtre, fut trouvé suffoqué par la vapeur infecte du charbon, le mardi 28 novembre, entre six & sept heures du soir, quoique la chambre fût d'une grandeur ordinaire. J'étois, avec M. Rouyer, chirurgien, fils du premier chirurgien-dentiste de Sa Majesté Catholique le roi d'Espagne, à côté de l'appartement où s'est passée cette scène alarmante. Une voix basse & mourante a précipité heureusement mes pas vers la chambre de M. l'abbé Briquet. Ayant appelé à mon secours une dame voifine, M. Rouyer & deux manœuvres, nous avons trouvé cet eccléfiaftique affis dans une baignoire dont l'eau avoit été auparavant chauffée avec du charbon à l'air libre, la tête penchée, fans refpiration, le pouls éteint, les membres roides, tous les mouvemens de la machine fufpendus comme dans un cadavre; en un mot, fans le moindre figne de vie. Nous l'avons traîné nu, avec précipitation, dans la chambre la plus voifine; les fenêtres ont été ouvertes, de manière qu'il s'eft formé un courant rapide d'un vent glacial, tel qu'on l'a reffenti à Paris mardi dernier à fix ou fept heures du foir. Je l'ai inondé, étendu nu fur le carreau, d'une grande quantité d'eau au degré de congélation. On a obfervé des grincemens de dents, avec une écume blanchâtre autour des lèvres. Il ne nous a pas été poffible de fouffler dans la trachée-artère: les yeux fe font ouverts avec des contorfions effrayantes, il a commencé à proférer ces mots: *Je me meurs.* Nous avons remarqué qu'il a attiré dans ce moment l'air glacial avec une avidité extraordinaire, à bouche béante, pendant un gros moment, figne certain du retour à la vie. J'ai tenté de lui faire

avaler

avaler d'un liquide compofé d'eau & de vinaigre, mais inutilement, jufqu'à l'entier réta-
bliffement du reffort des poumons, quoiqu'il
s'approchât naturellement de l'oxycrat, avec
un defir inconcevable de le boire ou de le
flairer ; ce qui prouve que cet acide eft un
grand antidote des fymptômes alarmans caufés
par les vapeurs méphitiques.

Il nous affure qu'il ne fe rappelle de rien,
qu'il lui femble revenir d'une nouvelle vie,
qu'il n'a eu aucun fentiment intérieur d'appeler ou de chercher du fecours , n'ayant
diftingué aucun effet fenfible de cette vapeur
terrible au moment de fon invafion. Il avoue
que l'odeur du vinaigre étoit pour lui, dans
ce moment, quelque chofe de divin, qu'il n'a
rien fenti des fecouffes violentes de fon paffage
d'une chambre à l'autre, & qu'il n'a fenti le
froid exceffif, quoiqu'il fortît d'un bain à peu-
près au degré de la chaleur du corps humain ,
que dans l'inftant de fon retour à la vie.

Une forte d'engourdiffement de tête a
duré pendant plus d'une demi-heure, même
auprès d'un bon feu ; le grand air, l'eau
froide, la vapeur exhalée du fucre brûlé, les
petites frictions de vinaigre au front, aux

E

tempes, font les feuls agens qui l'aient rétabli dans fa première fanté en moins d'une
heure. Il a foupé avec moi, le même foir,
avec une fatisfaction fingulière & un appétit
dévorant. Il jouit, dans le moment que j'écris,
de la meilleure fanté poffible : il eft d'une conf-
itution robufte, âgé d'environ trente-fix ans.

Tout ce qui s'eft paffé fous mes yeux, &
les fuccès étonnans de cette méthode fi fimple, eft bien propre à confirmer les obfervations que M. Portal a confignées dans l'hiftoire qu'il nous a donnée des accidens caufés
par les vapeurs méphitiques, dans le Journal
de M. l'abbé Rofier, pour le mois d'octobre
de cette année.

OBSERVATION

*Sur une jeune demoiselle de Falaife en
Normandie, fuffoquée par la vapeur du
charbon, & qui a été rappelée à la vie
par la méthode publiée par M. PORTAL.*

C'EST d'après l'extrait qu'on a donné dans
le Mercure du mois d'octobre dernier, de
la méthode publiée par M. Portal, qu'on l'a
connue à Falaife, & qu'on en a fait un heureux

uſage ſur une demoiſelle qui avoit été étouffée par la vapeur du charbon. Voici le détail de cette obſervation intéreſſante : elle a été recueillie & envoyée à l'Académie royale des Sciences, par M. le Marquis Turgot, brigadier des armées du Roi, & aſſocié-libre de cette Académie.

Le 10 décembre, vers les huit heures du matin, le lieutenant du premier chirurgien du Roi pour la communauté des perruquiers de cette ville, fit allumer dans ſa chambre de a braiſe qu'on recouvrit d'un lit de charbon ordinaire. La fille de ce chirurgien, âgée d'environ vingt-un ans, s'aſſit, & ſe pencha vers ce braſier pendant quelques minutes, pour ſe chauffer ; mais une douleur forte & ſubite qu'elle reſſentit à la partie antérieure de la tête, & qui ſe tranſmit bientôt dans tous ſes membres, la renverſa en arrière. Son viſage s'enflamma, & ſes yeux devinrent hagards. Son père, qui étoit couché dans la même chambre, la voyant en cet état, ſauta du lit avec précipitation & courut à elle ; mais il ne lui trouva plus aucun ſigne de vie. Comme il avoit entendu parler de la méthode de M. Portal, il y eut auſſi-tôt recours. Il ouvrit les portes & les fenêtres, mit le brafier hors de la chambre, deshabilla fa fille, la coucha fur le carreau; & fans s'inquiéter de la rigueur du temps, la baigna d'eau froide à plufieurs reprifes. Les premières impreffions de ce liquide firent peu d'effet. Il ne fe rebuta point, & continuant le même traitement pendant près de quatre heures, il vit enfin fa fille revenir à elle par par des gradations infenfibles. Interrogée depuis fur fon état, elle a dit fe reffouvenir feulement de la douleur qu'un moment avant que de perdre connoiffance, elle avoit éprouvée fubitement, comme fi on lui eût porté un coup au front. Elle a été, après le traitement, perclufe de tous fes membres, au point qu'elle craignoit de n'en pouvoir plus faire ufage; mais cet état ne dura pas, car dès le lendemain, fes bras devinrent libres, & bientôt fes jambes furent en état de la foutenir. Elle a éprouvé, pendant deux jours, un mal de tête affez violent. Elle jouit à préfent d'une parfaite-fanté.

OBSERVATION,

Sur une perſonne ſuffoquée par la vapeur du charbon, qui a été rappelée à la vie.

M. DE M.*** âgé d'environ vingt-deux ans, prenoit des bains depuis quelques jours. On en chauffoit ordinairement l'eau dans la baignoire, à la faveur d'un cylindre dans lequel on faiſoit brûler du charbon. La baignoire étoit placée dans la même chambre où M. de M.*** couchoit; il ſortoit du lit pour ſe mettre dans le bain, dès qu'on l'aver-tiſſoit que l'eau étoit ſuffiſamment chaude, & ce lit n'étoit pas bien éloigné de la baignoire. Un jour, ſon domeſtique, après avoir chauffé l'eau à la manière accoutumée, vint pour l'avertir qu'il pouvoit ſe mettre dans ſon bain; mais quelle fut ſa ſurpriſe ! il trouva ſon maître ſans aucun ſigne de vie, ſans pouls, ſans ſentiment, ſans mouvement. Il appelle du ſecours : cependant on découvre le corps du ſuffoqué, on le ſecoue, on l'agite ; l'écume lui vient à la bouche, on lui fait avaler quel-ques gouttes de ſel d'Angleterre; il paroît revenir à la vie, mais il n'articule aucune parole bien diſtincte, ſes yeux reſtent toujours fixés: ſon corps étoit bouillant. Un Chirurgien qui avoit été témoin des expériences que j'avois faites ſur les animaux vivans, pour les rappeler à la vie, après les avoir ſuffoqués par la vapeur du charbon, conſeilla d'inſiſter ſur l'uſage des rafraîchiſſans, mais le malade parut toujours comme ſtupéfait. Appelé pour le traiter, je lui fis avaler du vinaigre tempéré avec autant d'eau, je lui preſcrivis des lavemens avec du vinaigre affoibli avec une autre partie d'eau ; je crus devoir lui faire flairer & faire frotter les tempes, les bras & autres parties, avec du vinaigre, ce qu'on fit à diverſes repriſes. Cependant le malade recouvra l'uſage de ſes ſens, mais ſa mémoire étoit tellement affoiblie, qu'il ne ſe ſouvenoit de rien ; à peine avoit-il prononcé un mot, qu'il l'avoit oublié. Ses extrémités inférieures ne pouvoient le ſoutenir, & les ſupérieures étoient très-foibles. Je crus devoir toujours inſiſter ſur l'uſage du vinaigre ; j'en fis prendre au malade, en très-grande quantité, & par haut & par bas, en le coupant avec un peu d'eau ; en même temps je fis plonger le malade dans des bains froids & à diverſes repriſes :

ces secours furent aidés de quelques saignées du pied & du bras. Le malade reprit des forces ; sa mémoire se rétablit, mais plus lentement. Le premier jour qu'il sortit, il trembloit sur ses jambes, & ne pouvoit pas s'y soutenir, mais elles acquirent de la force dans peu de jours.

EXTRAIT

D'un rapport envoyé à l'Académie royale des Sciences par M. le marquis TURCOT, brigadier des armées du Roi, associé-libre de l'Académie des Sciences, &c ; sur deux personnes qui ont été étouffées par la vapeur du Charbon ; avec l'exposé des altérations qu'on a trouvées par l'ouverture de leur corps.

VERS la fin du mois de novembre dernier, deux jeunes domestiques qui devoient occuper une chambre qui n'avoit pas encore été habitée, y mirent pendant tout le jour un brasier de fer rempli de braise. Ils soupèrent de bon appétit, & allèrent se coucher vers les onze heures du soir, portant avec eux de la braise du poêle de la falle à manger, qu'ils avoient recouverte d'un lit de charbon. Ils la placent dans leur nouvelle chambre & ferment la porte. Le lendemain, un de leurs camarades, voyant qu'ils n'avoient pas encore paru vers les huit heures du matin, entra dans leur chambre; mais quelle fut fa furprife, ou plutôt fa frayeur! Il trouva le plus jeune des deux, (le nommé *Leroi*, âgé de dix-huit ans) mort, dans l'attitude d'un homme moitié affis, la tête appuyée fur fa main; le fecond, nommé *Louis Dumont*, âgé de vingt-un ans, étoit fans connoiffance, & couché tout de fon long.

L'alarme fe répandit auffitôt dans la maifon : le maître accourt, il fait appeler fon médecin. Le fieur Leroi ne donna aucun figne de vie, mais le fieur Dumont vivoit encore; il avoit les yeux à demi-fermés & fixes, fa bouche étoit à demi remplie d'une écume vifqueufe, fes lèvres étoient tuméfiées; la couleur du vifage étoit d'un rouge très-foncé, fa refpiration étoit ftertoreufe, & le pouls paroiffoit affez élevé, mais plus rare que fréquent.

La faignée du pied fut le premier fecours qu'on adminiftra. Le médecin eût voulu faire

faigner à la jugulaire, mais le chirurgien ne
fut jamais la pratiquer; c'eft ce qui le détermina à faire répéter la faignée du pied quelque
temps après *(z)*. On effaya de faire avaler du
vinaigre au malade, mais on ne put en faire
entrer dans la bouche qu'une petite quantité,
parce que les fuffoqués avoient les dents fer-
rées par la contraction convulfive des mufcles
de la face.

On effaya auffi d'introduire du vinaigre,
& on recourut aux lavemens irritans, qui
procurèrent une évacuation affez abondante.
Le bruit de ce funefte accident s'étoit répandu dans le voifinage : M. Turgot l'apprit; il part de fa maifon de campagne, &
fe rend à Falaife, dans l'intention de donner à
ces malheureux les fecours les plus favorables
qu'il pourroit leur adminiftrer. Il y arriva à
une heure & demie après midi. Le nommé
Dumont n'étoit pas encore mort, fon pouls
étoit même affez élevé fans être dur; la chaleur de fon corps étoit affez confidérable,

---

(z) La faignée de la jugulaire, que nous avons con-
feillée en pareil cas, dégorge le cerveau plus directement
& plus vîte que ne fait la faignée du pied, & elle eft
très-aifée à pratiquer.

quoiqu'elle eût beaucoup diminué depuis que le malade avoit été expofé à un courant d'air très-froid. M. le marquis Turgot lui fit avaler du vinaigre, qui fembla le ranimer un peu : on lui appliqua auffi, avec quelque fuccès, un linge mouillé d'eau très-froide en quelques parties du cou; les fangfues furent appliquées aux tempes & derrière les oreilles; la faignée du pied fut réitérée une troifième fois; on en fit une du bras, &c. &c. Mais tous ces fecours furent fans effet; la maladie alla en empirant : ce malheureux refta pendant dix heures dans un état d'infenfibilité abfolue, & il mourut le lendemain à deux heures après-midi.

Cependant M. le marquis Turgot porta plus loin fon zèle pour l'humanité; il infifta pour qu'on fît l'ouverture des deux fujets qui avoient été fuffoqués. Il connoiffoit les obfta-cles invincibles que j'avois éprouvés pour faire ouvrir les corps du marchand & de la marchande de modes; & il étoit perfuadé que cette méthode eft capable de jeter un grand jour fur les vraies caufes des maladies.

Voici le réfultat de l'ouverture de ces deux corps.

1.° Les vaisseaux du cerveau étoient gorgés de sang, principalement les sinus; les ventricules étoient vides, & la substance corticale du cerveau paroissoit plus rouge qu'à l'ordinaire.

2.° Les poumons fort engorgés, rouges & gonflés, & les vaisseaux *qui y portent le sang*, pleins de ce liquide.

3.° Il y avoit un peu de sérosité dans les bronches, & une certaine quantité d'eau dans le péricarde.

4.° Le sang étoit par-tout très-fluide & comme mousseux.

5.° La chaleur des corps s'est soutenue si long-temps, que l'un d'eux étoit encore très-chaud dix-sept heures après sa mort.

6.° On a trouvé la vessie d'un de ces sujets, pleine, & même distendue par l'urine; observation qu'on a faite plusieurs fois dans les cadavres des personnes qui ont péri apoplectiques.

OBSERVATION

Extraite de la Gazette de France du lundi 27 février 1775.

UNE domeſtique attachée à une marchande laitière, rue de Beaune, faubourg Saint-Germain, ayant été ſuffoquée par la vapeur d'une grande quantité de braiſe allumée dans un lieu très-étroit, & où il n'y avoit point de courant d'air, on la rappela très-promptement à la vie par une ſimple aſperſion d'eau froide ſur tout le corps, & en l'expoſant à l'air frais. Cette méthode eſt encore recommandée par le ſieur Portal dans ſon rapport.

DEUXIÈME OBSERVATION

Extraite de la même Gazette du lundi 4 décembre 1775.

LE 12 octobre dernier, deux particuliers deſcendirent, à Perpignan, dans une cave fermée depuis quelque temps, & où il y avoit une cuve pleine de vendange qui fermentoit; à peine furent-ils arrivés près de la cuve, qu'ils furent faifis & renverfés par la vapeur du vin. On entendit un foible cri : un homme voulut aller à leur fecours; mais il ne fut pas plutôt defcendu , qu'il éprouva le fort des premiers : un autre voulut faire la même tentative; dès qu'il fut à moitié de l'efcalier, il fentit qu'il fuffoquoit; il fit figne, & on le retira à demi mort. Le fieur de Bonafos, médecin de l'hôpital militaire de Perpignan, ayant été informé de cet accident, commença par faire écarter la foule pour donner de l'air à la cave qu'on avoit déjà ouverte de tous côtés, & y fit jeter à l'inftant une très-grande quantité d'eau froide, afin (dit-il) de donner de la denfité & de la fufibilité à l'atmofphère , & par-là de corriger la malignité de cette vapeur. Quelque temps après, on vit le dernier de ceux qui en avoient été attaqués, agité de mouvemens convulfifs, & on le retira auffitôt. Dès qu'il fut expofé à l'air libre, il fe trouva dans un véritable délire: le fieur de Bonafos le fit frotter à l'inftant avec du vinaigre, lui en fit refpirer; & en moins d'un quart-d'heure il fut entièrement hors de danger. Les deux autres furent également retirés, mais fans connoiffance, fans mouvement & fans pouls; ils furent rappelés à la vie par le même moyen, mais bien plus difficilement que le premier. Ces succès qu'on doit à la méthode que le sieur Portal, médecin consultant de MON-SIEUR, & de l'Académie des Sciences, a publiée par ordre du Gouvernement, en démontrent encore l'efficacité. Un pareil accident est arrivé à Albi ; & les suffoqués, au nombre de sept, ont été rappelés à la vie par des aspersions d'eau froide.

TROISIÈME OBSERVATION

Extraite de la même Gazette du vendredi 9 février 1776.

Le 30 du mois dernier, la nommée *Geneviève Bordon*, domestique à Belleville-lès-Paris, fut saisie tout-à-coup, dans une cuisine basse & bien calfeutrée, par la vapeur du charbon qu'elle avoit allumé. L'étourdissement de cette domestique dura environ une heure: le sieur Loiseau père, maître en chirurgie, établi dans ce lieu, la trouva étendue par terre & sans connoissance ; il la fit transporter dans la cour sur la neige, & la rappela à la vie par la méthode du sieur Portal.

On trouvera une autre obſervation ſur le même ſujet, dans la *Gazette de France du 12 avril 1776 :* elle appartient à M. Chauſſier, habile chirurgien de Dijon. Cette obſervation eſt très-circonſtanciée & très-intéreſſante ; l'Auteur a principalement obſervé, comme nous l'avions fait, que la chaleur ſe conſerve long-temps dans les cadavres des perſonnes ſuffoquées par le charbon, & de celles qui ont été frappées d'apoplexie ; & il penſe que cette remarque mérite beaucoup d'attention dans les cas de quelques rapports en juſtice.

OBSERVATION.

J'ai vu, en 1775, un domeſtique Anglois, ſur le boulevart près le Mont-parnaſſe, qu'on avoit trouvé ſuffoqué par la vapeur méphitique, vers les ſix heures du matin ; il étoit dans une telle aſphixie, qu'il paroiſſoit mort & qu'on délibéra ſi on lui donneroit les ſecours indiqués en pareil cas. Cependant un chirurgien du voiſinage, qui connoiſſoit le Mémoire que j'avois publié, fit expoſer le corps au grand air pendant la plus grande rigueur du froid ; & peut-être par un abus de la méthode, on l'y laiſſa pluſieurs heures. Je fus appelé ,

& j'arrivai près de cet afphixié vers les fix heures du foir.

Il y avoit déjà plus de douze heures qu'il avoit tous les fignes de la mort la plus apparente, point de pouls ; point de refpiration ni fenfibilité : la poitrine & le ventre avoient encore un peu de chaleur, mais on fait, par ce qui a été dit, que ce n'eft pas un figne de vie.

Les extrémités étoient refroidies mais flexibles; enfin, à l'exception de la putréfaction qui n'étoit pas encore furvenue, tout indiquoit la mort de ce malheureux fuffoqué.

Je ne me laiffai point féduire par les apparences, je crus devoir tenter encore quelques moyens de rappeler ce corps à la vie; en pareil cas, quel inconvénient y a-t-il de faire des remèdes même inutiles! Le corps avoient été expofé au grand air, on lui avoit donné des lavemens avec du vinaigre, on avoit tenté de lui en faire avaler; en un mot, excepté la faignée, tous les autres fecours avoient été adminiftrés. La faignée à la jugulaire fut pratiquée, mais elle fournit peu de fang; celle du bras n'en donna que deux ou trois gouttes : par une heureufe obftination à

fecourir

fecourir cet afphixié, je penfai qu'il falloit faire mettre fes jambes refroidies dans de l'eau affez chaude. Les veines fe gonflèrent; je le fis faigner à la faphène, fon fang coula goutte à goutte d'abord, mais peu-à-peu le jet devint plus libre & plus fort; mais ce qu'il y a de remarquable, c'eft que dès qu'il fe fut écoulé par cette faignée environ une palette de fang, la faignée à la jugulaire & celle qu'on avoit faite au bras, commencèrent à fournir du fang. On laiffa couler par ces trois ouvertures environ trois palettes de fang; la chaleur parut aux extrémités, on diftingua dans les lèvres & dans les narines quelques légers mouvemens; bientôt on vit remuer le pouce de la main droite, & tout d'un coup la refpiration qui paroiffoit fufpendue, fe ranima & fut ftertoreufe; les artères carotides reprirent leur mouvement, & en peu de temps on diftingua les battemens des artères temporales, radiales, & enfin celui des artères externes dans lefquelles on a coutume de le diftinguer pendant la vie.

Le malade put alors, quoiqu'avec peine, avaler du vinaigre affoibli avec beaucoup d'eau; on lui donna des lavemens avec la même liqueur, & les yeux perçurent la fenfation de la lumière,

F

ce qu'on connut par les mouvemens de la pupille, qui furent excités par une vive lumière qu'on approcha de très-près des yeux. Quelques inftans après ayant appelé le malade à très-haute voix, il prononça quelques fons qui firent voir qu'il commençoit à entendre : quelques gouttes de vinaigre pur verfé fur la langue, en parurent exciter la fenfation par les mouvemens qui s'enfuivirent ; un flacon d'alkali volatil fluor, placé fons les narines, donna lieu à quelques froncemens dans les mufcles extérieurs du nez & du vifage, ce qui donna lieu de voir que la fenfation de l'odorat commençoit à fe développer. Enfin tous les organes des fens reprirent par degrés leur énergie ; le malade parla, mais la mémoire tarda long-temps à revenir, & on crut pendant plufieurs jours qu'il ne pourroit plus fe foutenir fur fes jambes ; mais peu-à-peu les mufcles extenfeurs reprirent leur action. On faifoit prendre tous les jours au malade de l'oxycrat en boiffon & en lavement, & on lui faifoit fur tout le corps & fur les extrémités inférieures en particulier, des frictions avec du vinaigre.

C'eft par ce traitement que cet homme

afphixié par la vapeur du charbon, fut rappelé
à la vie : on peut dire qu'il y a eu en lui tous
les fignes apparens de la mort, & pendant long-
temps.

Sans doute qu'il eût péri fi je ne lui euffe
pas fait adminiftrer le traitement avec tout le
foin & le zèle que j'y ai mis.

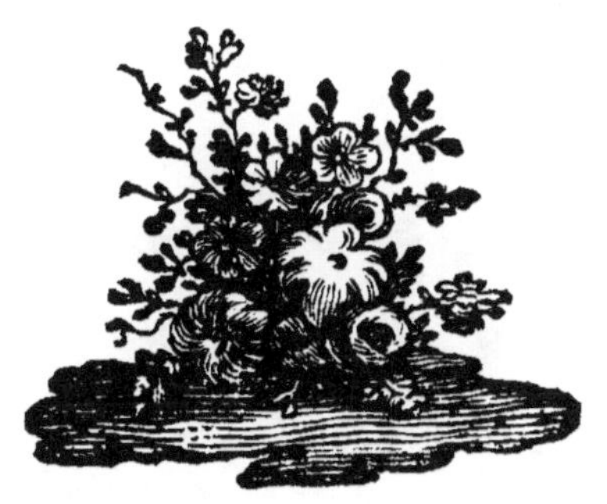

OBSERVATIONS

SUR

LA CAUSE DE LA MORT

DES NOYÉS,

ET fur les moyens qu'on emploie pour les ramener à la vie.

CETTE queftion eft une des plus importantes de la Médecine. Que de noyés ont péri faute de fecours, après avoir été retirés de l'eau ! Il y a long-temps que l'on eft perfuadé de cette vérité; mais faute de notions fûres fur la caufe de leur mort, les fecours qu'on a employés ont été fouvent des remèdes meurtriers.

Cependant, parmi le nombre des perfonnes que l'on a fecourues, les unes font mortes fans avoir long-temps féjourné dans l'eau; & les autres ont été rappelées à la vie, quoiqu'elles y euffent féjourné plus de temps, & qu'il y eût plus fujet de craindre pour leurs jours.

Qu'on parcoure tous les livres que l'on a publiés fur cette matière, & l'on fera étonné de l'extrême facilité avec laquelle on a rendu le jour à certains noyés qui avoient demeuré les uns un quart-d'heure fous l'eau, & d'autres demi-heure & au-delà ; tandis que l'on n'a pu rappeler à la vie, des perfonnes qui y avoient à peine été plongées.

Frappé de ce contrafte malheureux, je crus devoir en chercher la raifon. Il faut, me difois-je alors, ou qu'elle fe trouve dans la caufe même de la mort des noyés, qui peut varier, ou dans la diverfité des moyens qu'on emploie pour les fecourir. L'expérience feule pouvoit diffiper mes doutes, & je crus devoir y recourir ; mais pour en tirer un plus grand profit, je penfai qu'il falloit lire les auteurs les plus graves qui avoient traité cette matière.

J'ouvris les ouvrages de *Galien,* & je vis que ce grand médecin penfoit que les noyés périffoient de l'eau qu'ils avoient avalée, laquelle s'infinuoit dans les voies aériennes & dans les voies alimentaires. Cette opinion, qui a été celle de toute l'antiquité, a trouvé des partifans parmi les médecins modernes.

Borelli a prétendu que l'eau qui entroit dans les poumons, produisoit un trouble mortel dans la circulation : plusieurs médecins ses contemporains ont adopté cette opinion sans restriction ; mais d'autres ont pensé, avec *Galien*, qu'il parvenoit de l'eau dans l'estomac & dans le canal intestinal. *Camerarius* évaluoit à une livre cette quantité d'eau : *Evers* ne pouvoit pas s'imaginer que l'eau pût parvenir jusqu'aux intestins.

M. *Louis*, célèbre chirurgien de Paris, a voulu fixer ces diverses opinions. Suivant lui, l'eau s'insinue ou ne s'insinue pas dans les voies alimentaires, ce n'est qu'un accident ; mais ce qui est constant, c'est qu'il entre dans les bronches quantité d'eau, qui se réduit en écume, laquelle devient, suivant M. *Louis*, la principale cause de la mort des noyés.

Les auteurs que je viens de citer ont donc prétendu trouver la cause de la mort des noyés, dans le liquide qu'ils avoient avalé ; ils ont pourtant varié sur la manière, sur la quantité & sur le lieu où elle s'insinuoit.

Waldsmid a embrassé une opinion différente, d'après ses propres observations. Ce grand médecin affure n'avoir point trouvé d'eau ni dans les poumons, ni dans l'eftomac des noyés : ce n'eft donc pas l'eau, dit-il, mais le défaut d'air, qui eft la caufe de leur mort.

Le grand *Becker* crut, avant de rien prononcer fur cette importante matière, devoir ouvrir plufieurs hommes noyés & plufieurs animaux. Il faifit en effet l'occafion d'ouvrir les corps de trois hommes noyés, & il ne trouva aucune goutte d'eau, ni dans les voies aériennes, ni dans les voies alimentaires. Il noya plufieurs animaux pour donner plus de poids à fon fentiment; & il s'affura que l'eau n'avoit point pénétré dans le corps de ces animaux qu'il avoit noyés. Ce fut alors que *Conrad Becker* compofa fa thèfe : *De fubmerforum morte fine aquæ potu.* Gieffen, 1704, in-8.°

Le célèbre *Haller* foutint en 1740, que l'eau ne pénètre ni dans l'œfophage, ni dans la trachée-artère; mais que les noyés périffent par le défaut de refpiration, & par la ftagnation du fang dans le cerveau. En 1755, M. *Haller* fit de nouvelles expériences à ce fujet, & il en conclut qu'il fe trouvoit quelquefois, mais non pas toujours, de l'eau dans le ventricule; qu'il y avoit dans les bronches une humeur ou une liqueur écumeuse , qui pouvoit gêner & fufpendre la circulation du fang , & produire la mort.

Touché de cette diverfité de fentimens , je crus ne devoir plus faire aucune attention à l'autorité , & qu'il convenoit de confulter la nature , pour voir ce qu'elle m'apprendroit : c'eft dans ce grand livre que je pris le parti de lire, perfuadé qu'il me tromperoit encore moins que ceux des écrivains les plus exacts.

Une femme s'étant noyée dans une rivière , j'eus occafion de l'ouvrir , & je trouvai ce qui fuit :

1.° Les vaiffeaux du cerveau gorgés de fang , tant les finus que les artères.

2.° Le ventricule droit du cœur étoit plein de concrétions fanguines , & l'artère pulmonaire étoit remplie de ce même fang concret.

3.° La veine-cave & les veines jugulaires étoient très-remplies de fang.

4.° Il y avoit un peu de férofité écumeuse & rougeâtre dans les voies aériennes.

5.° Je ne trouvai aucune goutte d'eau dans les voies alimentaires.

6.° Les troncs des veines pulmonaires contenoient très-peu de fang , & il y en avoit encore moins dans l'aorte & dans le ventricule gauche.

7.° L'épiglotte étoit relevée; mais la glotte, la cavité du pharynx & celle de la bouche étoient remplies d'une écume blanchâtre.

8.° Les amygdales, la luette & les glandes du palais, la langue & les lèvres étoient très-gonflées, & paroissoient couvertes de vaisseaux variqueux.

9.° Les yeux étoient saillans, ils reluisoient au lieu d'être ternes, & les paupières étoient très-enflées.

10.° Les autres parties étoient dans l'état naturel.

Un enfant tombe dans un ruisseau, & privé de secours, il s'y noie. Le desir de m'assurer des résultats de ma première expérience, & de les confirmer par une nouvelle, m'en a fait entreprendre l'ouverture; & je trouvai, comme dans le cas précédent, les vaisseaux du cerveau, les artères pulmonaires, le ventricule droit & les veines jugulaires pleines de sang. Ce sang ne me parut pas plus fluide *(b)*

____

(b) Cette observation est contraire à celles du célèbre *Meckel*, qui pense que le sang des noyés est ordinairement plus raréfié que celui des autres cadavres.

qu'il n'a coutume d'être, mais le ventricule gauche & l'artère aorte étoient presque vides ; les vaisseaux des parties qui sont au-dessous du diaphragme, contenoient aussi très-peu de sang : le tronc de la veine-cave étoit distendu par une grande quantité de sérosité rougeâtre & écumeuse ; mais il y avoit beaucoup plus de sérosité écumeuse dans les voies aériennes de ce sujet, que je n'en avois trouvé dans le précédent : les bronches étoient pleines d'une humeur semblable à la mousse du savon.

Ces deux observations viennent à l'appui de l'opinion de *Borelli* & de celle de M. *Louis* ; cependant, toutes concluantes qu'elles auroient pu me paroître pour m'engager à l'adopter, je crus avant de rien conclure, devoir faire plusieurs expériences. Je me procurai divers animaux vivans, je les noyai dans de l'eau que j'avois colorée avec de l'encre, & je trouvai toujours une quantité plus ou moins grande de sérosité écumeuse dans les voies aériennes. Cette sérosité étoit légèrement teinte en noir, ce qui me fournit la preuve la plus complète que l'eau dans laquelle les animaux avoient été noyés, s'étoit insinuée dant leur poumon.

J'ai réitéré mes expériences en les variant

de mille manières, dans la vue de m'inſtruire
de plus en plus de la cauſe de la mort des
noyés, & elles m'ont fourni les mêmes réſultats. Je les ai examinés & comparés avec d'autant plus d'attention, que j'avois adopté une
opinion différente de celle de *Borelli*, & que
j'avois embraſſé celle de *Becker;* mais il a fallu
ſe rendre à l'évidence, & l'on doit volontiers
ſacrifier ſon opinion à la vérité, lorſqu'on eſt
aſſez heureux pour la reconnoître.

Quelques partiſans de l'opinion de *Becker,*
c'eſt-à-dire, de celle qui exclut toute introduction d'eau dans les voies aériennes & dans
les voies alimentaires, ont prétendu que non-
ſeulement il n'entroit point d'eau dans le poumon, mais que même ſi elle s'y inſinuoit,
elle ne pourroit point produire la mort. Ils
ont allégué en faveur de leur ſentiment, que
l'on trouve de la ſéroſité dans les voies aériennes de beaucoup de ſujets qui ne ſont pas
morts ſuffoqués.

Mais on peut leur répondre que les expériences prouvent que l'eau s'inſinue dans le
poumon des perſonnes qui ſe noient, &
qu'il n'eſt point prouvé que les perſonnes
qui ne ſont pas mortes noyées, & dans les

(85)

bronches defquelles on a trouvé de la férofité
en difféquant leur cadavre , aient eu réellement
cette férofité dans les bronches pendant leur
vie. Il eft au contraire très-probable que c'eft
dans les derniers momens de leur vie , pendant
l'agonie , que la férofité fe fera épanchée dans
les voies aériennes. Les anatomiftes favent que
dans tous les fujets qui ont eu de longues
agonies , on a trouvé beaucoup d'eau dans le
péricarde & dans les autres cavités.

D'ailleurs , quand bien même il feroit
prouvé que dans quelques cas il y a beaucoup de férofité , de glaires , de mucofités
dans les bronches fans altération dans la refpiration ; pourroit-on en inférer que l'eau qui
s'introduit dans les voies aériennes d'un noyé
ne peut caufer la mort ? L'eau qui pénètre
les voies aériennes , eft tout de fuite réduite
en écume , foit par l'air que le fujet expire ,
foit par les mouvemens de contraction & de
dilatation de la trachée-artère & des poumons.
Rien n'eft plus capable d'obftruer les voies
aériennes , que cette férofité écumeufe ; elle
remplit la trachée-artère & bouche les dernières ramifications.

Suppofez cependant que malgré cet obftacle,

le sujet fasse encore quelque inspiration, une nouvelle quantité d'eau pénétrera le poumon, & bientôt la sérosité écumeuse sera refoulée dans les dernières ramifications bronchiques; de sorte que les efforts que les noyés font pour éviter leur perte, ne font que l'accélérer. L'inspiration étant une fois interceptée, le sang s'accumule dans l'artère pulmonaire; alors il ne peut couler dans le ventricule gauche du cœur, par la résistance qu'il trouve dans le poumon, & le sujet périt suffoqué. Bien plus, le sang s'accumulera dans le cerveau par la résistance que lui opposera le sang contenu dans les jugulaires; & aux symptômes de suffocation, se joindront ceux de l'apoplexie.

Du Traitement qu'il convient d'administrer aux Noyés.

LES remarques que nous venons de faire sur la cause de la mort des noyés, jettent un certain jour sur le traitement qu'il convient de leur administrer ; & nous croyons qu'il faut remplir les indications suivantes, lorsqu'on veut rappeler un noyé à la vie.

1.° L'on doit dissiper l'écume qui peut engorger la trachée-artère & les bronches.

2.° Travailler à rétablir la respiration.

3.° Ranimer la chaleur vitale qui est presque éteinte.

4.° Exciter l'irritation des nerfs, pour rappeler la circulation suspendue ou ralentie.

5.° Évacuer (quelquefois) le sang qui distend les vaisseaux de la tête, du poumon.

6.° Réparer les forces du noyé qu'on a rappelé à la vie.

Mais, avant que d'entreprendre d'administrer aucun secours au noyé, il faut le mettre dans une situation & dans un lieu commodes. S'il y a une maison voisine, il faut l'y porter promptement; & l'on doit à cet effet fe fervir d'un brancard, d'une civière, ou de quelque voiture où il foit commodément. On peut le tranfporter fur une charrette dans laquelle on auroit mis de la paille ou un matelas, en obfervant de le coucher fur le côté, la tête à découvert & un peu relevée. Deux ou plufieurs perfonnes peuvent auffi le porter couché fur leurs bras ou affis fur leurs mains jointes.

On prendra garde, en tranfportant le noyé, qu'il ne foit fecoué violemment; & l'on doit éviter fur-tout de le rouler dans un tonneau ou fur le rivage, comme on le fait affez fouvent: par cette mauvaife manœuvre, on achève de les tuer en bouleverfant leur machine. Rien n'eft auffi plus dangereux & plus cruel, que de fufpendre les noyés par les pieds, comme on le faifoit autrefois, & comme on le fait encore aujourd'hui dans quelques endroits où la phyfique n'a pu diffiper les préjugés des anciens, qui croyoient que les noyés ne périffoient que par l'eau qui s'étoit infinuée dans les voies aériennes, & dans les voies alimentaires principalement.

Avant que de coucher le noyé dans le lit, il faudra

faudra le déshabiller & prendre garde que, pour vouloir agir promptement, on ne le fecoue trop : tous les rudes mouvemens éteignent facilement le peu de vie qui refte. J'ai vu beaucoup de noyés qui périffoient dans le tranfport ou dans le moment qu'on les déshabilloit ; c'eft pourquoi on agira le plus vîte, mais le plus doucement qu'il fera poffible : le mieux en pareil cas feroit de fendre les habits d'un bout à l'autre avec des cifeaux, pour les ôter plus facilement. On fent, fans que je le dife, que les noyés font plus difficiles à déshabiller que les autres perfonnes, parce que leurs vêtemens étant mouillés, font rétrécis & collés fur la furface de leur corps.

Il vaut mieux que le lit dans lequel on couchera le malade foit un peu plus bas que plus haut, parce qu'on peut faire plus facilement les manœuvres néceffaires.

Une attention qu'on doit toujours avoir, c'eft de vifiter le corps du noyé pour s'affurer s'il n'y a aucune contufion, ou s'il n'a aucun membre de fracturé, difloqué, ou aucune plaie. Beaucoup de perfonnes périffent dans l'eau, par les coups qu'elles fe donnent en fe heurtant contre quelques pierres ou

G

contre quelque tronçon de bois. D'autres, après avoir été noyés, font balotés & pouffés contre divers corps durs qui contondent, brifent & écrafent leurs membres : or on comprend que dans ces cas, on adminiftreroit en vain les fecours qu'on recommande pour les noyés ; non-feulement ils ne produiroient aucun effet utile, mais même on les décréditeroit pour les cas où ils conviennent *(c)*. Cependant il faudroit que ces léfions fuffent fi apparentes & fi confidérables , qu'il ne pût y avoir aucun doute fur la mort du fujet ; car il vaudroit mieux encore tenter un remède, même incertain , que de n'en employer aucun.

On doit d'abord faire des frictions fur tout le corps; & l'on fe fervira à cet effet de morceaux de flanelle féche & très-chaude, avec laquelle on frottera à diverfes reprifes toute la furface du corps , en la comprimant légèrement afin de l'échauffer. Cette manœuvre eft d'autant plus utile, que les corps des noyés font ordinairement couverts d'un couche de matière muqueufe plus ou moins épaiffe &

(c) Non funt diffamanda artis remedia. Celfe.

gluante, laquelle arrête la tranſpiration, &
concourt à augmenter l'intenſité du froid dont
le noyé eſt ſaiſi.

On a obſervé que les frictions ſéches
étoient plus efficaces que celles que l'on fait
avec des flanelles imbues de liqueurs ſpiritueuſes: la partie la plus ſubtile de celles-ci
s'évapore, il ne reſte plus qu'une humidité
plus ou moins froide, dont eſt imbibée la
flanelle avec laquelle on fait les frictions.

Il eſt bon, pendant toutes ces opérations,
que le noyé ſoit couché ſur un des côtés, &
que ſa tête ſoit un peu plus relevée que les
autres parties du corps. Cette ſituation facilite
l'écoulement de l'écume que le noyé rend en
abondance ; elle facilite encore le retour du
ſang de la tête vers la poitrine, par les veines
jugulaires.

Quelques chirurgiens modernes, très-inſtruits
d'ailleurs, & qui jouiſſent d'une réputation méritée, ont conſeillé en dernier lieu de placer les
noyés dans une ſituation bien différente de celle
que nous conſeillons; ils veulent que la tête
des noyés ſoit fort baſſe, & le reſte de leur
tronc très-relevé : leur objet eſt de faciliter
ainſi l'écoulement de la ſéroſité écumeuſe

contenue dans les bronches & dans la trachée-artère ; mais, outre que la situation qu'ils donnent aux noyés n'est guère propre à produire cet effet, c'est qu'elle augmente l'influx du sang dans le cerveau, où il n'est déjà qu'en trop grande quantité.

Il suffit de souffler dans la bouche du noyé avec force, pour diminuer la viscosité & la quantité de la sérosité qui remplit les voies aériennes ; on parvient aussi de cette manière à développer leurs poumons : c'est pourquoi, pour opérer ce dernier effet, il faut que quelqu'homme vigoureux souffle dans la bouche du noyé ; avec une de ses mains il lui serrera les narines, pour empêcher l'air de sortir par cette voie, & avec l'autre main, il comprimera doucement & à diverses reprises la poitrine. De cette manière il fera faire de légères inspirations & expirations, lesquelles peuvent ranimer la circulation du sang, comme on l'a observé plus d'une fois.

Mais si ce moyen de faire parvenir l'air, paroissoit insuffisant, désagréable & incommode, on pourroit se servir d'un tuyau qu'on introduiroit dans une des narines, & dans lequel on souffleroit avec plus ou moins de force; on boucheroit l'autre, & on fermeroit la bouche en maintenant la mâchoire inférieure approchée contre la fupérieure ; bien plus, on pourroit, fans aucun inconvénient & avec beaucoup d'avantage, faire une ouverture longitudinale à la trachée - artère, à la faveur de laquelle on introduiroit un tuyau qui conduiroit l'air directement dans le poumon, ce qui fuffit pour rappeler la circulation, comme nous l'avons prouvé en traitant de la fuffocation par la vapeur de charbon.

On peut encore procurer cet effet en irritant les narines du noyé, foit en y foufflant du tabac, foit en lui faifant flairer les odeurs les plus fortes, telles que l'efprit volatil de corne de cerf, fimple & fucciné, l'efprit de fel ammoniac, l'eau de Luce, le vinaigre des Quatre-voleurs, &c. On verfera dans les narines quelques-unes de ces liqueurs, & on pourra auffi irriter la membrane pituitaire avec la barbe d'une plume.

Comme les nerfs du nez ont une fingulière correfpondance avec ceux de la poitrine, ils pourront tranfmettre à ceux-ci leur irritation, & déterminer une infpiration. J'ai vu des

G iij

noyés, fur le fort defquels on défefpéroit, faire tout d'un coup, & dans le moment qu'on s'y attendoit le moins, une grande infpiration; leur cœur battoit bientôt après, & le fang reprenoit fon cours ordinaire : il faut donc avoir recours à tous les moyens poffibles pour faire faire cette infpiration.

Les odeurs fortes produifent un autre effet très-effentiel à confidérer; elles augmentent la fenfibilité des nerfs, & peut-être que, par l'impreffion qu'elles produifent dans le voifinage du cerveau, elles en reffufcitent plus facilement l'action.

On ne fauroit trop multiplier alors les points d'irritation; il faut donner des lavemens âcres avec le tabac, la coloquinte, le vin émétique trouble, &c.

On tâchera d'ouvrir la bouche, & fi l'on y parvient, il faudra placer fous les dents molaires quelques petits rouleaux de linge pour maintenir la bouche ouverte, de peur que, fes mufcles venant à fe contracter, elle ne fe refermât de nouveau. De temps en temps on verfera dans la bouche un peu d'eau tiède; & fi l'on découvre le plus petit mouvement de déglutition, il faudra faire avaler au fujet quelques cuillerées d'eau de fleurs d'orange, de mélisse, du bon vin, &c.

Mais il faut avoir soin de verser les liqueurs dans la bouche par petites cuillerées, jusqu'à ce que le mouvement de déglutition soit bien rétabli ; sans cette précaution, on courroit risque de faire refluer dans la trachée-artère le liquide qu'on voudroit donner en boisson. Cette remarque nous conduit à proscrire du traitement des noyés les injections d'eau tiède, & l'usage où l'on est d'introduire dans leur bouche une éponge ou une brosse, pour détacher les muscosités qui la tapissent. Cette méthode est plus propre à achever de suffoquer le noyé, qu'à opérer l'effet qu'on en attend.

Un moyen des plus puissans pour exciter l'irritation, est de donner au corps un certain degré de chaleur, & de dissiper le froid qui glace les membres *(d)*. On doit mettre sous la plante des pieds une brique bien chaude,

____

(d) Les noyés sont à peine morts, qu'ils ont ordinairement les membres roides, & l'habitude extérieure de leur corps gelée. Ils sont aussi froids long-temps avant de mourir, & quelquefois ils sont tels en les retirant de l'eau, quoiqu'ils n'y aient demeuré que très-peu de-temps.

enveloppée de plusieurs linges ; on peut en mettre une autre sous les deux aisselles, & l'on doit recouvrir le corps avec plusieurs bonnes couvertures ; de cette manière on parviendra à le réchauffer.

Quelques médecins ont conseillé de recouvrir les noyés de cendres chaudes, de les mettre dans un bain de sable, de les plonger jusqu'au cou dans une terre chaude, & cela dans l'intention de procurer une chaleur douce & agréable : d'autres ont cru sans fondement qu'il falloit les recouvrir de cendres, pour absorber l'eau qu'ils supposoient être contenue dans le corps des noyés ; mais, outre que l'eau ne s'y insinue pas, comme on se le persuade, c'est que les moyens proposés ne sont nullement propres à produire l'effet qu'on leur a faussement attribué ; s'ils opèrent quelqu'effet utile, c'est de réchauffer, & c'est sous ce même point de vue que M. *Johnson*, célèbre médecin de Londres, recommande l'usage des bains tièdes en pareil cas. Mais nous croyons qu'on peut se passer de tous ces moyens, & qu'on réchauffe assez le corps du noyé, en le mettant dans un lit garni de quelques matelas & de bonnes couvertures.

La faignée peut être employée dans le traitement des noyés; mais comme il eſt des cas qui l'indiquent, il en eſt auſſi qui en proſcrivent l'uſage. Par exemple, il feroit téméraire de la tenter fur des corps glacés, & dont les membres commencent à roidir; il faut au contraire s'occuper de les réchauffer par les moyens que nous avons indiqués ci-deſſus. On opéreroit un effet tout contraire, ſi l'on recouroit à la faignée; mais lorſqu'un fujet a été retiré de l'eau peu de temps après qu'il a été fubmergé, que fon viſage eſt noir, violet ou ſimplement rouge, lorſqu'on fent encore quelque peu de chaleur dans l'habitude extérieure de fon corps, lorſqu'enfin fes membres font flexibles & fes yeux luifans & gonflés, alors il ne faut point craindre la faignée; on doit même y recourir. La faignée la plus efficace eſt celle de la jugulaire; elle dégorge directement le cerveau, dont les vaiſſeaux font alors diſtendus par le fang : de cette manière on voit quelquefois le fujet revenir à la vie dès qu'on a dégagé ce viſcère de la preſſion qu'il éprouvoit.

Il eſt un autre genre de fecours dont on a beaucoup célébré les effets, mais fur leſquels on doit cependant très-peu compter, ce font les fumigations de tabac par le fondement : c'eft une addition qu'on a faite au traitement des noyés, & fans trop de raifon.

Cependant quelque heureux fuccès qu'aient eus les fecours que nous confeillons pour rappeler les noyés à la vie, ils ne feront efficaces qu'autant qu'ils feront adminiftrés avec ordre, pendant long temps & fans interruption : leurs effets font lents & prefque infenfibles, c'eft pourquoi il faut les continuer plufieurs heures. Il eft des noyés qu'on n'a rappelés à la vie que fept à huit heures après qu'ils avoient été retirés de l'eau. Nous infiftons d'autant plus fur cette remarque, que l'on abandonne fouvent les noyés à leur trifte fort, dès qu'on voit que les premiers fecours font fans fuccès. On tomberoit dans un autre inconvénient, fi l'on s'opiniâtroit à continuer le traitement à des noyés, dont la mort feroit annoncée par les fignes les plus certains ; car, outre que ces fecours ne font, dans ce cas, plus bons à rien, c'eft qu'on les décrédite pour ceux où ils font néceffaires.

OBSERVATIONS

Sur l'usage des Fumigations par le fonde-
ment, dans le traitement des Noyés.

A CES secours, dont l'efficacité est démontrée par tant d'heureux effets, on en a
voulu joindre un autre qui n'a pas également
fait ses preuves; c'est la fumigation de tabac
par le fondement. Thomas *Bartholin (e)* est un
des premiers qui ait proposé une machine
propre à cet effet; & ses successeurs sans trop
examiner si les avantages qu'on en attendoit
dans le traitement des noyés étoient fondés
ou chimériques, ont tâché de la perfectionner,
& en ont inventé d'autres plus ou moins
compliquées. *Stisser,* professeur de médecine
à Helmstadt, Frédéric *Decker,* médecin de
Hollande, & le célèbre *Heister,* ont fait dépein-
dre dans leurs ouvrages des machines propres
à conduire la fumée du tabac dans le fondement; mais ces grands médecins ont plutôt
considéré les avantages qu'on pouvoit en retirer

____

(e) *De machinis fumiductoriis curiosis. Epist.*

dans le traitement de certaines hernies, que
dans celui des noyés.

La société Hollandoise, dévouée au traite-
meut des noyés, s'eſt d'abord contentée de
conſeiller, pour introduire la fumée dans le
fondement des noyés, l'uſage d'une pipe,
d'une gaîne de couteau dont on auroit coupé
la pointe, ou de quelqu'autre tuyau de cette
nature; méthode qui a été ſuivie en Angleterre & en divers endroits d'Italie: ce n'eſt
que depuis très-peu de temps qu'on a ſubſtitué
à ces moyens ſimples des machines plus ou
moins compliquées. Il eſt vrai que par leur
ſecours on introduit dans un temps donné
une plus grande quantité de fumée de tabac
dans le fondement. La machine de M. *Pia*,
maître apothicaire & ancien échevin de la
ville de Paris, eſt une des plus ſimples & des
meilleures qu'on puiſſe employer.

Mais doit-on mettre autant d'importance
que pluſieurs perſonnes le font, dans les
fumigations par le fondement, pour rappeler
les noyés à la vie ! On croiroit, à les entendre, que ce ſecours eſt préférable à tous
es autres, & qu'il eſt le ſeul efficace, ou du
moins que les autres ne font que ſecondaires

au traitement. D'après cette manière de voir, ils ne ceſſent de fabriquer de nouvelles machines ou de corriger les anciennes, pour les vendre & les débiter dans le public.

Mais leur uſage n'eſt pas auſſi utile qu'on ſe le perſuade; & comme dans le traitement d'une maladie il ne faut employer que les remèdes eſſentiels, & qu'il arrive ſouvent que, parmi ceux qu'on adminiſtre, il y en a de ſuperflus, & même de contradictoires, j'ai cru devoir faire un examen analytique de ceux qu'on emploie pour rappeler les noyés à la vie. Je ne parlerai pas des remèdes dont j'ai conſeillé l'uſage ci-deſſus : une preuve que je les adopte & que je les trouve convenables, c'eſt que je les ai recommandés. Mais les fumigations par le fondement ſont-elles utiles, & comment opèrent-elles leurs ſalutaires effets !

Je ne pouvois décider la première queſtion, qu'en conſultant les recueils nombreux des obſervations publiées ſur le traitement qu'on a fait ſubir aux noyés, ſoit en France, ſoit dans les pays étrangers; je les ai lûs avec attention, & j'ai vu, 1.º que, dans la plupart des noyés qui avoient été rappelés à la vie, on n'avoit point fait uſage des fumigations.

2.° Que, dans le petit nombre de ceux qui ont reçu les fumigations par le fondement, la plupart revenoient déjà à la vie quand on y a recouru, & que jamais on n'a tenté les fumigations feules : en même temps qu'on les employoit, on fouffloit dans la bouche, & on donnoit les autres fecours efficaces.

3.° On a tenté les fumigations fur la plupart des noyés qu'on n'a pu rappeler à la vie *(f)*.

Ce réfultat de mes lectures concernant les fumigations par le fondement des noyés, ne devoit point me déterminer à les recommander ; j'ai cru devoir porter mes regards fur cet objet, & je n'ai vu dans les fumigations d'autre avantage que celui d'irriter les inteftins, le rectum principalement. Mais on peut l'obtenir, cet avantage, par les lavemens avec du tabac, avec le vin émétique trouble, avec la coloquinte, &c. Il n'eft pas même douteux que l'irritation que l'on excite par ces derniers moyens, ne foit plus grande & plus durable que celle qu'on produiroit avec la vapeur du tabac ; celle-ci

______

(f) Nous renvoyons le lecteur qui feroit curieux de vérifier le fait, au Recueil d'obfervations fur les noyés qui ont été traités fuivant la méthode adoptée par la ville de **Paris**, publié par **M.** *Pia,*

dépofe les particules de tabac dont elle eft imprégnée, dans les inteftins qui font tortueux, qui contiennent plus ou moins de matières fécales, & dont la membrane interne forme des replis fur lefquels la vapeur du tabac fe dépofe; de forte qu'elle n'irrite pas les inteftins dans une plus grande étendue que les lavemens, dont on peut augmenter & modérer l'action à fon gré, & fuivant les circonftances.

Les partifans des fumigations ne font pas de cet avis; ils penfent qu'elles irritent toute la furface interne des voies alimentaires, ce que les lavemens ne font pas; ceux-ci perdent leur action fur les gros inteftins, parce que la valvule du colon s'oppofe à leur entrée dans les inteftins grêles. Quant à la vapeur de tabac, difent-ils, elle paffe facilement par l'ouverture de cette valvule; & comme elle eft très-âcre, elle irrite, ajoutent-ils, les inteftins grêles, l'eftomac, l'œfophage, l'intérieur même de la bouche; & pour donner une preuve de leur fentiment, ils ne manquent pas d'avertir qu'ils ont quelquefois vu fortir par les narines & par la bouche la fumée qu'on avoit introduite dans le fondement.

Mais ces affertions ne font rien moins que prouvées; nous croyons que la fumée de tabac

perd bientôt fa vertu, en parcourant le canal inteſtinal ; & qu'elle n'a pas plus d'âcreté que la vapeur de l'eau de fontaine, quand elle eſt parvenue
dans l'eſtomac, & même dans les inteſtins grêles.
Mais, comme il n'appartenoit qu'à l'expérience
de prononcer là-deſſus, j'ai fait pouſſer de la vapeur du tabac par le fondement de deux chiens
vivans, dont on avoit ouvert le ventre & l'eſtomac, par une profonde plaie dans la région épi-
graſtrique ; il ſortit par cette ouverture un peu de
vapeur, mais elle n'avoit preſque plus d'âcreté.
La même expérience réitérée ſur les cadavres
humains, a fourni les mêmes réſultats. Je ſais
bien qu'on répondra que, dans ces deux cas,
on n'avoit pas fait précéder de lavemens, pour
évacuer les matières fécales contenues dans les
inteſtins ; mais combien n'y a-t-il pas de noyés
chez leſquels on ne peut les introduire ! n'y en
a-t-il pas auſſi beaucoup qui reçoivent des lavemens, & qui ne les rendent plus ? Or, dans ces
deux circonſtances, la fumée du tabac ne pourroit
s'inſinuer très-loin dans les inteſtins. Enfin il y
a des noyés qui reçoivent un lavement purgatif,
& qui le rendent plus ou moins vîte, chargé de
matières fécales : dans ce cas-ci, la fumée de
tabac, eût-elle toutes les propriétés qu'on lui a
attribuées,

attribuées, feroit inutile, car ces noyés reviennent facilement à la vie.

Mais fi les fumigations n'irritent pas les inteftins auffi efficacement que certains lavemens,
n'opèrent-elles pas de bons effets, en tranfmet-
tant dans les voies alimentaires une grande quantité d'air qui fe développe? Cet effet eft certain,
mais il eft plus fâcheux qu'utile; & fi l'on trouvoit de tels avantages, on eût pu également les
trouver dans l'infufflation des inteftins, que l'on
a opérée pendant long-temps, en introduifant
dans le fondement des noyés le tuyau d'un fouf-
flet, & fans autre effet que celui de diftendre le
ventre comme une outre : auffi n'a-t-on pas tardé
d'abandonner ce genre de fecours purement
empyrique. De forte qu'il nous paroît, 1.° que
les fumigations de tabac par le fondement des
noyés, n'opèrent aucun effet utile, & que les
lavemens ftimulans font plus efficaces.

2.° Qu'en comptant trop fur leur utilité, on
a trop négligé les autres moyens curatifs, dont
les heureux effets font conftatés par des expériences nombreufes & authentiques.

3.° Que l'air qu'on introduit dans les entrailles,
& qui diftend le ventre comme un ballon, doit
plutôt s'oppofer à l'infpiration, en refoulant le

diaphragme vers la poitrine, que de la déterminer; objet cependant si essentiel à remplir, qu'on
ne peut autrement rappeler un noyé à la vie.

REMARQUES

Sur le moyen le plus efficace pour rappeler à la vie des enfans qui paroissent morts en naissant.

Aux observations que nous venons de rapporter, & qui viennent à l'appui du traitement
que nous avons conseillé dans le cas de suffocation par le charbon, nous joindrons deux
autres observations intéressantes, qui confirment
notre opinion sur la nécessité de souffler dans
la trachée-artère de quelques nouveaux-nés qui
paroissent morts, pour les rappeler à la vie.

A peine l'enfant est-il sorti du ventre de sa
mère, qu'il respire; ses poumons se développent;
le sang, qui en étoit détourné par le trou ovale
& par le canal artériel, les pénètre; il coule des
artères dans les veines pulmonaires qui le versent
dans l'oreillette gauche du cœur, & la circulation prend un nouvel ordre.

Mais cette première respiration n'est pas aussi

facile pour tous les enfans ; quelques-uns refpirent d'abord , & d'autres reftent très-long-
temps fans donner aucun figne de vie.

Un enfant que j'ai vu, fut réputé pour mort
en naiffant ; la fage - femme l'avoit abandonné
dans un coin de la chambre , & elle ne fut avertie
de fon erreur que par les cris de l'enfant qui fe
firent entendre dans le moment qu'elle s'y attendoit le moins.

Smellie, ce célèbre accoucheur d'Angleterre,
a fait la même obfervation ; elle eft fi importante
qu'on ne fauroit trop la citer & la répandre dans
le public. On confond tous les jours la mort
apparente des nouveaux-nés , avec leur mort
réelle *.

Plufieurs caufes maintiennent l'enfant dans un
état d'inertie qui le fait paroître mort ; mais la
plus commune , & celle dont peut-être toutes les
autres dépendent, c'eft la difficulté qu'il trouve
à infpirer. La bouche , la trachée-artère & les
bronches font remplies d'une humeur plus ou
moins vifqueufe ; & il faut que l'air, pour parvenir dans les poumons , ait affez de force pour fur-
monter l'obftacle que cette humeur lui oppofe.

----

* Voyez cette obfervation très-intéreffante dans le
tome II, p. 448 des *Accouchemens de Smellie.*

H ij

Elle est quelquefois si épaisse, si visqueuse, qu'elle colle la langue avec le palais, qu'elle bouche les narines, & qu'elle obstrue les voies de la respiration ; c'est ce que j'ai vu dans trois enfans qui étoient venus morts au monde, & sur lesquels, à la vérité, on n'avoit tenté aucun secours pour les ramener à la vie ; leur trachée-artère étoit bouchée par un cylindre d'une matière muqueuse & très-compacte.

J'ai considéré cette mucosité avec attention, & j'ai fait diverses expériences pour la connoître. Elle s'est dissoute dans de l'eau tiède, & elle étoit si tenace, qu'elle ressembloit à de la glu très-épaisse.

Les enfans qui ont les voies aériennes ainsi obstruées, font de vains efforts pour attirer l'air dans leur poumon ; plusieurs périssent suffoqués en naissant.

Il n'y a point d'accoucheur ni de sage-femme qui n'ait observé que l'enfant qui vient de naître meut avec violence sa poitrine & les muscles du bas-ventre, jusqu'à ce qu'il respire librement, & qu'il se soit débarrassé par la bouche & par les narines de l'humeur écumeuse qui les remplissoit. Mais plusieurs qui n'ont pas assez de force pour s'en délivrer, périssent & succombent dans les efforts convulsifs.

Le moyen le plus efficace qu'on puisse employer alors, c'est de pousser l'air dans la poitrine des nouveaux - nés ; c'est ainsi qu'on détache, qu'on brise & qu'on atténue les matières muqueuses qui remplissent les bronches : on distend par le souffle les poumons, & on lève la digue qui s'oppose à l'influx du sang dans les artères de ce viscère ; les veines pulmonaires le reçoivent & le portent dans le cœur. Ainsi l'enfant commence une nouvelle vie.

C'est en suivant cette méthode que j'ai eu la satisfaction d'appeler à la vie un enfant qu'on croyoit mort. On l'avoit jugé tel dès le moment de sa naissance, & on l'avoit abandonné sans lui donner aucun secours. Je fus appelé pour voir la mère.. Elle fut atteinte, après l'accouchement, de convulsions qui firent craindre pour sa vie. Pendant que je lui faisois administrer quelques remèdes, j'eus la curiosité de voir le nouveau-né, & l'idée me vint de lui souffler dans la bouche : je me procurai le tuyau d'une pipe, avec lequel je soufflai dans la bouche de l'enfant ; ce qui fut fait avec un tel succès, qu'on vit aussitôt sa poitrine en mouvement ; ses membres

s'agitèrent, il fortit de l'écume par fes narines &
par fa bouche, enfin, par ce feul moyen qui eft
fi fimple, il fut ramené à la vie.

Mais plus ce fecours eft efficace, & plus il
eft fâcheux de le voir négligé. Combien d'enfans n'a-t-on pas enterrés, qu'on auroit amenés
à la vie, fi on leur eût facilité la première infpiration ! Tous les jours on abandonne ces pau-
vres créatures à leur fort ; il fuffit qu'on les
croie mortes en naiffant , pour qu'on néglige
d'effayer aucun moyen pour les faire vivre ; ainfi
l'on prive l'État d'un citoyen , & les familles
d'un rejeton qui l'eût peut-être perpétuée en
l'illuftrant.

Ce qu'il y a de plus fâcheux encore, c'eft
que fouvent , d'après la perfuafion où l'on eft
que l'enfant eft mort, on lui couvre la face, &
on lui ôte toute la faculté de refpirer *.

____

* Il eft des fages-femmes qui ont la barbare coutume d'introduire dans la bouche des nouveaux-nés une
gouffe d'ail, un morceau d'oignon, &c. & cela, dans
l'intention de les faire refpirer ; d'autres croient fortifier les
enfans en plongeant leur cordon ombilical dans du vin
chaud, dans de l'eau-de-vie, ou dans quelques autres
liqueurs fpiritueufes ; mais ces moyens font fi ridicules ,
que ce feroit perdre le temps de les réfuter.

Cependant, il ne faut pas demeurer dans ce cas spectateur oisif ; il faut souffler dans la bouche de l'enfant avec un tuyau quelconque, il faut en même temps l'échauffer par des linges bien chauds, & on doit lui faire de douces frictions, en évitant de l'agiter avec trop de violence. Mais le meilleur de tous les moyens, c'est l'insufflation des poumons, & il est surprenant qu'on néglige tant d'y recourir. *Smellie* l'a employée une fois avec le plus grand succès, & cet exemple eût dû servir de règle à tous les accoucheurs ; ils eussent dû recommander cette doctrine dans leurs écrits & dans leurs cours ; c'est ce qu'a fait en dernier lieu M. Duffot, médecin de Soissons, qu'une mort prématurée vient de nous enlever. Ce même moyen a été mis en usage plusieurs fois, avec un succès manifeste à Paris, par divers médecins & chirurgiens de notre connoissance, & ailleurs par diverses personnes éclairées, & qui ont bien voulu nous communiquer leurs observations : nous leur en témoignons ici notre reconnoissance, & nous ne doutons pas que l'on n'en tire le même avantage toutes les fois que l'on y recourra dans les cas convenables.

OBSERVATION

Extraite de la Gazette de France, du vendredi 24 Mars 1775.

ON mande de Lyon, que le 15 du mois dernier, une femme en couche ayant vainement souffert pendant deux jours les douleurs de l'enfantement, le sieur *Faissole*, chirurgien du roi en cette ville, qui avoit été appelé auprès d'elle, fut obligé de se servir du forceps pour sauver cette femme & son fruit. A huit heures du soir il la délivra d'un enfant sans mouvement, sans pouls, qui avoit le visage de couleur violette foncée, & que ce chirurgien crut mort ; il ordonna de faire chauffer du vin , & après avoir saigné la mère , il alla au secours de l'enfant auquel on avoit déjà administré inutilement plusieurs remèdes. Il le plongea dans du vin tiède, animé avec de l'eau-de-vie, & lui souffla dans la bouche autant d'air que ses poumons lui en purent fournir. Dix minutes s'étant écoulées sans succès, il insista sur ce traitement , en faisant respirer à l'enfant de l'eau de Luce & du vinaigre radical, & en le tenant toujours dans du vin tiède , & continuant les frictions. Environ une demi-heure après , il sortit de la bouche de cet enfant beaucoup d'eau écumeuse ; on lui sentit quelques légers battemens de cœur, & au bout de trois quarts d'heure , il s'annonça lui-même à sa mère , par un cri qui répandit la joie dans toute la famille : c'étoit un premier enfant , après quatre années de mariage. Il se porte aujourd'hui très-bien , & il est nourri par sa mère. Cette méthode pour rappeler à la vie des enfans qui paroissoient avoir été suffoqués au passage , a également réussi à un chirurgien de Paris. Le sieur Portal dans son *rapport à l'Académie royale des Sciences , sur les suffoqués ,* en a aussi parlé de la sorte. Nous dirons ici en passant , que nous avons soufflé dans la bouche d'un enfant qui n'avoit encore donné aucun signe de vie. A peine le souffle parvint dans le poumon de cet enfant, qu'on le vit mouvoir les yeux , & qu'on l'entendit tousser avec effort ; il rendit par l'expectoration des glaires qui remplissoient les bronches , & il a respiré ensuite avec facilité.

Nous pourrions confirmer , par d'autres obser-vations intéressantes , nos remarques sur l'utilité du traitement que nous avons conseillé d'admi-nistrer à quelques enfans qui viennent de naître;

.mais, comme elles tendroient toutes à prouver le même point de doctrine, fur lequel il ne peut y avoir d'autres avis, nous les paſſerons volontiers fous filence.

OBSERVATIONS

SUR LA NATURE

ET

SUR LE TRAITEMENT

DE LA RAGE,

SUIVIES d'un Précis historique & critique des divers Remèdes qui ont été employés jusqu'ici contre cette maladie.

AVERTISSEMENT.

CES observations sur la nature & sur le traitement de la rage devoient former un article d'un ouvrage sur le siége & sur les causes des maladies, qui fait depuis long-temps l'objet de mes leçons, au

Collége royal de France, & que je defire faire paroître un jour ; mais ayant appris que le magiſtrat qui préſide à la police, M. le Noir, venoit d'inviter les médecins de publier leurs obſervations ſur la rage, par un prix proclamé par la Société royale de médecine, j'ai cru devoir faire imprimer féparément ce petit ouvrage : je penſois que s'il ne rempliſſoit pas entièrement l'objet qu'on en attendoit, il pourroit du moins être de quelque utilité à ceux qui voudroient concourir pour le prix.

Mais le fort de cet ouvrage a été plus heureux que je n'aurois ofé le croire lorſque je l'ai publié. En moins d'un an, j'en ai donné deux éditions ; il a été traduit en Italien, & l'on en a diſtribué des extraits dans diverſes provinces de France & des royaumes voiſins. Je dois fans doute le fuccès à l'importance du fujet que j'ai traité ; je le dois aux éloges qu'en ont donné les médecins célèbres qui ont écrit ſur la même matière ; précieuſe récompenſe de mon travail, & celle que j'ambitionnois le plus.

Il n'eſt point de maladie plus cruelle que la rage, & il n'y en a pas dont il ſoit plus difficile de ſe garantir. Les médecins n'ont ceſſé de chercher des remèdes qu'on pût lui oppoſer, mais pluſieurs ſiècles ſe ſont écoulés dans des tentatives inutiles ; ce n'eſt pas qu'on n'ait été ſouvent trompé par de vaines eſpérances : on a propoſé comme des ſpécifiques immanquables, des remèdes qui n'ont eu aucun ſuccès dans la pratique, & les princes ont ſouvent acheté des ſécrets qui ont perdu tout leur mérite dès qu'ils ont été connus.

Mais ce qu'on n'a pu découvrir dans ce long eſpace de temps, il ſemble qu'on l'ait découvert de nos jours ; tout paroît du moins annoncer qu'on a trouvé le moyen d'empêcher l'invaſion de la rage.

C'eſt par le ſecours des obſervations multipliées, qu'on peut apprécier une méthode curative, & non par des faits iſolés.

J'ai lû avec foin celles que les médecins modernes ont rapportées dans leurs écrits; je les ai comparées entr'elles & avec le petit nombre que j'ai eu occafion de faire, je les ai foumifes les unes & les autres aux lumières & à l'expérience de plufieurs médecins habiles, qui ont vu & traité des perfonnes mordues par des animaux en-ragés ; & il m'a paru qu'il étoit probable que nous connoiffions aujourd'hui les moyens de préferver de la rage ceux qui en ont contracté le venin.

C'eft une efpèce de conquête faite fur la nature, qui nous refufe fi fouvent la connoiffance de fes fecrets, & nous cache ce qui peut nous être utile. Il n'eft pas également certain, quoique plufieurs médecins le foutiennent, que nous puiffions guérir cette maladie, lorfqu'elle eft con-firmée : il faut toujours lui oppofer les remèdes , avant qu'elle paroiffe. Ces remèdes font externes & internes ; & il eft tellement utile de les combiner enfemble, que les uns fans les autres ne fauroient avoir d'heureux effets.

Le traitement des plaies faites par les animaux enragés, mérite la première attention; elles font autant de foyers de maux que l'on a à redouter, c'eft pourquoi l'on doit tout tenter pour les détruire. Les fangfues & les véficatoires font des moyens fi efficaces pour cet objet, qu'il ne faut jamais en négliger l'application. Il faut auffi quelquefois recourir aux cautères & aux ventoufes; c'eft enfin la réunion de tous ces moyens efficaces, qui conftitue la méthode que nous recommandons, méthode en faveur de laquelle l'obfer-vation a parlé tant de fois, qu'il n'eft guère poffible de douter de fon efficacité pour préferver de la rage.

Le plus important des remèdes internes eft le mercure; mais comment faut-il l'adminiftrer, à quelle dofe, fous quelle forme, en quel temps? doit-on le donner feul, ou avec d'autres remèdes? c'eft en quoi les auteurs les plus célèbres font d'un fentiment fort oppofé. M. de Laſſone, qui jouit dans l'Europe d'une réputation fi bien méritée, vient de recommander dans une inftruction publiée par ordre du gouvernement, de prévenir la falivation ; il en a foigneufement indiqué les moyens. Dans le même moment, M. Ehrman publie par ordre des magiftrats de Straſbourg, une inftruction où il confeille de provoquer la falivation par les frictions mercurielles; il a pour lui l'autorité de quelques grands maîtres, & diverfes obfervations heureufes.

Des médecins célèbres ont affez compté fur l'efficacité du mercure, pour l'adminiftrer feul ; mais d'autres ont voulu qu'on lui affociât les antifpafmodiques & les humectans.

Frappé de la diverfité de toutes ces opinions, j'ai cru devoir les foumettre à un examen réfléchi, d'autant plus que j'ai été confulté plufieurs fois par des perfonnes qui avoient été mordues par des chiens enragés.

enragés. Le mercure a fait la bafe du traitement que je leur ai adminiftré; je n'ai
cependant pas eu une telle confiance en
lui que je n'aie cru devoir l'affocier à
d'autres remèdes qu'on a également confeillés contre la rage. On ne peut trop
multiplier les moyens de guérifon contre
une maladie cruelle & dont la véritable
caufe n'eft point connue, quand ils ne
peuvent fe détruire réciproquement.

Après le traitement extérieur pendant
l'ufage du mercure fous forme de frictions,
j'ai donné les antifpafmodiques, les alkalis
volatils, les bains, moyens qui paroiffent
avoir eu du fuccès, & qui ont été regardés
par quelques médecins, comme autant de
fpécifiques.

J'ai cherché dans les auteurs, & dans mes
propres obfervations, l'hiftoire des fymptômes de la rage. Je les ai comparés enfemble, & avec ceux des autres maladies,
pour en développer le vrai caractère. Tous
font l'effet de l'irritation des nerfs, qui eft

I

extrême, & la rage eft une maladie convulfive.

L'anatomie vient à l'appui de cette
vérité ; & pour qu'il ne refte aucun doute
à cet égard, j'ai rapporté les obfervations
des ouvertures des corps des perfonnes
qui ont péri de la rage, qu'on trouve dans
les auteurs les plus connus, & dont j'ai
examiné les réfultats.

Si l'anatomie eft jamais utile, c'eft fur-
tout lorfqu'elle fert à diffiper nos erreurs ;
cependant on a négligé pendant long-temps
cette méthode affurée, de fixer nos con-
noiffances fur la nature des maladies en
général, & on l'a encore plus négligée
pour la rage. On a craint qu'on ne pût
prendre cette maladie par le fimple contact
des perfonnes qui en avoient péri ; & ce n'eft
que lorfqu'on a été détrompé de ce funefte
préjugé, qu'on a pu fe convaincre de la
futilité de plufieurs opinions fur les caufes,
fur le fiége & fur le traitement de la rage.

Les vers que l'on a cru fe développer

dans le corps des personnes enragées, &
contre lesquels on a proposé diverses sortes
de remèdes ; les abcès dans le cerveau,
dans les poumons, dans la moelle épinière
qu'on a regardés avec tant d'assurance ,
comme la cause de la rage ; cette excessive
sécheresse des solides & des viscères membraneux principalement, dont on a tant
parlé, & d'après laquelle on a voulu établir
un traitement, sont autant de suppositions
publiées par des auteurs qui ont mieux
aimé se livrer à l'enthousiasme de leur
imagination, que de consulter la nature,
& d'exposer fidèlement ce qu'elle leur
auroit appris.

D'autres auteurs n'ont pas craint de proposer un traitement, d'après des altérations
qu'on n'avoit aperçues que dans quelques
individus, & qu'on a regardées comme
constantes dans tous ceux qui ont la rage ;
manière de raisonner si vicieuse, qu'elle
entraîne toujours avec elle une longue suite
d'erreurs.

Le fang des hydrophobes ne paroît nullement changé, foit pendant la maladie,
foit après la mort; il n'y a pas même
conftamment inflammation à la trachée-
artère, ni au pharynx, ni dans les autres
organes : les ouvertures des corps contre-
difent certainement ces opinions, qui ont
pourtant fervi de bafe à divers fyftèmes
fur la rage; & fouvent c'eft d'après ces
fyftèmes, qu'on a propofé des remèdes
qui ont joui d'une grande célébrité.

Une voie différente a également conduit
à l'erreur : il n'y a point de remède contre
la rage, quelque abfurde qu'il foit, dont
on n'ait voulu démontrer l'efficacité par
des obfervations; on a cru que tous ceux
qui n'en mouroient pas, devoient leur
guérifon au remède qu'ils avoient pris,
fans obferver que très-fouvent le fujet
mordu par un animal enragé, ne contracte
pas le virus de la rage, pour diverfes
raifons que nous avons eu foin d'expofer.
Les obfervations font les feuls guides des

médecins qui veulent ſe dégager de l'erreur ; mais elles y conduiſent par le chemin le plus ſéduiſant, lorſqu'on n'en fait pas une juſte application.

C'eſt ce qui eſt arrivé dans le traitement de la rage. On a propoſé un nombre infini de remèdes, & on a voulu conſtater les effets d'un chacun, par des cures merveilleuſes ; ainſi l'on a fait parler l'obſervation pour des remèdes contre le même mal, qui étoient d'une nature entièrement différente.

Livrés à l'empyriſme le plus groſſier, les médecins ont quelquefois donné contre la rage des remèdes compoſés d'un aſſemblage monſtrueux de drogues, dont les effets ſe détruiſoient mutuellement, ou qui nuiſoient plutôt qu'ils n'étoient utiles, à l'individu qui avoit le malheur de les prendre.

Cependant, comme on parvient plus aiſément à la vérité quand on connoît les routes qui conduiſent à l'erreur, j'ai cru devoir préſenter dans un tableau ſuccinct les divers traitemens de la rage, qui ont été propoſés ; & pour ne rien attribuer aux auteurs qui ne leur appartint réellement, & afin de les citer avec plus d'exactitude, j'ai lû tous les ouvrages ſur cette matière que j'ai pu me procurer, travail faſtidieux, ſans doute, & auquel je ne me ſuis livré que parce que je l'ai cru utile.

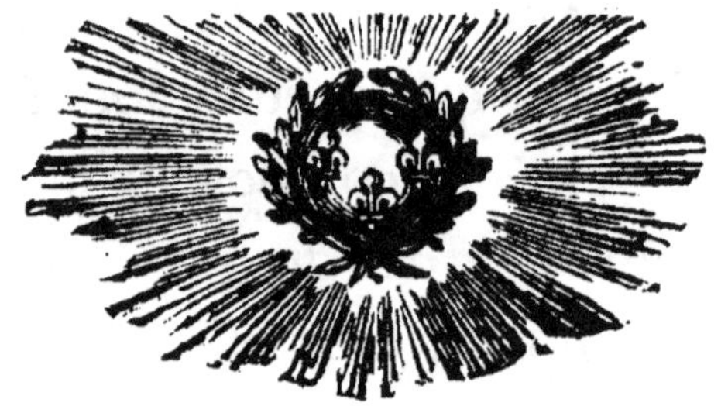

OBSERVATIONS

Sur la nature & sur le traitement de la Rage.

*C*ELSE eſt un des premiers écrivains dont les ouvrages nous reſtent, qui ait décrit la rage de l'homme *(a)*, & qui ait conſeillé des remèdes contre cette cruelle maladie. Elle fut connue de Rufus d'Éphèſe ; *Galien & Cælius Aurelianus (b)* en ont donné une deſcription plus étendue & plus méthodique, & c'eſt depuis ces écrivains célèbres, qu'il eſt fait mention de la rage dans la plupart des ouvrages de médecine ; mais les auteurs ont tellement varié dans leurs opinions ſur ſon traitement, qu'ils ont preſque tous propoſé des

---

(a) De Med. lib. V, cap. 27. On trouve dans un ouvrage attribué à *Hippocrate,* par *Haller* & par d'autres, un article intitulé *de la rage du cheval ;* mais on voit, quand on l'a lû, qu'il n'y eſt nullement queſtion de la maladie indiquée par ce titre.

(b) Voyez dans l'hiſtoire de l'anatomie, *tome I, p. 96*, ponrquoi nous citons *Galien* avant *Cælius Aurelianus.*

I iv

remèdes différens , & dont ils ont plus ou moins vanté les effets. On verra par la lecture de cet ouvrage , le cas qu'on en doit faire.

La rage eſt plus commune dans quelques pays , que dans d'autres ; elle eſt plus fréquente dans les pays chauds que dans les pays froids , & on l'obſerve rarement dans les régions tempérées : elle n'eſt pas connue , au rapport de quelques auteurs (c) , & de pluſieurs voyageurs que j'ai conſultés , dans toute la partie méridionale de l'Amérique.

La rage eſt bien plus fréquente en Italie & en Eſpagne , qu'elle ne l'eſt en France ; & dans l'été pendant les grandes chaleurs qui produiſent une ſéchereſſe extrême , on l'obſerve plus ſouvent que dans les autres ſaiſons de l'année : les froids exceſſifs peuvent auſſi l'occaſionner ; c'eſt pourquoi les anciens ont établi que la rage étoit commune dans les pays où il fait une exceſſive chaleur , & dans ceux où le froid eſt extrême (d).

(c) Bibliothèque raiſonnée , 1750 ; & *Van-Swieten*, *Comment. in aphor. Boërh.* n.º 1129.

(d) *Ætius*, lib. VI, cap. 24 ; & *Van-Swieten*, *ibid.* 1134. *Codronchius*, *de hydrophobiâ*, p. 73.

Signes de la rage du chien.

La rage attaque plusieurs espèces d'animaux *(e)*, & le chien est celui qui y est le plus sujet ; aussi cet animal domestique la communique-t-il fréquemment à l'homme.

Le chien n'est pas long-temps à être atteint de la rage, lorsqu'il devient triste & hargneux, qu'il a du dégoût pour les alimens, sur-tout pour la boisson *(f)*, qu'il a les yeux mornes, battus , qu'il éprouve des inquiétudes qui rendent sa marche irrégulière.

Si le chien enragé trouve un ruisseau sur son passage, il recule épouvanté : sa marche est telle, que tantôt il court avec une précipi-

---

(e) *Dioscoride* parle de la rage du cheval ; *Aristote* de celle du chameau ; *Avicenne* de la rage du renard, & quelques-uns , dit *Cælius Aurelianus* , ont fait mention de la rage des ours , des léopards , des ânes .. ... Les loups sont fréquemment exposés à la rage ; on voit tous les jours des chats enragés ; *Baccius* parle d'un coq qui communiqua la rage , & M. *Duplanil* d'un homme qui fut mordu par un lièvre & qui périt de la rage. Il y a peu d'animaux enfin qu'on n'ait vus atteints de cette maladie.

(f) Cibum adversantur & siticulosi quidem sunt , & tamen non bibunt. Ætius , Tetr. 11. *Serm.* 11 , cap. 28.

tation extrême, & que tantôt il se ralentit; il suit souvent une ligne droite, en sautant les haies & les fossés; & quelquefois il se détourne à droite & à gauche, d'un pas mal assuré *(g)*.

Sa langue sort de sa gueule, de laquelle coule une quantité plus ou moins grande d'une humeur salivaire gluante ou écumeuse; il tient sa tête & sa queue bas, & tâche de mordre ceux qu'il rencontre; il ne connoît plus ses maîtres; on ne l'entend plus aboyer, ou si quelquefois il aboie, sa voix est rauque: les autres chiens le fuient, & c'est le signe le plus certain qu'il est attaqué de la rage. Les anciens ont fait cette remarque *(h)*, & c'est sans fondement, que M. *Van-Swieten (i)* en attribue la découverte à James, célèbre médecin d'Angleterre.

Telle est la description de la rage du chien, que les anciens médecins ont donnée, & que les

---

(g) Voyez la Chirurgie de *Lanfranc*, & l'Histoire de l'anatomie, *tome I, page 192.*

(h) Voyez les ouvrages de *Cælius Aurelianus*, d'*Ætius*, de *Lanfranc*.

(i) Comment. in aphor. Boërh. n.° 1135.

modernes ont adoptée *(k)* ; elle eſt exacte à pluſieurs égards. Cependant, il eſt bon de remarquer que tous les chiens enragés ne mordent pas : nous avons vu un petit épagneul qui mourut de la rage, ſans avoir mordu perſonne, ni d'autres chiens avec leſquels il vivoit ; on nous a aſſuré que deux de ces chiens qui avoient léché ſa gueule, furent pris de la rage ſept à huit jours après, & qu'on les tua.

Les yeux des chiens enragés ſont mornes & larmoyans, comme *Mead* & *Buchan (l)* l'ont obſervé ; mais il paroît que ce n'eſt que lorſque la rage commence, car lorſqu'elle eſt confirmée, les yeux ordinairement ſont rouges comme le feu, hagards, tantôt fixes, & tantôt agités par de vives convulſions.

On doit obſerver relativement à la marche de cet animal, qu'elle eſt lente quand la rage commence, mais que lorſqu'elle eſt dans ſon état, l'animal court avec une extrême vîteſſe ; il finit lorſqu'il eſt ſur le point de périr, par

---

(k) Précis de médecine de *Lieutaud.* Avis au peuple de *Tiſſot.*

(l) Médecine domeſtique, édition françoiſe, par M. *Duplanil,* tome III, page 495.

marcher comme un homme ivre, pour me fervir de la comparaifon de *Lanfranc*.

Ces fignes affez conftatés fuffiront pour nous convaincre de la préfence de la rage du chien, qu'il eft d'autant plus effentiel de connoître, lorfque quelqu'un a été mordu, qu'on peut s'occuper fur le champ à lui adminiftrer les remèdes convenables, & prévenir les fuites de la morfure.

Les anciens ont propofé d'autres manières de connoître fi le chien eft enragé, ou non : ils faifoient tremper un morceau de pain dans le fang de la plaie ; fi elle eft faite, difoient-ils, par un animal vraiment enragé, celui à qui on le préfente, n'y touche pas ; ou bien s'il le mange, il meurt bientôt *(m)*. D'autres ont voulu qu'on tuât l'animal fufpect, qu'on imbibât du pain dans fon fang, & qu'on le donnât à un autre animal : celui-ci, felon eux, contracte la rage, fi le premier qu'on a tué étoit enragé.

Cependant cette expérience a été trouvée infidèle plufieurs fois, & ne doit être d'aucune valeur, puifqu'on a mangé impunément diverfes

---

(m) Voyez la Chirurgie de *Lanfranc.*

parties des animaux enragés encore teintes de leur sang.

M. *J. L. Petit*, dont les ouvrages font tant d'honneur à la chirurgie françoise, connut l'infidélité de cette expérience, & en propofa une autre, dont le réfultat paroît être plus convaincant : il confeilla *(n)* « de frotter la gueule, les dents & les gencives du chien « mort, avec un morceau de viande cuite, « & de la préfenter à un chien vivant ; s'il le « refufe en criant & en hurlant, l'animal mort « étoit enragé, pourvu cependant qu'il n'y « eût point de fang à la gueule ; fi la viande « a été bien reçue & mangée, l'animal n'étoit « point enragé ».

La bave de l'animal enragé, eft la partie de fon corps la plus contagieufe, & il eft prouvé qu'elle conferve quelque temps fa mauvaife qualité après la mort de l'animal. *Fernel* parle de quelques chaffeurs qui tuèrent un loup enragé, & qui le mangèrent après l'avoir fait cuire *(o)* ; la plupart de ces malheureux périrent enragés, peu de temps après. *Omnes quicumque*

(n) Hift. de l'Acad. des Sciences, *année 1723.*

(o) Fernel. de morb. epidem. lib. II, cap. XIV.

ediderunt non multo poſt rabie correpti , alii perie-
runt , alii ſociorum morte prudentes ſibi proſpexe-
runt (p).

Il paroît même prouvé par d'autres exemples ,
que des animaux enragés ont communiqué la
rage à ceux qui les ont mangés ; mais comme
d'une autre part divers faits prouvent que l'on a
mangé impunément pluſieurs parties des animaux
enragés , ainſi que nous le démontrerons dans
la ſuite de cet ouvrage , il eſt probable que
cette diverſité d'événemens , ne provient que
de la différence des parties qui ont été mangées :
celles qui ſont imbues du ſuc ſalivaire ſont
envenimées , & les autres ne le ſont pas.

On peut conclure de cette remarque , que
l'expérience confirme , qu'on communique la
rage à un animal , en lui faiſant avaler du ſuc
ſalivaire de celui qui a été tué , s'il étoit réellement enragé ; ce qui n'auroit pas lieu , ſi on
le contentoit de mêler avec ſes alimens du ſang
de cet animal.

Le ſang des animaux enragés ne communique
point la rage ; diverſes obſervations le prouvent.
Bien plus , pluſieurs médecins ont été ſi per-

(p) *Fernel. de morb. epidem.* lib. II , cap. *XIV.*

fuadés du contraire , *(Palmarius)* Paulmier principalement, qu'ils ont fait prendre à ceux qu'ils vouloient garantir ou guérir de cette maladie, du fang defféché de l'animal qui en étoit mort & qui les avoit mordus ; ainfi l'expérience propofée par M. *Petit ,* pour favoir fi l'animal qu'on a tué étoit enragé ou non , eft beaucoup plus fûre que celle que les anciens avoient publiée.

PREMIÈRE PARTIE.

OBSERVATIONS fur la nature de la Rage.

ARTICLE I.

Divifion de la Rage.

IL y a deux fortes de rage : l'une eft fpon-tanée *(q)*, & l'autre eft communiquée. On nomme *fpontanée* celle qui vient d'elle-même dans une perfonne qui n'a éprouvé aucune

---

(q) Quelques-uns l'appellent *fymptomatique* & peut-être avec plus de raifon ; mais la première dénomination étant adoptée, nous n'oferions la changer.

morſure , ni aucun attouchement médiat ni immédiat d'aucun animal enragé ; celle qui provient par cette cauſe , eſt la rage communiquée.

ARTICLE II.

Rage ſpontanée.

IL eſt rare que l'homme devienne enragé de lui-même ; la rage lui eſt ordinairement tranſmiſe par les animaux , & principalement par le chien , animal domeſtique qui y eſt très-ſujet. Cependant la rage ou plutôt l'hydrophobie ſpontanée n'eſt pas ſi extraordinaire, qu'elle n'ait été obſervée diverſes fois par les médecins. *Galien* parle d'une affection mélancolique qui ſe termina en une vraie hydrophobie *(r)*. *Cœlius Aurelianus* rapporte une autre obſervation de ce genre & cite quelques anciens auteurs qui ont parlé des hydrophobies ſpontanées *(ſ)*.

Suivant *Ætius*, les mélancoliques ont quelquefois horreur des liquides , comme ceux qui ont été mordus par un animal enragé. *Quidam vero etiam* , dit-il , *aquam timent , & vinum , &*

______

(r) *De ther. ad Piſon* , lib. I.
(ſ) *Celer. vel acut. paſſion.* lib. III , cap. XIV.

oleum,

leum , velut qui morſi ſunt à cane rabioſo (t).
Marcellus Donatus (u) dit avoir obſervé cinq
fois l'hydrophobie ſpontanée ; mais l'autorité
de cet auteur n'eſt pas toujours irréfragable ,
comme M. de *Sauvages* l'a remarqué.

Salius Diverſus , qui écrivoit en même-temps
que *Marcellus Donatus ,* parle de l'hydrophobie
ſpontanée , & en cite des exemples ; l'on doit
ajouter d'autant plus de foi à ce que dit cet
auteur , qu'il mérite d'être compté parmi nos
meilleurs obſervateurs , & parmi nos plus
ſavans médecins (x). Il rapporte l'hiſtoire
d'une dame , âgée d'environ trente-ſix ans , qui
fut d'abord atteinte d'une fièvre peſtilentielle ;
elle guérit : quelque temps après , elle fut
attaquée d'une dyſſenterie , qui parut céder à
l'uſage des remèdes ; il lui reſta cependant un
peu de fièvre , à laquelle ſe joignit une vraie
hydrophobie. Cette femme , non-ſeulement ne
pouvoit uſer d'aucune boiſſon , mais elle ne

______

(t) *De melancol. ex Galeno & Ruffo.* tetr. II, ſerm. II,
cap. ix. Voyez une obſervation de ce genre par *Mercklin.*

(u) *De hiſtor. med. mirab.* Libri vi, cap. 1.

(x) On trouve les obſervations de cet auteur, ſur la
rage ſpontanée, à la ſuite du traité *de febre peſtilenti.*

K

pouvoit voir perſonne qui bût devant elle, ſans entrer en fureur ; elle mourut le huitième jour : elle aſſura qu'elle n'avoit jamais été mordue, ni approchée par aucun animal qui eût pu lui communiquer la maladie dont elle périt.

Schenkius (y) & *Salmuth* ont vu l'hydrophobie ſurvenir dans des fièvres malignes *(z)*. Une femme dont parle *Malpighi (a)*, devint hydrophobe par une morſure que lui fit ſa fille pendant un accès épileptique. On trouve un autre exemple du même accident produit par la même cauſe, dans les Éphémérides des curieux de la nature *(b)* ; & *Mead* aſſure avoir vu l'hydrophobie ſurvenir dans un accès hyſtérique, & à une perſonne qui étoit atteinte de palpitations de cœur *(c)*. Deux perſonnes qui avoient éptouvé un froid exceſſif, furent,

---

(y) Obſerv. de med. *Liv. VII.*

(z) Voyez l'hiſtoire d'uue hydrophobie ſurvenue dans une fièvre, par M. *Bonafos*, Recherches ſur la rage publiées par *M.rs de la Société royale de Médecine*, page 13. édit. nouv.

(a) Opera poſth.

(b) Miſcell. naturæ curioſ. 1706. Voyez auſſi *Sauvages*, ſur la rage, *Noſol.*

(c) Tentamen de venen.

ſuivant *Kochlerus* & *Genſelius*, atteintes d'une hydrophobie bien caractériſée ; & M. *Morgagni* qui cite ces obſervations avec ſon exactitude ordinaire, rapporte d'autres faits de cette nature très-intéreſſans *(d)*.

Des accès d'épilepſie ont été ſuivis d'une vraie hydrophobie. M. *la Peyronie* en a rapporté un exemple, & M. *Vandelli* en a vu un autre ſemblable, dont M. de *Sauvages* a parlé dans ſa *diſſertation ſur la rage*. D'autres auteurs ont fait mention de quelques faits ſemblables. L'hydrophobie eſt également ſurvenue à des perſonnes qui s'étoient expoſées aux ardeurs du ſoleil, comme l'ont obſervé Mrs *Laurens (e)*, *Lavirotte (f)*, & M. *Marigues (g)* habile chirurgien de Verſailles : leurs obſervations ſont conſignées dans le *Journal de médecine*.

On trouve dans le même ouvrage, l'hiſtoire d'une hydrophobie ſurvenue à la ſuite d'une chute avec commotion, par M. *Trecourt (h)*

(d) De *ſedib. & cauſ. morbor.* epiſt. VIII, art. 31.

(e) Journ. de med. *Juillet* 1757.

(f) Ibid. *Août* 1757.

(g) Ibid. *Novemb.* 1767.

(h) Ibid. *Février* 1757.

& celle d'une hydrophobie paſſagère, arrivée pendant la petite vérole ; c'eſt ce que M. *Mazars de Caſelles*, célèbre inoculateur du Languedoc, a obſervé *(i)*, & ce n'eſt pas le ſeul fait de cette eſpèce qu'on ait vu.

L'inflammation de quelque organe, principalement celle du larynx, de la trachée-artère *(k)*, & celle des voies alimentaires, peuvent donner lieu à l'hydrophobie la plus décidée. *Jean Innés*, profeſſeur célèbre d'Édimbourg, parle dans le premier volume des *Eſſais de médecine*, d'une hydrophobie occaſionnée par une inflammation de l'eſtomac. L'on trouve dans le même ouvrage, l'hiſtoire d'une femme à laquelle une tumeur inflammatoire de l'œſophage, cauſa auſſi l'hydrophobie.

Une demoiſelle de vingt-deux ans, eut une eſquinancie, dont elle périt ; elle éprouva, avant de mourir, une telle horreur pour toute eſpèce de liquide, qu'elle donnoit les plus grandes marques de douleur, toutes les fois qu'on lui préſentoit quelque boiſſon. D'abord, elle eut de l'averſion pour l'eau pure, enſuite

----

(i) Journal de Méd. *Janvier 1762.*

(k) Voyez à ce ſujet, le traité *de Aromatariis.*

pour le bouillon : elle prenoit encore un peu de fyrop de mûres pour fe gargarifer ; mais elle finit par ne vouloir prendre, ni voir aucune efpèce de liquide, quelque foncé qu'il fût en couleur.

On fe convainquit par l'ouverture du corps, à laquelle j'affiftai, que le pharynx, l'extrémité fupérieure de l'œfophage, le larynx & la tra-chée-artère, étoient enflammés dans toute leur étendue, & gangrénés en divers points.

Enfin les fortes affections de l'ame peuvent produire l'hydrophobie. Mrs *Morgagni (l)* & *Van-Swieten (m)* en rapportent des exemples, que nous paffons fous filence, pout plus grande brièveté.

L'hydrophobie qui reconnoît les caufes dont nous venons de faire l'énumération, cède beaucoup plus facilement aux remèdes, que celle qui eft un fymptôme de la rage communiquée. Celle dont parle *Jean Innés*, que nous avons citée, fut guérie par les faignées, & d'autres ont été diffipées par l'ufage des bains. Du refte, nous renvoyons pour ce qui concerne le

____

(*l*) *Epift. VIII*, art. 31.
(*m*) *Comment. in aphor. Boërh.* §. 1030.

traitement de la rage fpontanée, à l'article où nous parlerons de la rage communiquée.

A R T I C L E I I I.

Symptômes de la rage.

La plaie faite par quelque animal enragé, fe ferme fouvent auffi vîte que fi elle n'étoit point venimeufe, fur-tout lorfqu'elle n'a pas fon fiége à la face, ou au col proche des glandes falivaires ; alors les fymptômes de la rage fe font ordinairement reffentir, avant que la plaie foit fermée, foit parce qu'ils furviennent plus tôt, foit parce que les bords de la plaie ont plus de peine à fe cicatrifer ; mais hors de ces cas, les plaies fe réuniffent ordinairement avant que la perfonne mordue éprouve aucun fymptôme de rage.

Elles fe rouvrent enfuite dans des temps plus ou moins éloignés ; chez les uns dans trois femaines, & chez les autres dans trois mois, & même plus tard *(n)* : une plaie faite par un

---

(n) Un enfant dont parle *Jean Bauhin*, fut mordu en divers endroits par un chien enragé ; les plaies fe cicatrisèrent ; elles commencèrent à devenir rouges un an après ; l'enfant devint enragé & mourut. *De la rage des loups*, page 79.

animal enragé, fe rouvrit après fix mois, dans un fujet dont il eft fait mention dans les *Curieux de la nature*, & le dixième mois dans un autre dont parle *Schenkius*. On cite des exemples de plaies qui fe font rouvertes encore plus tard ; mais dans cette matière, il faut prendre garde de ne point ajouter une foi fervile aux hiftoriens , fouvent trop faciles à raconter du merveilleux, ce qui fait qu'on ne peut alors diftinguer dans leurs écrits la vérité d'avec leurs erreurs.

Avant de fe rouvrir, la plaie devient douloureufe ; la peau qui la revêt, prend la couleur d'un rouge obfcur ; il femble qu'il fe foit fait fous elle une échymofe ; fa furface devient rude, inégale, parce qu'elle s'élève irrégulièrement en divers endroits ; tout le voifinage de la plaie s'enfle & fe ramóllit.

La plaie ne fe rouvre pas toujours ; mais quand cela arrive, fes bords fe renverfent, & leur tiffu paroît fpongieux & imbu d'un fang corrompu ; il s'écoule de cette plaie une humeur fétide, fouvent noirâtre, comme celle qui provient d'un os carié ; elle ne brûle pas le linge qu'elle touche, & n'en change pas fenfiblement la couleur, comme fait quelquefois l'humeur cancereufe. Ces obfervations détruifent

l'opinion contraire de quelques gens de l'art.
M. *Leduc*, ancien chirurgien de Liége, qui
avoit eu occafion de traiter un payfan mort
hydrophobe, & dont il avoit panfé les plaies,
m'a affuré que cette humeur, quoique très-
fétide, n'avoit aucun caractère de caufticité.

Lorfque la plaie a été fermée, c'eft une
douleur poignante ou gravative, que les malades éprouvent dans cette partie. D'autres fois,
il leur furvient une douleur dans tout le membre
qui a été mordu, laquelle fe répand dans le
tronc ; ces douleurs augmentent & diminuent
par intervalles, & reffemblent aux douleurs
rhumatifmales : on a vu la paralyfie leur fuccéder
& occuper les mêmes parties *(o)*.

Les changemens qui furviennent dans la
partie qui a été mordue, jettent le malade dans
la plus profonde trifteffe ; les uns pleurent & fe
lamentent, d'autres fe contentent de fe retirer
du commerce des hommes, & s'enferment dans
leurs chambres, ou vont fe cacher dans des
caves, ou autres lieux obfcurs.

Leur refpiration eft courte, entre-coupée,

(o) On en trouve un exemple dans les Tranfactions
philofophiques ; il eft cité par *Van-Swieten*, aphor. 1138.

& ils jettent de temps en temps de profonds foupirs ; leurs extrémités fe refroidiffent d'abord, & ce froid gagne toute l'habitude du corps ; il leur paroît fi vif dans quelques inftans, qu'ils difent le reffentir jufque dans la moëlle des os.

Les mufcles font agités par de légers mouvemens convulfifs ; la mâchoire inférieure eft dans un mouvement continuel ; on a vu des perfonnes qui fe font dilacérées la langue par diverfes morfures ; d'autres ont la mâchoire inférieure appliquée avec tant de force contre la fupérieure, par la contraction violente des mufcles releveurs, que ces malheureux ont peine à l'ouvrir.

Les organes de la voix fe reffentent d'un pareil fpafme ; ce qui rend leur parole entre-coupée, tremblante, tantôt grave, tantôt aiguë *(p)* ; la

---

(p) Ces divers changemens dans la voix, ont fait croire que le fujet enragé avoit celle de l'animal dont il avoit reçu la maladie ; & cette idée, qui eft fi abfurde, a été celle de plufieurs hommes célèbres. *Rhasés, lib.* XX. *Platerus de mentis alienatione,* cap. III. Voyez les Tranfactions philofoph. n.° *207, art. IV, ann. 1694.* Autre opinion auffi ridicule, foutenue par le docteur *Lifter,* ibid. n.° *147.* art. *III.*

voix a été éteinte dans quelques-uns par intervalles *(q)*.

Le pouls eft petit, ferré fur-tout dans le membre qui a été mordu. Souvent le malade éprouve des douleurs dans la région épigaftri-que, quelquefois il vomit des matières glaireufes & verdâtres ; il rend les urines involontairement, ou éprouve une extrême difficulté d'uriner ; fi les urines coulent, elles font très-claires.

La peau eft rude, sèche, & la tranfpiration eft confidérablement diminuée.

Cet état que l'on connoît vulgairement fous le nom de *rage mue*, dure un temps plus ou moins long : des fujets ont reffenti pendant quinze jours, de la douleur dans la cicatrice, fans éprouver d'autres fymptômes *(r)* ; d'autres perfonnes ont eu des friffons, de l'intermittence dans le pouls, un mois avant d'éprouver l'hy-drophobie & les autres fuites de la rage.

Mais il eft des fujets, chez lefquels les fymptômes de la rage fe développent avec une extrême vîteffe, & chez lefquels ces fymptômes

---

(q) Voyez les Obfervations de *Bauhin*, & fur-tout celle qu'il rapporte *page 15*, & celle de la *page 24*.

(r) *Sauvages*, de la rage, §. XXII.

ſont d'une violence qu'on ne peut exprimer. Alors, le premier état de la rage, la *rage mue*, eſt bientôt ſuivi du ſecond état, ou de la *rage blanche (ſ)*.

Le froid ſe diſſipe, la chaleur ſe répand dans tous les membres, d'abord avec aſſez d'uniformité, & elle eſt ſupportable; mais elle augmente avec plus ou moins de vîteſſe ou d'intenſité, elle devient brûlante dans les parties internes, principalement dans la tête, dans le goſier, & ſur-tout dans la partie qui a été mordue. Une femme enragée à laquelle M. *Fizes* donnoit ſes ſoins, lui crioit qu'elle aimeroit mieux être brûlée, que d'éprouver le feu qu'elle reſſentoit.

Le pouls ſe relève ordinairement à proportion que la chaleur augmente. Je dis *ordinairement*, car cela n'a pas toujours lieu; quelquefois les artères ne battent pas uniformément dans toutes les parties du corps.

J'ai vu un homme dont le pouls étoit très-foible & très-petit dans le bras gauche, où il avoit été mordu, & où il éprouvoit une chaleur intolérable, tandis que le pouls étoit fort plein

---

(ſ) Cette diviſion eſt adoptée dans les écoles, & nous ne nous en ſervons que pour nous faire entendre.

& très-fréquent dans l'autre bras *(t)*. On assure que des sujets ont péri de la rage, sans avoir eu de la fièvre, du moins d'une manière sensible; *Salius Diversius* croit l'avoir observé une fois, & on en trouve d'autres exemples dans les *Éphémérides des curieux de la nature (u)*.

Cependant la soif s'allume & devient des plus ardentes; mais ce qui met le comble à l'infortune de ces malheureux, c'est qu'ils ne peuvent avaler aucune espèce de liquide; ordinairement c'est l'eau qu'ils prennent d'abord en aversion; & ensuite ils ont en horreur toute espèce de boisson *(x)*; ils frissonnent, éprouvent des mouvemens convulsifs, ou tombent en fureur, lorsqu'on leur présente quelque liquide, ou seulement lorsqu'on leur parle de boire : s'ils voyent un corps pellucide, une glace, une lame de métal poli, un couteau, ou une épée luisante, ils tombent dans les plus affreuses convulsions.

(t) Cette observation a été déjà faite par le docteur *Royer Howman*, Transact. phil. n.º *169. art. I, ann. 1685.*

(u) Decad. III, ann. 9.

(x) L'hydrophobe dont parle *J. Bauhin*, prioit qu'on vidât l'eau du bénitier de l'église où il avoit été porté. *De la rage des loups.*

La peur qu'ils ont de la boiſſon, trouble leur raiſon au point qu'ils croyent voir tous ceux qui les entourent armés de verres & de bouteilles, pour les forcer à boire.

Le moindre vent, le plus léger mouvement dans l'atmoſphère qui les entoure, ſuffit pour leur rappeler l'idée de la boiſſon, ou pour exciter en eux une telle irritation, qu'ils diſent ſouffrir des commotions générales dans tout leur corps; ils pouſſent des cris de douleur lorſqu'on ouvre une fenêtre, ou lorſqu'on les approche avec un peu de précipation.

Leurs yeux ne pouvant plus ſupporter la clarté de la lumière, ils ſe couvrent quelquefois le viſage, & font fermer les fenêtres, pour reſter dans l'obſcurité.

La frayeur eſt ſi grande dans quelques-uns qu'ils s'imaginent voir continuellement, ou par intervalles, l'animal qui les a mordus; ils raiſonnent d'ailleurs aſſez juſtes ſur tous les autres objets, & c'eſt ſans doute ce qui a fait dire à *Mead*, *hydrophobiam delirii partem non eſſe*. Ils entendent des bruits fort incommodes dans les lieux où règne le ſilence le plus profond; & ſi l'on vient à faire le bruit le plus léger, à ouvrir une porte, ou à fermer une fenêtre; ils croyent que la maiſon tombe ſur eux, *terrentur quaſi domus corrueret (y)*.

Dans ce ſecond degré de la rage, la voix devient rauque, ou s'éteint entièrement ; les urines ne coulent plus, ou ſont rouges comme du ſang ; toute l'habitude du corps ſe gonfle un peu ; le viſage & le cou principalement ; les joues deviennent rouges comme le feu ; les paupières & les lèvres ſont quelquefois auſſi noires que les plus fortes échymoſes ; on en a cependant vu qui devenoient jaunes dans toute l'habitude de leur corps *(z)* : leurs yeux ſont fixes quelquefois, & d'autres fois agités par des mouvemens convulſifs ; ils ſont étincelans *(a)* & gonflés.

Leur bouche eſt inondée d'une humeur ſalivaire, qu'ils jettent quelquefois tout autour d'eux, & ſur les perſonnes qui s'en approchent. On en a vu qui s'approchoient des aſſiſtans en les menaçant de les mordre ; mais il eſt très-rare

---

(y) *Mead, de cane rabido.*

(z) *Bartholin,* tome III, hiſt. IV.

(a) Ce fait eſt prouvé par une multitude d'obſervations : voyez entr'autres celles de *Jean de Muralto,* Ephém. des Cur. de la nat. *ann. 7, obſ. 118.*

qu'ils le faſſent *(b)* ; au contraire, la plupart
avertiſſent ceux qui les entourent, de s'éloigner
d'eux, de crainte qu'ils ne puiſſent s'empêcher
de les mordre ; quelquefois ils veulent être attachés, pour être plus ſûrs d'eux-mêmes *(c)*. « Si
vous ne m'attachez, diſoit un payſan hydro- «
phobe, dont M. *Haguenot* a donné l'hiſtoire, «
je vous mordrai tous ; car je mordrois un «
régiment d'hommes ».

Cependant, communément ces malheureux
reſſentent des douleurs ſi vives, qu'ils prient
les aſſiſtans de les leur abréger, en leur ôtant
la vie *(d)*. Il y en a qui tombent dans des convulſions affreuſes *(e)*, & qui ſe mordent eux-

---

(b) *Van-Swieten, in aphor. Boërh.* 1146.

(c) Mém. de la Société de Montp. *tome I, page 342.*

(d) Une fille dont parle *Jean Bauhin*, qui avoit été
mordue par un chien enragé, prioit ſon beau-père de
l'aſſommer avec une pioche. *De la rage des loups*, pag. 79.
Une femme, ajoute le même auteur, *page 15*, deſiroit
ardemment qu'on la tuât, pour abréger ſes douleurs ;
d'autres ſe ſont donné la mort par un coup de piſtolet.
Sauvages rapporte l'hiſtoire d'un payſan enragé qui ſe
pendit, pour terminer ſes ſouffrances.

(e) *Ita ut furiis infernalibus agitari videantur. Codronchius,
de hidrophobiâ*, page 102.

(152)

mêmes *(f)*. La foibleſſe ſuccède à ces violens
mouvemens, & annonce une mort prochaine ;
quelquefois c'eſt une vraie paralyſie qui ſuccède
aux convulſions, mais elle eſt bientôt terminée
par la mort *(g)*. D'autres ne ſont jamais furieux ;
ils pleurent & périſſent ſans éprouver de convulſions *(h)*.

A R T I C L E   I V.

*Sur l'ouverture des corps des perſonnes qui
ont péri de la rage.*

C'EST par l'ouverture des corps, que la
Médecine a acquis des connoiſſances poſitives
ſur les cauſes & ſur le ſiége des maladies ; c'eſt
par cette ſeule méthode, qu'on a pu connoître
les altéraiions qu'elles cauſent, & ces connoiſſances ont conduit à des traitemens plus méthodiques & plus heureux. Or, ſous quelque point
de vue qu'on conſidère les ouvertures des

(f) Voyez une obſervation de ce genre dans l'ouvrage
de *Bauhin*, déjà cité, *page 79*.

(g) Voyez l'obſervation du docteur *Royer Howman*,
Tranſact. philoſ. n.° 169, art. 1, ann. *1683*.

(h) *Sauvages*, n.° 13.

perſonnes

perſonnes mortes de la rage , elles doivent être très-utiles.

Il n'y a point de maladie ſur laquelle les opinions aient été plus partagées ; la rage a été de tout temps une ſource féconde de pré-jugés, & un ſujet continuel de conjectures, non-ſeulement du peuple , mais même des médecins. On ne pouvoit parvenir à en connoître la nature , que par une ſuite d'obſervations ; & l'anatomie étoit ici le ſeul flambeau qui pût nous éclairer.

Mais ces recherches qui exigent tant de con-noiſſances, ont été faites par des perſonnes peu inſtruites en médecine , & plus ignorantes en-core en anatomie ; de manière qu'elles ſont pour la plupart fort mal faites, & abſolument inutiles. Nous n'avons preſque que celles de M. *Mor-gagni*, ſur leſquelles nous puiſſions compter ; elles ſont exactes & bien préſentées, comme tout ce qui nous vient de ce grand homme.

Charles Étienne & *Gaſpard Bauhin* diſent avoir trouvé des vers dans les reins des loups qui étoient morts de la rage ; & *Thomas Bartholin* aſſure en avoir trouvé dans le cerveau des che-vaux, des bœufs & des moutons, morts de cette maladie (*Centur. 3 , obſ. 48*).

L

Suivant *Joseph, de aromatariis,* les perſonnes enragées éprouvent une vraie eſquinancie ; & l'on trouve par l'ouverture de leur corps le larynx & le pharynx plus ou moins enflammés ; on trouve auſſi l'œſophage plein d'une matière viſqueuſe ; *de rabie contagioſâ, tertia pars operis, particula 1.ᵉ & ſeq.*

On ne trouva dans le cadavre d'un moine, qui étoit mort de la rage, aucune goutte d'eau dans le péricarde ; ſa ſubſtance étoit comme brûlée ; les cavités du cœur étoient vides de ſang, & leurs parois ſéches..... *Capivaccius* Pract. lib. VII, cap. 12.

Le célèbre Rolfinck s'eſt convaincu par l'ouverture de divers cadavres, que dans la rage, il n'y avoit aucune inflammation du pharynx ni du larynx, ni dans aucune autre partie. *De Nerv. anat.* lib. I, cap. 13. *Manget.* Tome I, page 211.

Un homme fut atteint ſubitement d'hydrophobie ; il ne put plus prendre aucune goutte de liquide, quoiqu'il avalât aſſez facilement les alimens ſolides : les remèdes bézoardiques & alexipharmaques ne lui ſervirent de rien ; la rage fut complète ; le troiſième jour, le malade bavoit & crachoit au viſage de ceux qui l'entouroient ;

le quatrième jour, il éprouva des symptômes de la suffocation, un ou deux soubresaults convulsifs de tout le corps, & mourut.

Le corps de cet hydrophobe étoit exténué, comme sont ceux qui ont péri d'une longue fièvre hectique ; toute l'habitude du corps, même l'épiploon, étoit sans graisse ; les muscles étoient grêles, & leur chair paroissoit consumée ; les intestins étoient pleins d'air.

Les glandes du mésentère & le pancréas avoient tellement diminué de volume, qu'ils étoient exténués. La partie convexe du foie paroissoit assez saine, & sa partie concave se trouva enflammée & presque gangrénée ; elle étoit si adhérente aux parties voisines, qu'on ne put l'en détacher, sans le scalpel. La vésicule du fiel étoit pleine d'une bile verdâtre, & adhérente au péritoine. La lame interne de l'estomac étoit en putréfaction ; l'orifice supérieur de ce viscère & l'œsophage étoient fort rétrécis, on trouva les poumons flétris, desséchés, & étroitement unis avec la plèvre. Le péricarde ne contenoit pas une seule goutte d'eau.

Le cœur paroissoit flasque ; l'oreillette droite étoit fort gonflée, & le ventricule droit rempli d'un sang grumelé ; le gauche au contraire

L ij

contenoit un fang fluide & diffous. Les reins n'avoient rien de remarquable que leur grof-feur ; le volume des capfules atrabilaires étoit confidérable. Le crâne ne fut point ouvert.

Il faut obferver que le malade ne fe reffouve-noit pas d'avoir été mordu par aucun animal enragé ; on trouva cependant à fa jambe gauche une cicatrice qui dénotoit quelque ancienne morfure. *J. H. Brechtferd*, Actes de Copenhague, *obf. 114, ann. 1677, 1678 & 1679.* Collect. acad. *tome VII, page 381.*

Un jeune maître à danfer fut mordu par un chien enragé, & devint hydrophobe trois fe-maines après cet accident. Son jugement refta toujours fain ; on lui donna des pilules purga-tives, qui firent leur effet. Le lendemain ayant éprouvé des envies de vomir, on lui fit prendre du vin émétique, & il mourut trois heures après.

Le cadavre fut ouvert par un chirurgien qui trouva le cerveau dans le meilleur état ; mais les vifcères qui fervent aux fonctions naturelles & vitales, étoient fecs & arides. *Manget. anat. pract.* lib. I, fect. VIII, *obf. 8.*

Suivant M. *Mead*, on trouve ordinairement dans les cadavres des perfonnes mortes de la

rage , les vaiſſeaux du cerveau , & le ſinus longitudinal , pleins d'un ſang liquide , & ſans
caillots , comme on le trouve dans la plupart
des ſujets morts d'autres maladies ; la ſubſtance
du cerveau , la moëlle épinière , plus ſéches que
de coutume ; le péricarde ne contenoit aucune
goutte d'eau ; les poumons étoient engorgés ,
& les artères pleines d'un ſang très-fluide , qui
prenoit à peine quelque conſiſtance , expoſé à
l'air libre. Ces obſervations n'empêchent pas
M. *Mead* de conclure , que les eſprits vitaux
ſont principalement affectés dans la rage. *Mead*,
Tentamen de venen. cap. III, de cane rabido.

M. *Tauvry*, de l'académie royale des Sciences,
trouva à l'ouverture du corps d'un jeune-homme
qui étoit mort d'hydrophobie, l'œſophage enflammé à ſa ſurface interne ; la trachée-artère
l'étoit auſſi un peu. Il y avoit au fond de
l'eſtomac environ trois cuillerées de glaires d'un
brun aſſez foncé, ſemblables à ce que le malade
vomiſſoit ſouvent ; la véſicule du fiel étoit très-
pleine d'une bile preſque noire ; il avoit très-
peu d'eau dans le péricarde : les artères étoient
remplies d'un ſang très-liquide & les veines en
contenoient très-peu ; il ne ſe trouva du ſang
caillé en aucun endroit ; le ſang après la mort

ne fe coaguloit point à l'air froid, au lieu que celui qu'on avoit tiré au malade par une faignée qu'on lui avoit faite quelques jours avant fa mort, s'étoit facilement coagulé. Le cerveau & prefque toutes fes parties étoient beaucoup plus féches qu'à l'ordinaire, auffi-bien que la partie fupérieure de la moëlle épinière & tous les mufcles du corps. *Tauvry*, Hiftoire de l'académie des Sciences, *année 1 6 9 9.*

. M. de *Sauvages* réduit aux altérations fuivantes, celles qu'on trouve dans le corps des fujets qui ont péri de la rage.

1.° Le cerveau, le commencement de la moëlle épinière, tous les mufcles, plus fecs que de coutume, les membres exténués, le péricarde à fec.

2.° Le fang fi diffous, que le froid même de l'air ne le pouvoit coaguler ; ce qui eft commun aux perfonnes mortes de fièvres malignes, de pefte, & marque une grande corruption: le cadavre d'une femme morte de la rage dans deux jours, étoit pourri & puant en quinze heures, pendant le froid le plus vif de l'hiver.

3.° Toute la graiffe des mufcles, de l'épiploon, fondue, diffipée.

4.° La véficule du fiel gorgée d'une bile

verdâtre , comme on le voit dans les bœufs morts de la dyſſenterie peſtilentielle.

5.º L'eſtomac tapiſſé de glaires d'un brun foncé , ſa tunique veloutée pourrie , le deſſus du foie qui y touche , livide ; le dedans de l'œſophage enflammé , la trachée-artère auſſi atteinte d'inflammation , & le péricarde comme brûlé. *Sauvages* , Diſſertation ſur la rage , *LXXXVII.*

Un homme qui avoit été mordu par un chien enragé depuis plus d'un mois, eſt atteint d'hydrophobie ; il a du délire & de la fièvre, on le plonge dans la mer, quoiqu'il fût déjà très-foible : il mourut bientôt après la première immerſion.

Le cadavre ne répandoit pas une odeur fort déſagréable, vingt-quatre heures après la mort, quoique le temps fût très-chaud ; il paroiſſoit fort maigre, à n'en juger que par la face ; cependant le reſte du corps étoit charnu ; la peau du col étoit échymoſée & noirâtre ; il coula beaucoup de ſang, lorſqu'on la détacha des muſcles.

Le bas-ventre étoit enflé par l'air, qui diſtendoit le ventricule & les inteſtins. Les vaiſſeaux de l'eſtomac étoient pleins d'un ſang noirâtre,

L iv

& il y avoit dans fa capacité , indépendamment de l'air dont nous avons parlé , une liqueur de couleur jaune , tirant fur le vert : une gtande partie du foie étoit livide , la véficule du fiel étoit pleine d'une bile noire. Le diaphragme n'étoit pas exempt d'inflammation ; les poumons étoient gonflés & noirâtres vers la partie poſtérieure , par le fang extravafé dans le tiſſu cellulaire de ce viſcère. Le fang du cadavre étoit très-noir , mais ni polypeux ni diſſous : l'extrémité fupérieure de l'œfophage , le pharynx & la face interne du larynx & de la trachée-artère , étoient d'un rouge fi foncé , que non-feulement ces parties paroiſſoient enflammées , mais même atteintes de gangrène ; cependant elles n'étoient pas gonflées. La luette étoit très-petite , quoique la langue fût plus épaiſſe que de coutume. Du reſte , la partie fupérieure du pharynx & les arrière-narines , étoient pleines d'une écume d'un jaune-vert; les vaiſſeaux des membranes du cerveau , étoient gorgés de fang, & la fubſtance intérieure de ce viſcère , étoit marquée de petites taches de fang; il y avoit un peu de férofité rougeâtre dans les ventricules ʝatéraux du cerveau. *Morgagni*, ļib. I , epiſt. VIII , aſt. 25.

Un homme eft mordu par un chien enragé ;
il tombe quelques mois après dans une vraie
hydrophobie ; on lui fait prendre intérieurement
des remèdes, on lui jette de l'eau fur la tête à
diverfes reprifes ; on lui propofe d'aller à la mer
pour s'y baigner. Jouiffant encore de toute fa
raifon, il s'y détermine, promet de fe mettre
de lui-même dans le bain, & prie de ne pas
le violenter ; mais à peine eft-il arrivé au bain,
qu'il témoigne de la répugnance pour s'y plonger ; on le faifit & on l'y enfonce de force,
& affez profondément, pour qu'il bût un peu
d'eau ; on l'en retire & on le porte dans fon
lit : cependant peu de temps après, le froid
s'empare de fon corps, & il meurt pendant la
nuit.

Ce cadavre répandit une très-mauvaife odeur
feulement au bout de fix heures, quoiqu'il fît
plutôt froid que chaud.

On trouva la véficule du fiel pleine d'une
bile très-noire ; les poumons étoient noirs, &
avoient une très-mauvaife odeur ; l'oreillette
droite du cœur étoit dilatée, fans contenir aucun
liquide qui pût la diftendre, & la gauche étoit
rétrécie. Il y avoit quelques petites concrétions
polypeufes dans les ventricules. Les finus de

la dure-mère contenoient de semblables concrétions ; elles se dissolvoient facilement, & avoient
quelques propriétés de la graisse. Il y avoit
au-dessous de la dure-mère, des bulles d'air ;
tous les vaisseaux du cerveau étoient pleins de
sang , & sa substance & celle du cervelet ,
plus sèches qu'humides. Il n'y avoit point de
sérosité épanchée dans les ventricules. Le sang
de ce cadavre étoit plutôt concret, que dissous.
Morgagni , ibid. art. 23.

Un homme âgé de soixante ans, robuste &
nerveux , d'un tempérament colérique & sanguin, est mordu par un chien enragé au métacarpe gauche. Trois mois après , la plaie étant
déjà cicatrisée, sans être entièrement guérie, il
fut maltraité & menacé par quelqu'un : ces
menaces l'affectent au point qu'il devient trem-
blant de tous ses membres , & croit voir son
ennemi dans tous ceux qui se présentent à lui ;
c'est pourquoi il se cachoit dans l'obscurité ,
pour se dérober, disoit-il, à ses poursuites. A
cette frayeur se joignit une horreur extrême
pour tout ce qui est pellucide ; il ne vouloit
voir ni la lumière ni l'eau. Dans cet état,
on le porta à l'hôpital de Bologne , où il
vécut encore deux jours : on le sollicita à

boire, ce qu'il fit, mais avec la plus grande peine ; cependant une fois qu'il avoit commencé, il continuoit fans douleur apparente. On ne vit jamais de l'écume à fa bouche, & la falive qu'il jetoit, étoit liquide. Cet homme eut jufqu'à fa mort une peur incroyable de l'homme qui l'avoit offenfé.

On trouva à l'ouverture du bas-ventre, les inteftins diftendus par beaucoup d'air ; l'eftomac contenoit une humeur vifqueufe & bleuâtre ; la véficule du fiel un peu de bile jaune, couleur dont les parties voifines étoient teintes d'une manière remarquable : les veines iliaques étoient tellement gorgées de fang, que leur diamètre égaloit celui des inteftins grêles. Les artères iliaques étoient vides ; les poumons remplis de fang, paroiffoient gangrénés à leur partie poftérieure. Le péricarde contenoit environ trois onces d'eau jaunâtre, & il y avoit dans les cavités du cœur quelque peu de fang très-noir. La veine azigos contenoit auffi un peu de fang, mais les artères carotides & les veines jugulaires étoient vides ; les organes de la déglutition n'étoient nullement enflammés ; feulement la partie fupérieure du pharynx étoit un peu rouge. La membrane qui revêt l'épiglote, étoit

très-crifpée. Les vaiffeaux du cerveau contenoient beaucoup de fang très-noir : la fubftance
des nerfs optiques, parut gonflée & flafque ;
mais le cerveau, le cervelet, la moëlle épinière,
avoient leur confiftance ordinaire, quoiqu'il y
eût dans les ventricules environ trois onces
d'une eau jaunâtre. Les mufcles du bas-ventre
& ceux de la poitrine, n'avoient fouffert aucun
changement. *Morgagni, ibid.* epift. VIII,
art. 27.

On trouva le cœur d'un homme qui avoit
été mordu par un loup enragé, & qui étoit
mort d'hydrophobie, petit & étroitement renfermé dans fa capfule. *Senac.* Voyez *Lieutaud,*
hift. anat. med. lib. 11, obf. 457.

Les obfervations que je viens de rapporter,
varient beaucoup par leurs réfultats, comme il
eft facile de le voir ; je les examinerai dans la
fuite de cet ouvrage. Je vais maintenant rendre
compte de l'ouverture de deux autres perfonnes
mortes de la rage.

Leurs corps ont été ouverts vingt-quatre
heures après la mort ; ils étoient froids, & leurs
membres roides ; leur vifage gonflé. L'un de
ces fujets étoit âgé d'environ foixante ans, &
l'autre de dix-neuf. Le premier n'avoit éprouvé

que de légers fymptômes d'hydrophobie ; ce ne fut que peu d'heures avant la mort, qu'il ne put boire. L'autre eut pendant trois jours une horreur fi forte pour la boiffon , qu'il tomboit en convulfion dès qu'il voyoit quelque chofe de pellucide. Le fang de ces deux fujets parut toujours dans l'état naturel , foit qu'on l'examinât dans la poëlette, après l'avoir tiré de la veine , foit qu'on le confidérât après la mort. Les vaiffeaux des poumons étoient gorgés d'un fang très-noir, fur-tout la partie poftérieure de ce vifcère. Dans l'un des fujets, le cœur contenoit un peu de fang concret ; & dans l'autre , les cavités de ce vifcère étoient vides de fang ; tous deux avoient la veine-cave pleine d'un fang pareil à celui qu'on trouve dans la plupart des cadavres.

Le cerveau, le cervelet & la moëlle épinière, étoient dans l'état naturel, foit pour la couleur, foit pour la confiftance. Les cavités du cœur & celle du péricarde , contenoient un peu de férofité rougeâtre ; le pharynx & la fubftance intime du larynx étoient un peu rouges dans un de ces cadavres ; mais ces parties ne paroif-foient nullement altérées dans l'autre fujet. Nous ne dirons rien des vices que nous aperçumes dans le foie de l'un & dans les reins de l'autre , parce qu'ils étoient étrangers à la mort dont ils périrent.

J'ai ouvert un chien mort de la rage, & j'ai trouvé le cerveau, le cervelet & la moëlle épinière de cet animal dans le meilleur état. Les vaiſſeaux du poumon étoient gorgés de ſang ; les cavités du cœur contenoient quelques caillots de ſang : la cavité du péricarde étoit remplie d'une eau rougeâtre, l'œſophage, l'eſtomac & les inteſtins d'une humeur viſqueuſe ; & la ſurface interne du pharynx & du larynx, étoit très-enflammée. Du reſte, je n'ai trouvé, & il eſt peut-être inutile de le dire, aucuns vers, ni dans le cerveau, ni dans le péricarde, ni dans les reins, vers dont les auteurs ont tant parlé, & auxquels ils ont voulu attribuer la cauſe de la rage.

A R T I C L E V.

Obſervations ſur divers ſymptômes de la rage.

C'EST ſans raiſon que pluſieurs auteurs confondent l'hydrophobie avec la rage *(i)*.

(i) On en trouvera l'énumération dans *Morgagni, de ſedib. & cauſ. morb.* epiſt. VIII, art. 19.

L'hydrophobie peut avoir lieu dans des sujets qui ne sont point atteints de rage ; plusieurs en sont morts , sans avoir eu jamais envie de mordre *(k)*. On ne peut pas également dire, comme l'a fait *Zwinger (l)*, qu'un sujet peut avoir la rage, sans être hydrophobe. Les auteurs ne font mention d'aucune personne morte de la rage, qui n'ait éprouvé une horreur pour la boisson plus ou moins grande *(m)* ; ce n'est pas que les personnes enragées n'aient quelquefois avalé les liquides , mais elles ont toujours éprouvé une répugnance à les prendre, qu'elles ont été obligées de surmonter *(n)*.

(k) Beaucoup de sujets dont il a été fait mention précédemment à l'article de l'hydrophobie spontanée , n'ont jamais eu l'air de vouloir mordre.

(l) Éphémér. des curieux de la nat. *decad. 3 , ann. 2.* Voyez aussi les recherches sur la rage , par M. *Andry*.

(m) Le philosophe *Baldus* vainquit son aversion pour les liquides , & but plusieurs fois pendant l'accès de la rage dont il mourut. *Mead* cite deux observations semblables ; mais ces faits sont si extraordinaires qu'ils ne détruisent pas notre opinion.

(n) L'aversion pour les liquides , & la fureur , sont deux symptômes caractéristiques de la rage : l'aversion seule , sans la fureur , & la fureur sans cette aversion , ne constituent point cette maladie. *Haguenot* , Mémoires de la Société des Sciences de Montpellier , *tome I , p. 349.*

L'hydrophobie furvient dans plufieurs maladies qui affectent les nerfs , & elle eft toujours. l'effet d'un excès de fenfibilité dans ces organes, & particulièrement du pharynx & de l'œfophage. Cette horreur pour les liquides dépend donc d'une caufe réelle qui a fon fiége dans les voies de la déglutition , & n'eft nullement l'effet du caprice des malades , ou de l'aliénation de leur efprit, comme l'ont penfé divers auteurs *(o).*

Cette altération dans les organes de la déglutition, trouble leur fonction , & la rend plus ou moins pénible & douloureufe ; ce qui ôte aux malades l'envie même & la poffibilité d'avaler aucun aliment.

Une chofe qui paroît d'abord fingulière, c'eft qu'ils avalent fouvent les alimens folides, lors même qu'ils ne peuvent avaler une goutte de liquide. Mais ce fait ne doit plus furprendre, fi l'on confidère que ces malades font obligés de contracter plus fortement les mufcles du pharynx, pour avaler un aliment liquide, que pour en avaler un folide. Dans tontes les efpèces de dyfphagie, les malades avalent plus

---

(o) Voyez le Sepulcret. anat. de *Manget , lib. I,* *fect. VIII,*

facilement

(169)

Facilement les folides que les liquides ; peut-être
que dans celle-ci les mufcles qui opèrent la
déglutition, & qui font continuellement irrités
par la falive, dont la qualité eft pervertie, le
font encore davantage, lorfqu'elle eft délayée
par quelque liquide *(p)*.

L'hydrophobie eft un fymptôme de la rage,
& elle eft alors d'autant plus exaltée, qu'indépendamment de l'excès de fenfibilité, qui eft
générale dans tous les nerfs, ceux du gofier
font fpécialement irrités par le virus de la rage.
En effet, ce virus porte toute fon action fur
les voies falivaires ; les malades y reffentent une
chaleur brûlante & corrofive ; leur falive les
irrite & les infecte ; & d'ailleurs ils ont autant
de difficulté à l'avaler, qu'ils en ont à prendre
quelqu'autre liqueur : & comme leur raifon eft

(p) Voyez l'hiftoire d'un hydrophobe, rapportée par
M. *Morgagny*, tome I, epift. VIII, art. 19 ; hydrophobe
qui mangea un morceau de pain fec, & qui ne voulut
jamais avaler un autre morceau trempé dans du vin. Un
payfan hydrophobe, dont parle M. *Haguenot*, tomba en
convulfion, pour avoir porté une goutte d'eau fur fa
langue avec fon doigt ; & il mangeoit un peu de pain
fec de temps en temps. *Mém. de la Société de Montpel.*
tome I, page 343.

M

plus ou moins troublée par l'idée de l'extrême danger où ils font, ils tombent dans un délire obfcur ; ils craignent tout ce qui leur retrace l'idée de boiffon ; ils font faifis d'horreur à la vue d'une plaque de métal, d'une glace, d'une bouteille de verre, & de tout ce qui eft pellucide.

Souvent, ils ne peuvent fupporter la clarté du jour, foit qu'elle leur rappelle le fouvenir de la boiffon, foit qu'elle irrite l'organe de la vue, d'une manière défagréable & même douloureufe. En effet, leurs yeux font fi irrités, qu'ils voient dans l'obfcurité, affez pour diftinguer les plus petits objets ; ils voient des traits de lumière & de flamme, fymptômes dont fe plaignent quelquefois les mélancoliques, & les femmes vaporeufes fur-tout ; fymptômes auxquels font fujets ceux qui ont été empoifonnés par l'opium & par la ciguë : le même accident furvient quelquefois après les bleffures. J'ai vu un jeune médecin atteint d'une fièvre maligne, qui voyoit dans l'obfcurité de l'alcove où il étoit couché, des objets que perfonne ne pouvoit diftinguer.

Quelques médecins ont affez improprement nommé cette horreur que les malades ont pour

(171)

la lumière, *aëriphobie*, dénomination dont quelques autres médecins ont fait une plus juste application, en l'employant pour désigner cette répugnance que les malades éprouvent pour le vent, ou pour la plus légère agitation de l'air qui les entoure. Il est des enragés qui poussent des cris perçans, qui tombent dans des convulsions affreuses, lorsqu'on ouvre la porte ou la fenêtre de leur chambre *(q)*, lorsqu'en s'approchant d'eux, on augmente la pression que l'atmosphère fait naturellement sur leur corps, ou qu'enfin on fait le plus petit mouvement dans le lieu où ils sont, qui puisse déranger l'air ; dans tous ces cas, ils disent éprouver des commotions effroyables.

L'*aëriphobie* se joint facilement à l'hydrophobie dans les personnes enragées ; mais elle peut, de même que l'hydrophobie, exister séparément, & dans des sujets qui ne sont nullement atteints de la rage. M. *Pome (r)*, parle d'une dame vaporeuse, qui étoit obligée de vivre dans

---

(q) Le payfan dont parle M. *Haguenot*, fut tranquille, dès qu'on eût éteint la lampe qui éclairoit fa chambre. *Mémoires de la Société de Montpel. tome I, page 343.*

(r) Traité des affect. vapor. *tome I, page 88, édit. 4.ᵉ*

M ij

les ténèbres par rapport à l'irritation exceſſive que la lumière faiſoit ſur l'organe de ſa vue, quoiqu'il parût dans l'état le plus parfait.

Dans les hydrophobes, l'irritation des yeux eſt quelquefois ſi grande, qu'ils jettent des étincelles électriques très-viſibles dans l'obſcurité ; ce qui fait que ces malheureux croient voir des ſpectres devant eux, ou qu'ils s'imaginent voir l'animal qui les a mordus (ſ).

Or comme dans la rage, la ſenſibilité des nerfs & l'irritabilité des muſcles ſont portées au plus haut degré d'intenſité, ce qui eſt démontré par le ſimple expoſé des ſymptômes de la maladie, il n'eſt pas étonnant que ceux qui en ſont atteints, deviennent hydrophobes & aëriphobes.

Les nerfs de l'oreille ſe reſſentent de cet excès de ſenſibilité ; les malades croient entendre des

---

(ſ) On a peine à croire dans un ſiècle auſſi éclairé que le nôtre, que pluſieurs anciens médecins aient penſé que les enragés voyoient dans leurs urines divers animaux ſemblables à celui qui les avoit mordus ; *quia imaginatio continua quam habet de cane, ſigillat in humiditatibus ſuis figuram catulorum.* 8. *Ab Abbatio.* Quelle opinion ! toute ridicule qu'elle eſt, elle a été adoptée de pluſieurs médecins célèbres.

Tons plus ou moins incommodes, le bruit d'une cascade, des sifflemens, des fusées, des coups de canon, l'aboiement d'un chien, le hurlement d'un loup; & comme leur imagination leur repréfente continuellement l'animal qui les a mordus, & qu'à force de contention d'efprit, leur raifon eft plus ou moins troublée, ceux d'entre eux qui ont l'efprit foible, ou inculte & groffier, croient fouvent entendre les cris de l'animal dont ils ont contracté la rage.

Les mufcles du larynx & de la refpiration diverfement agités par des mouvemens convuffifs, changent la voix de la manière la plus étrange; elle reffemble quelquefois à celle d'un chien, & d'autres fois à celle d'un loup; ce qui a fait faire mille contes ridicules au peuple fimple & ignorant *(t)*. Cette irritation des nerfs caufe

---

(t) On pourroit prouver par divers exemples, que la voix peut fouffrir les plus grandes altérations par une affection morbifique des organes qui la forment. Ceux qui ont une efquinancie, rendent quelquefois des fons qui reffemblent plus aux hurlemens des loups, ou à l'aboiement d'un chien, qu'à une voix humaine, comme l'a autrefois remarqué *Cælius Aurelianus, de Cynanchicâ paffione.*

Il en eft qui ont perdu la voix par une affection violente

la difficulté de respirer qu'éprouvent les personnes atteintes de la rage : leur poitrine leur
paroît si serrée, qu'ils disent quelquefois être
liés par un cercle de fer.

---

de l'ame , par une joie , ou par un chagrin excessif ;
dans d'autres personnes, ces mêmes causes ont produit
une voix très-aiguë ou très-grave, inégale, entre-coupée,
lente , prompte ; de manière qu'elles sembloient plutôt
aboyer , ou hurler , que parler.

Ces diverses altérations dans la voix des personnes
enragées , ont fait croire que celles qui avoient été mordues
par un loup, hurloient comme cet animal, & qu'elles
aboyoient comme un chien, lorsqu'elles en avoient reçu
la rage ; opinion qui ne fixe l'attention que par l'excès de
son ridicule , & dont nous ne parlerions pas , si des
médecins ne l'avoient sérieusement soutenue, & si elle
n'étoit encore si répandue dans le peuple, qu'il faut
détromper. *Joseph de Aromatariis* , meilleur physicien que
beaucoup de médecins qui l'avoient précédé, entreprit de
prouver que les changemens de la voix qu'éprouvent les
malades enragés , provenoient de l'inflammation du larynx,
comme cela arrive dans la squinancie. Mais le résultat
des ouvertures du corps que nous avons rapporté , est
entièrement contraire à cette opinion. Ce sont les muscles
du larynx, qui modifient diversement la voix : or comme
dans la rage, ils sont dans un mouvement convulsif très-
varié, la voix doit être très-aiguë, quand les cordes
vocales sont tendues, que la glotte est rétrécie, & que
la trachée-artère est alongée : elle doit être très-grave dans

Les muscles du bas-ventre, & tous les autres muscles du tronc & des extrémités, sont dans une convulsion quelquefois continue, & quelquefois clonique. Leur force devient excessive:

les cas contraires ; elle est suspendue, entre-coupée, prolongée avec uniformité, ou irrégulière dans le ton, lorsque les muscles de la voix & de la respiration sont diversement affectés ; ainsi il n'y a rien d'étonnant, que dans une maladie convulsive, comme la rage, la voix soit affectée de plusieurs manières, & qu'elle ait quelquefois du rapport à celle d'un loup ou à celle d'un chien. Une femme dont parle *Joseph de aromatariis*, éprouva après une suppression des règles, une affection singulière de la voix ; elle hurloit comme un loup, ou aboyoit comme un chien, toutes les fois qu'elle faisoit des efforts pour boire, *voces modo lupinas, modo caninas reddebat.* J'ai vu une femme de Marly-la - ville, village près de Paris, qui perdit la voix après une suppression des règles ; elle rendit par la suite des sons semblables à ceux d'un chien qui aboie. Les paysans du village s'imaginèrent que cette malheureuse femme étoit ensorcelée, ils la maltraitèrent, & l'obligèrent de quitter son village. Elle me fut amenée par un chirurgien, qui me pria de donner mon avis. On croira sans doute, que je ne trouvai dans cette maladie, ni magie, ni sortilége. Je pensai que ce dérangement dans la voix, provenoit des mouvemens irréguliers des muscles du larynx, & que l'usage des bains & des autres remèdes relâchans pouvoit être salutaire ; & il le fut en effet.

M iv

les hommes les plus forts ont peine à contenir les enfans les plus foibles. On lit dans les commentaires de *Boërhaave* par *Van-Swieten*, que plusieurs hommes vigoureux avoient peine à contenir un jeune enfant atteint de rage ; & *Méad* rapporte l'histoire d'un homme qui, pendant les fureurs de cette cruelle maladie, brisa les cordes qui l'attachoient dans son lit, ce que plusieurs hommes réunis n'auroient pu faire.

Le cœur, & peut-être les vaisseaux, se ressentent de cet excès d'irritation ; leurs battemens sont plus fréquens, la fièvre s'allume, & la chaleur augmente quelquefois au point que quelques enragés se croient dans un brasier *(u)*. Mais d'autres ressentent un grand froid dans tous les membres. Telle espèce d'irritation dans les nerfs, excitée par le virus hydrophobique, produit le froid glacial ; & une irritation de telle autre espèce qu'il est impossible de définir, cause la chaleur brûlante que les enragés éprouvent.

(u) Un homme qui avoit été mordu par un loup enragé, fut saisi de la rage le trente-unième jour de son accident. Parmi les symptômes, on remarqua qu'il se plaignoit d'une chaleur excessive à la poitrine & à la tête, sur laquelle il se fit jeter beaucoup d'eau froide. *J. Bauhin*, de la rage des loups, *page 24.*

En admettant ce principe, qui eſt un des
plus évidens, on ne ſera plus ſurpris que dans
certains hydrophobes la chaleur ſoit ardente ,
lorſque le mouvement des artères eſt naturel ,
ou même ralenti , qu'elle déploie toute ſon
activité dans certaines parties, tandis que d'autres
ſont glacées par le froid. On a déjà remarqué
que la chaleur étoit ſouvent brûlante dans le
membre où la morſure a ſon ſiége , tandis qu'elle
eſt naturelle dans d'autres parties , & ſuivant
que le virus hydrophobique agit ſur tels ou tels
nerfs, & de telle ou telle maniere , il produit la
chaleur ou le froid. Dans les fièvres intermit-
tentes, malignes, peſtilentielles , ſi la chaleur &
le froid ſe ſuccèdent , c'eſt que les nerfs ſont
diverſement affectés par la matière morbifique.
Le battement du cœur & celui des artères , les
contractions des muſcles, peuvent par leurs ſe-
couſſes développer la matière ignée , contenue
dans les nerfs ; mais cette matière peut être
développée par d'autres cauſes , par exemple ,
par le virus hydrophobique.

Le priapiſme effroyable dont ſont attaqués
les hommes qui ont la rage , provient encore
de l'irritation exceſſive des nerfs ; ils éprouvent
auſſi des éjaculations continuelles, comme l'ont

écrit *Cælius Aurelianus (u)*, *Manget (x)*, *Sauvages (y)*. Les femmes éprouvent par la même caufe des fureurs utérines les plus vives.

Les urines des perfonnes enragées font d'abord claires ; & enfuite elles deviennent troubles, fanguinolentes, & coulent en très-petite quantité ; leur ventre eft fi refferré, qu'elles fouffrent une affreufe conftipation ; tous ces effets proviennent de l'irritation exceffive des nerfs. Elle fe fait reffentir fur la peau ; elle fe crifpe, fes pores fe refferrent, la tranfpiration diminue, ou eft fupprimée. Si la fécrétion de la falive eft très-abondante, c'eft que le fang eft déterminé vers les parties fupérieures par la contraction exceffive du pharynx & des autres mufcles ; mais indépendamment de cette caufe qui eft réelle, il en eft d'autres non moins efficaces, comme l'augmentation de fenfibilité dans l'organe fécrétoire de la falive, & la diminution des autres fécrétions, la contraction convulfive du pharynx & de l'œfophage.

Cependant les voies falivaires fe reffentent

(x) *Cap.* 2.
(y) *De mania, rabie,* anat. pract. Lib. I. Sect. VIII.
(z) *De la rage,* §. LXIV.

plus que toutes les autres de l'action du virus
de la rage ; il fe mêle avec le fuc falivaire ; &
il réfulte par ce mélange, un foyer fécondaire
de matière morbifique, plus délétère encore que
celui dans lequel l'animal enragé avoit dépofé
fon propre venin.

A R T I C L E V I.

Comment la rage fe communique.

C'est par la falive qu'un fujet enragé communique fon mal à celui qui eft fain, & il paroît
que les fymptômes de la rage ne fe développent
dans celui-ci que lorfque le venin qu'il a reçu
infecte la falive.

F Le virus de la rage peut parvenir aux voies
falivaires immédiatement, ou médiatement. Il y
parvient immédiatement, 1.° par l'introduction
de la falive, & par le fouffle vaporeux & chaud
du fujet enragé, dans la bouche de celui qui
eft fain : 2.° par des alimens, ou par d'autres
corps infectés de cette matière venimeufe,
introduite dans la bouche.

Cœlius Aurelianus rapporte *(a)* l'hiftoire d'une

____

(a) *De celerum & acut.* cap. III.

malheureufe couturière, qui contracta la rage, pour avoir porté à fa bouche le vêtement qu'elle s'occupoit à découdre, d'une perfonne morte de cette cruelle maladie. On lit dans *Caranta* l'hiftoire d'une rage qui fut communiquée à Milan de la même manière : un chien enragé mit en pièces le manteau d'un cavalier ; celui-ci le donna à un tailleur pour le raccommoder ; il en porta les lambeaux à la bouche, & il con-tracta la rage dont il mourut *(b)*.

Le patricien *Brafca* prit la rage, en donnant un baifer à fon petit chien, avant de le faire tuer *(c)*.

Palmarius rapporte un fait fort fingulier, & dont il dit avoir été témoin oculaire *(d) :* des chevaux & des bœufs mangèrent de la paille qui avoit fervi de litière à des cochons enragés ; ils périrent tous de la rage. Pour expliquer ce fait qui eft très-poffible, il faut fuppofer que la paille que les chevaux & les bœufs man-gèrent, étoit empreinte de la bave des cochons enragés.

(b) *Caranta*, *de med. phifc.* lib. II, pag. 163.

(c) *Cardan* rapporte cette obfervation. Voyez auffi *Caranta*, page 166.

(d) De rabie contag.

On peut contracter la rage par un fimple baifer. Un payfan dont parle *Palmarius*, étoit atteint de la rage ; il profite d'un moment, où fes fymptômes étoient mitigés, pour fupplier les perfonnes qui le tenoient attaché, de lui accorder la grâce de faire fes derniers adieux à fes enfans ; elle lui fut accordée ; fes enfans s'approchent, il les baife, & périt bientôt de la rage : ces enfans trouvèrent la mort dans les embraffemens de leur père ; ce baifer leur fut fi funefte, qu'ils périrent de la rage le feptième jour. *Palmarius* a été témoin de ce fait.

C'eft de cette manière, ou par la morfure avec folution de continuité, que la rage peut être communiquée. On peut révoquer en doute toutes les obfervations des anciens, qui tendent à prouver que l'application feule de la bave d'un animal enragé fur la peau d'un autre animal, peut donner lieu à la rage *(e)*. On touche impunément les perfonnes enragées, foit pour les lier, foit pour leur donner les derniers

---

(e) Salius Diverfus s'éleva de fon temps contre ce préjugé qui n'eft encore que trop répandu : *de febre peftilent. & de affect. part,* cap. XIX, *de rabie*, page 326, édition Francof.

fecours. Ces malheureux répandent la bave fur les mains, fur le vifage des affiftans ; & l'on n'entend plus dire que la rage ait été communiquée de cette manière : il faudroit que la falive des perfonnes faines fût immédiatement altérée, pour que la rage fût communiquée ; le virus hydrophobique ne pénètre pas la peau, à moins qu'il n'y ait une folution de continuité. Un prêtre, dont parle M. *de Sauvages*, fut mordu au doigt par un hydrophobe, mais fans bleffure ; il ne lui furvint aucun accident.

Le venin de la rage communiqué immédiatement par l'infection de la falive, ne tarde pas à produire toute fon activité ; ordinairement c'eft dans fix ou fept jours, quelquefois plus tôt : il eft rare qu'il fe faffe reffentir plus tard, lorfqu'il eft communiqué de cette manière *(f)*.

Mais lorfqu'il ne parvient aux voies falivaires que médiatement par la voie des humeurs, ou par les nerfs, ce qui arrive lorfque les fujets ont été mordus par quelqu'animal enragé, alors la

____

(f) On trouve cependant dans les auteurs plufieurs exceptions à cette règle. Un enfant dont parle *Morgagni*, *epift. VIII, art. 22*, fut mordu à la bouche, & cependant il ne mourut hydrophobe, que quarante jours après.

rage tarde à fe développer jufqu'à quarante jours, & quelquefois davantage. Le payfan, dont M. *Haguenot (g)* nous a tranfmis l'hiftoire, ne mourut de la rage que le cinquième mois de la morfure. *Jean Bauhin* parle d'un enfant qui périt de la rage, un an après avoir été mordu par un chien enragé *(h)*. On lit dans la Chirurgie de *Brunfwick*, que la rage fe déclara fix ans après la morfure; & fuivant *Cœlius Aurelianus*, un homme mordu au bras par un chien enragé, refta fept ans fans éprouver aucun fymptôme; mais à cette époque, les cicatrices s'enflammèrent, la rage fe déclara, & le fujet périt en deux jours *(i)*. M. *Chirac* vit un jeune marchand de Montpellier, qui n'enragea que dix ans après avoir été mordu; il revenoit de la Hollande, lorfqu'il apprit que fon frère puîné, qui avoit été mordu en même temps que lui, étoit mort quarante jours après leur accident *(k)*.

(g) Mém. de la foc. roy. des fciences de Montpellier, tome I, page 338.

(h) Lib. XVII, cap. 28.

(i) Sauvages, Differtation fur la rage, voyez auffi l'obfervation de M. *Haguenot*, Mémoires de la fociété de Montpellier, tome I, page 347.

(k) Cent. I, obf. 96.

On trouve dans les auteurs, d'autres exemples aussi extraordinaires. *Salmuth* parle d'une rage qui ne s'est développée que dix-huit ans après la morsure ; & *Schmid* rapporte l'histoire d'une femme qui ne devint hydrophobe que vingt ans après avoir été mordue par un chien enragé *(1)*.

Mais ne peut-on pas douter que de pareilles rages aient été produites par les causes auxquelles on les a imputées ! Ces sujets ne peuvent-ils pas être tombés dans une hydrophobie spontanée ; ou ne peuvent-ils pas avoir contracté la rage par quelque aliment infecté du virus de la rage qu'ils auront avalé, comme cela est arrivé à la couturière dont on a parlé plus haut, en se faisant lécher la bouche par quelque animal enragé, comme cela arriva au patricien Brasca, & à l'abbé du Vivarais, dont on a aussi précédemment rapporté la tragique histoire ! On aura peut-être attribué à des époques éloignées la cause de la rage, que ces sujets avoient contractée depuis peu, mais d'une manière inconnue.

En général, on croit que les symptômes de la rage tardent moins à se manifester dans un

---

(1) Éphém. des curieux de la nature, *decur. I. ann. 9.*

sujet

fujet qui a reçu beaucoup de venin, que dans celui qui n'en a reçu que peu ; qu'un animal qui eft dans toute la vigueur de la rage, la communique plutôt que celui qui commence à peine à en être atteint, & qu'un animal féroce de fa nature doit communiquer un venin plus actif que celui qui eft naturellement doux. « Le venin du loup, dit M. de *Sauvages*, eft plus actif que celui du chien, & celui-ci plus que « celui de l'homme. On a vu, par exemple, une « fille, qu'un jeune homme avoit mordue au « doigt, traîner durant un mois une rage décla- « rée, & en guérir, ce qu'on n'a pas vu après « des morfures d'autres animaux » *(m)*.

Mais ce feul exemple, quoique bien conftaté, ne fuffit pas pour établir la règle générale que M. *de Sauvages* propofe ; nous ne croyons pas non plus que le virus de la rage communiquée par les chats, foit moins actif que celui qui eft communiqué par les chiens. Les deux exemples rapportés par l'éditeur de la Médecine de *Buchan* *(n)*, ne fuffifent pas pour établir cette

---

(m) *Sauvages*, Differt. fur la rage, *n.° XIII.*

(n) *Tome III*, *page 491* ; traduct. françoife que nous devons à M. *Duplanil*, médécin de M. le comte d'Artois.

N

opinion. On y voit que la rage ne fe déclara
que le foixante-cinquième jour dans un fujet
qui avoit été mordu par un chat, & que dans
une autre perfonne également mordue par un
chat, la rage ne parut qu'au bout de trois mois.
Un fait rapporté par *Baccius* détruit cette affertion. Ce médecin parle d'une femme qui fut
mordue au doigt par un chat enragé, & qui
périt de la rage au bout de quatorze jours *(o)*.

On ne peut rien fonder de pofitif fur le
terme du développement de la rage, relativement à l'efpèce d'animal qui l'a communiquée.
Le fujet dont parle *Bauhin*, & dont nous avons
déjà fait mention, qui fut mordu par un loup,
ne devint enragé qu'un an après; tandis qu'on

(o) On lit à ce fujet fur la porte de l'églife de Sainte
Marie de Rome, une vieille épitaphe conçue en ces
termes :

Hofpes, difce novum mortis genus ; improba feles,
    Dum trahitur, digitum mordet, & intereo.

Baccius de venen. pag. 16. Quelques auteurs ont attribué
ces vers à la mémoire de *Baldo* célèbre jurifconfulte.
(Voyez le grand Dictionnaire de *Moreri*) ; mais cela ne
peut être, puifque *Baldo* contracta la rage d'un petit chien
d'un cagnoletto, ch'era le fue delizie, & qu'il eft queftion
d'une chate dans ces vers. (*Mazzuchelli* n'a pas commis
cette erreur).

voit un autre sujet piqué par un coq, qui périt de la rage le troisième jour de son accident *(p)*.

Ainsi, c'est sans raison que M. *de Sauvages* a avancé que le virus hydrophobique du loup étoit plus actif que celui du chien, & celui-ci plus que celui de l'homme : le sujet le plus doux par caractère, peut être le plus furieux, lorsqu'il est atteint de la rage, &c.

Mead parle d'un enfant atteint de la rage, que quatre hommes vigoureux avoient peine à contenir *(q)*, tandis que plusieurs hommes robustes ont péri de la rage, sans faire aucune violence à ceux qui les contenoient, en versant des pleurs, & en faisant des prières, & presque sans fièvre ; il est même plus fréquent de les voir dans cet état, que de les voir furieux : *sæpiùs autem sine furore, delirium illud est (r)*.

C'est donc sans fondement que M. de *Sauvages* a avancé, que « la force de la rage répond à la force du sujet qui l'a » *(s)*. Les faits

---

(p) Baccius, page 27.

(q) Mead, Tentamen de venenis , & Boërhaave.

(r) Mead , de cane rab. voyez diverses observations de *Morgagni* qui confirment l'opinion de *Mead. caput VIII,*

(s) N.° XII.

d'après lefquels ce médecin a voulu établir cette
propofition , font moins nombreux & moins
avérés que ceux qui la démentent ; & comme
on a remarqué dans l'inoculation de la petite
vérole , qu'on obtenoit par de fimples piqûres
une éruption auffi complette que par les inci-
fions , & qu'on n'augmentoit pas même cette
éruption , en multipliant celles-ci ; on peut
douter , contre l'opinion de M. de *Sauvages*,
que la rage foit plus forte dans les fujets qui ont
été mordus en plufieurs endroits , que dans ceux
qui n'ont été mordus qu'en un feul. Il fuffit
que quelqu'atome de virus hydrophobique fe
foit infinué dans la maffe du fang , pour donner
lieu à la rage la plus affreufe : l'obfervation eft
d'ailleurs conforme à notre raifonnement. Des
perfonnes qui avoient à peine été mordues
par un animal enragé, ont péri de la rage la
plus violente & la plus prompte. Un abbé du
Vivarais eft mort de la rage , pour s'être laiffé
lécher un inftant par un petit chien une légère
écorchure que fon perruquier venoit de lui faire
en le rafant.

Ce chien périt de la rage peu de temps après,
& l'eccléfiaftique devint enragé dès qu'il eut
appris le genre de mort de ce petit animal. Un

coq enragé fait une simple piqûre avec son bec au bras d'un homme ; à peine en distingue-t-on la trace ; cependant cet homme meurt de la rage.

La disposition du sujet paroît cependant influer sur la variété des symptômes ; & c'est en elle qu'il faut chercher la raison pourquoi la rage se manifeste quelquefois très-vîte & d'autres fois tard : *pro varia hominum natura , vario tempore hoc fiet (t)*.

On ne peut pas non plus établir avec M. de *Sauvages* , que « l'accès de la rage est moins fort chez les femmes , que chez les hommes ». On voit dans *Bauhin* qu'il en fallut lier plusieurs , pour les empêcher de mordre les assistans ; tandis que divers hommes sont morts de la rage , sans faire aucune violence. L'éducation , suivant M. de *Sauvages* , peut influer jusqu'à un certain point sur la fureur qui survient dans cette maladie. Ainsi le célèbre *Baldo* dissertoit sur les causes de la rage , & se vainquit au point de boire plusieurs fois pendant les plus cruels accès de cette maladie , de laquelle il mourut. On pourroit rapporter plusieurs autres faits de cette nature. Cependant quelquefois l'homme le plus

----

(t) *Mead , de caxe rabido.*

raifonnable tombe dans le délire le plus furieux.
On a l'exemple d'autres perfonnes qui avoient
reçu la meilleure éducation, & qui avoient le
caractère le plus doux dans la fociété, qui ont
eu les accès les plus furieux, & qu'il a fallu lier,
pour les empêcher de mordre ceux qui étoient
obligés de leur donner des fecours.

Cependant en réfléchiffant fur les obfervations de la rage, publiées par les médecins, en
les examinant, en les confrontant enfemble, il
paroît que leurs réfultats prouvent, que cette
maladie fe développe plus promptement dans
les perfonnes irritables & mélancoliques, que
chez les autres.

La peur que certains fujets ont eue de cette
maladie, après avoir été mordus par un animal
enragé, a fingulièrement concouru à en accélérer l'apparition, tandis que d'autres qui avoient
été également mordus, mais dont l'ame avoit
été plus tranquille fur les fuites, n'ont été atteints
de la rage que long-temps après. Nous avons
déjà rapporté l'hiftoire des deux marchands de
Montpellier, qui furent mordus par un chien
enragé, dont l'un périt quarante jours après
la morfure, & l'autre environ dix ans après,
lorfque, de retour d'un voyage, il apprit la

cause de la mort de son frère *(u)*. « *Robert* *Chanbourigaud* dont parle M. de *Sauvages*, « avoit éré mordu par un loup en février « 1746 ; il se portoit au mieux & tailloit sa « vigne. Le trente-troisième jour, un paysan « imprudent qui passe, lui dit à propos de son « aventure, qu'un tel & un tel étoient morts « de rage six mois après leur morsure. *Robert* « entendant ce propos, est à peine retourné « en sa maison, qu'il est triste, reveur, dégoûté ; « ses cicatrices s'enflamment d'une façon hor- « rible, la fièvre le saisit ; on le saigne quatre « fois en douze heures ; il a horreur de l'eau, « & les autres symptômes de l'hydrophobie. « Enfin le cinquème jour, il se pendit, pour « terminer, comme il l'avoit dit, ses souffrances ».

Quelquefois c'est une autre affection violente de l'esprit, qui fait développer la rage. Un homme avoit été mordu par un chien enragé, au métacarpe gauche ; depuis trois mois, la plaie étoit parfaitement cicatrisée ; ayant été menacé par quelqu'un, la peur le saisit, & dans peu il

---

(u) *Haguenot.*, de l'hydrophobie, *Mémoires de la société royale de Montpellier*, tome I, page 346.

périt de la rage *(x)*. D'autres fois, ce font des excès dans le manger, des travaux pénibles, des veilles exceffives, qui développent le virus de la rage. *Mead* parle d'un homme chez lequel l'accès de la rage fe décida la première nuit de fes nôces ; il fut trouvé expirant le lendemain : fa femme dont il avoit rongé le ventre avec fes dents, étoit morte à fes côtés.

Ce n'eft que par la falive ou la bave, que le fujet enragé communique fon mal à celui qui eft fain. Ce fait eft prouvé par mille obfervations ; il n'y en a au contraire aucune qui prouve que la rage a été tranfmife d'aucune autre manière : la fueur, la liqueur féminale, le fang, le lait, n'ont pas communiqué la rage ; bien

---

(x) Le virus hydrophobique produit un tel affaiffement dans le courage de quelques-uns, qu'ils ont des fujets continuels de crainte. Si on les menace par un gefte, d'un coup d'œil, ou autrement, ils tremblent & fuient ; ils fe cachent dans quelque réduit, où ils demeurent quelquefois jufqu'à leur mort ; ils voient leur ennemi dans toutes les perfonnes qui les approchent ; & comme ils craignent la lumière & l'eau, & fe font mille autres fujets de crainte chimériques, les anciens ont appelé cet état *pantophobie.* Voyez *Cælius Aurelianus , celerum vel acut. paffion.* lib. III, cap. XII. *Morgagni,* epift. VIII, art 28.

plus, des animaux & des hommes, ont bu du lait, ou mangé de la chair d'animaux qui avoient péri de la rage, fans en être incommodés. Les anciens médecins étoient fi perfuadés de cette vérité, qu'ils ont cherché dans diverfes parties de l'animal mort de la rage, le contre-poifon de la maladie qu'ils avoient communiquée. Les uns (voyez les ouvrages de *Pline*) ont confeillé de faire manger au fujet hydrophobe, le foie de l'animal enragé ; d'autres ont voulu que ce fût la rate. *Paulmier* faifoit prendre leur fang defféché *(y)*. *Galien* remarque qu'un enfant étoit mort de la rage, quoiqu'il eût mangé le foie de l'animal qui l'avoit mordu ; & *Mead* cite un exemple à-peu-près femblable *(z)* pour tourner en ridicule ceux qui comptoient fur l'efficacité d'un pareil remède, qui eft auffi abfurde qu'infuffifant.

C'eft fur de femblables principes, qu'on s'eft fondé pour le traitement de la morfure de la vipère. On a cru pendant long-temps, qu'il fuffifoit d'appliquer la chair de cet animal fur

---

(y) Voyez ce qui a été dit à ce fujet, à l'article où l'on a traité des fignes de la rage du chien.

(z) Mead, *Tentamen med. de cane rabido.*

la plaie, & d'en faire manger le cœur, pour opérer la guérifon la plus complette.

ARTICLE VII.

Sur le fiége de la rage.

IL y a peu de queftions fur lefquelles les médecins aient été plus divifés que fur le fiége de la rage. *Démocrite (a)* au rapport de divers auteurs, l'a établi dans les nerfs, & cette opinion qui eft la plus probable, fut combattue par les plus anciens auteurs. D'autres médecins *(b)* ont cru que la rage avoit fon fiége dans les membranes du cerveau. On penfa dans la fuite que l'orifice fupérieur de l'eftomac étoit princi- palement affecté. Suivant *Pline*, les chiens ont un petit ver dans la langue, qui eft la fource de la rage, & il fuffit de le leur ôter, quand ils font jeunes, pour les mettre à l'abri de cette maladie *(c)*.

(a) Voyez principalement pour ce point d'hiftoire, l'ouvrage de *Codronchius*, & celui de *Jofeph de Aromatariis.*
(b) *Ibid.*
(c) *Eft vermiculus in linguâ canum qui vocatur a Græcis lytta, quo exempto infantibus catulis, nec rabidi fiunt, nec faftidium fentiunt.* Hift. nat. lib. XXIX, cap. V. Les chiens

Cette opinion qui ne fixe aujourd'hui l'attention que par son excès de ridicule, fut cependant adoptée de plusieurs médecins célèbres. *Charles-Étienne-Gaspard Bauhin & Thomas Bartholin (d)*, crurent devoir attribuer à des vers la cause de la rage ; ils voulurent même donner à leur opinion un air de vraisemblance par l'exposé des diverses ouvertures d'animaux ou d'hommes morts de la rage.

Codronchius qui a recueilli avec soin toutes les opinions, les réfute pour en proposer une autre peu vraisemblable ; c'est dans le cœur même *(e)* qu'il veut établir le siége de la rage. *Joseph de Aromatariis* comparoit la rage à la squinancie *(f)* ;

---

ont dans la langue un corps vermiforme , dont la structure approche de celle des tendons, mais sur laquelle il est difficile de rien prononcer de positif, ainsi que sur ses usages qu'on ignore. Les anciens l'ont pris pour un ver, & ont cru sans aucun fondement, & même sans vraisemblance, qu'il suffisoit de l'ôter aux jeunes chiens pour les garantir de la rage. C'est contre cette opinion absurde que plusieurs grands hommes se sont justement élevés. Voyez les ouvrages de *Baccius* & de *Aromatariis* , & en dernier lieu M. *Morgagni*, epist. VIII , art. 35.

(d) Centur. III , obs. XLVIII.

(e). Dicimus cor esse partem proprie affectam , pag. 36.

(f). De rabie contagiosâ.

& ce fentiment a été celui de divers médecins qui lui ont fuccédé ; mais tout prouve que les nerfs font les organes que le virus de la rage affecte principalement. Les fymptômes qui l'annoncent, & ceux qui caractérifent cette maladie, font de la nature de ceux qu'on obferve dans toutes les maladies convulfives ; les ouvertures des cadavres viennent à l'appui de notre opinion, & elle reçoit un furcroît de preuves de la caufe même qui produit la rage.

En effet, les friffons, la petiteffe & l'inégalité du pouls, la contention continuelle de l'efprit fur le même objet, les crampes qui font les fymptômes précurfeurs de la rage, font auffi des fymptômes des maux de nerfs ; ils furviennent aux hommes mélancoliques, & aux femmes vaporeufes. Les chaleurs qui fuccèdent aux friffons, & qui fe répandent en diverfes parties du corps, à la paume des mains, à la plante des pieds, aux joues de ceux qui font menacés de la rage, ne furviennent-elles pas dans les fièvres nerveufes ? Les lumières que les malades voient dans l'obfcurité, les fons qu'ils entendent, lorfque tout eft dans le plus profond filence dans la nature, proviennent d'une exceffive irritation des nerfs vifuels & acouftiques. Cette difficulté d'avaler les liquides , eſt elle-même l'effet de l'agacement des nerfs du pharynx & de l'œſophage , & de l'irritation extrême des parties muſculeuſes dans leſquelles ils ſe diſtribuent. Les femmes atteintes d'une forte paſſion hyſtérique , les hommes nerveux , mélancoliques, éprouvent quelquefois une difficulté extrême d'avaler , de parler , & même de reſpirer , parce que les muſcles du pharynx, du larynx & ceux de la reſpiration , entrent dans une contraction convulſive ; il y en a qui ne peuvent pas avaler l'eau pendant un temps plus ou moins long. Ainſi l'augmentation extrême dans la ſenſibilité des nerfs , en général , & de ceux du goſier en particulier, qu'une ſalive altérée *(g)* irrite continuellement, peut donner lieu à la difficulté & à l'impoſſibilité d'avaler.

Cette ſalive eſt très-abondante & inonde la bouche , parce que les malades ne peuvent

---

(g) Quelques auteurs ont dit qu'elle étoit âcre , corroſive , cauſtique. Ces expreſſions ſont impropres , puiſqu'on ne trouve ſouvent aucune éroſion , ni même aucune trace d'inflammation dans le goſier des hydrophobes. La ſalive a acquis une qualité délétère qu'on ne ſauroit définir ; elle eſt devenue l'irritant le plus terrible des nerfs & des muſcles du pharynx, mais on ne ſait comment , & vraiſemblablement on ne le ſaura jamais.

l'avaler , & parce que l'irritation des nerfs des glandes falivaires étant augmentée , leur fécrétion l'eft auffi : or , ce fymptôme ne furvient-il pas prefque de la même manière dans l'épilepfie , maladie effroyable des nerfs ! Si les hydrophobes jettent cette écume loin d'eux , c'eft qu'elle irrite leur bouche , comme fi elle étoit toute de feu , pour nous fervir de l'expreffion de *Capivaccius*. Les mufcles des lèvres , de la bouche , & ceux de la langue & du voile du palais , l'air de l'infpiration & de l'expiration , l'agitent continuellement & la rendent écumeufe.

La rage a un autre rapport avec l'épilepfie , non moins remarquable. Comme on voit les accès d'épilepfie fréquemment annoncés par la douleur de quelque partie , foit qu'elle ait été bleffée , foit qu'une humeur s'y foit jetée , ou qu'elle foit affectée d'une autre manière , elle devient douloureufe , rougit , fe gonfle , & même fe durcit ; le mal fe fait reffentir à l'origine des nerfs , où il porte le trouble & la confufion.

La rage eft communément annoncée par des douleurs , qu'on fent dans les plaies faites par l'animal enragé ; elles s'enflamment , fe rouvrent de la manière que nous l'avons déjà expofé :

(199)

Or si on considère la rage sous ce point de vue, elle a un nouveau rapport avec l'épilepsie.

En admettant dans la rage cette excessive irritation des nerfs, on explique pourquoi souvent les personnes qui en sont atteintes mordent, ou font des efforts pour mordre ceux qui s'offrent à elles; elles souffrent des douleurs atroces qui jettent tous les muscles dans de violentes convulsions ; ceux de la mâchoire, les crotaphites principalement, qui reçoivent beaucoup de nerfs, se ressentent plus que tous les autres de cet excès d'irritation, & par un mouvement de fureur qui transporte les enragés, ils se jettent sur ceux qui les entourent, & prennent un certain plaisir de les mordre. Le paysan dont *M. Haguenot* nous a donné l'histoire, disoit à ce célèbre médecin qui lui donnoit ses soins, dans un accès de rage, qu'il se sentoit un desir insurmontable de mordre. Divers autres enragés ont été dans le même cas que ce paysan, & presque tous conservent dans l'accès de leur rage, la raison & la présence d'esprit *(h)*.

On peut dire encore que les personnes qui souffrent des douleurs extrêmes, ont presque

____

(h) De *Sauvages*, dissertation sur la rage, §. LXXX.

toujours en convulfion les mufcles de la mâchoire inférieure ; il en eft qui font claquer leurs
dents avec beaucoup de bruit , & qui fe mordent la langue & les lèvres fans le vouloir , &
les épileptiques font fujets au même accident.
Les femmes qui ont des accouchemens labo-
rieux , mordent quelquefois leurs draps , leurs
vêtemens , & même les perfonnes qui les contiennent. J'ai vu un homme qni mordit jufqu'à
l'os le bras d'un aide-chirurgien , pendant qu'on
lui faifoit l'opération de la taille. Les hydrophobes qui fouffrent des douleurs exceffives , ne
peuvent-ils pas , par cette raifon , fe porter aux
mêmes excès !

L'irritation des nerfs eft donc prouvée par les
fymptômes de la rage. Si l'on demandoit maintenant pourquoi le virus de cette cruelle maladie
eft quelquefois fi long-temps à fe développer ,
au point que le fujet paroît jouir de la meilleure
fanté , & pourquoi , une fois que les fymptômes
ont commencé à paroître , ils caufent dans peu
la mort la plus affreufe ; nous répondrons qu'il
eft probable que l'humeur de la rage ne devient
délétère que lorfqu'elle a été foumife à la chaleur animale un temps plus ou moins long , &
qu'elle eft plus intimément mêlée avec la falive;

elle

elle devient alors le stimulus le plus puissant du pharynx & de l'œsophage qui se contractent violemment ; leur cavité se rétrécit ; les vaisseaux sanguins & lymphatiques de leurs parois sont resserrés, le sang ne peut les pénétrer, il s'arrête dans les vaisseaux voisins, coule en plus grande abondance dans les glandes salivaires ; ce qui augmente leur sécrétion. Cependant il n'est guère possible, quelle que forte que soit la contraction du pharynx & de l'œsophage, qu'une partie de la salive infectée par le virus hydrophobique, ne découle dans l'estomac & dans les intestins, qu'elle ne corrompe l'humeur gastrique & intestinale, si analogues par leurs qualités avec le suc salivaire : ces humeurs viciées pénètrent les vaisseaux lactés, & parviennent dans le sang ; de sorte que les glandes salivaires deviennent un nouveau foyer de virus plus délétère encore que celui qui a été communiqué par l'animal enragé.

Mais le venin de la rage est-il acide ou alkalin ! on l'ignore ; tout ce qu'on a dit là-dessus, est purement hypothétique. Nous n'avons pas de connoissances plus certaines sur la nature de ce virus, que sur celle des virus de la vérole, des écrouelles, du scorbut, de la petite vérole,

O

& des dartres , avec lefquels divers auteurs ont comparé le virus hydrophobique. Noús ne les différencions que par leurs effets, & c'eft à l'empirifme feul que la Médecine doit la connoiſſance des remèdes qu'on emploie pour les détruire.

On peut feulement établir que ces virus portent leur impreſſion fur des parties différentes. Le virus vénérien & le virus fcrophuleux agiſſent fur la lymphe ; le virus fcorbutique altère le fang plus particulièrement que les autres humeurs. Celui des dartres a fon fiége fpécial dans l'humeur muqueufe de la peau , qui eft également le vrai fiége de la petite vérole *(i)*.

Le virus de la rage ne paroît porter aucune atteinte à ces humeurs ; on ne trouve aucune concrétion dans les glandes ni dans les vaiſſeaux lymphatiques de ceux qui en font morts ; il n'agit pas non plus d'une manière remarquable fur le fang, qui paroît dans fon état ordinaire, tant par fa qualité, que par fa confiftance, foit pendant le cours de la maladie, foit après la mort ;

(i) Voyez à ce fujet un excellent ouvrage de M. *Cotunni*, favant médecin de Naples : *de fedib. variel.* Neapoli, 1769 , *in-8.º* §. XLIX.

& c'eſt ſans fondement que *Mead* & *Sauvages*
ont avancé, que le ſang des perſonnes qui avoient
péri de la rage, étoit diſſous *(k)*. *M. Morgagni*
ne l'a trouvé ni diſſous ni coagulé dans un ſujet *(l)*, & dans d'autres dont il a fait mention,
& dont nous avons auſſi parlé d'après lui, il a
trouvé le ſang coagulé, altération que *M. Lieu-*
taud regarde comme conſtante *(m)* ; mais la
preuve qu'elle ne l'eſt pas, c'eſt que M. *Mor-*
gagni ne l'a trouvé ni diſſous ni coagulé dans
le ſujet dont nous venons de parler. *Mead* &
Sauvages ont trouvé le ſang diſſous dans les
perſonnes qui avoient péri de la rage. Ce ſeroit
donc gratuitement que l'on avanceroit que le
virus de la rage produit dans le ſang des altérations
capables d'exciter les affreux ſymptômes de cette
maladie.

Le ſang que l'on tire aux hydrophobes ne
paroît point altéré dans quelque temps de la
maladie qu'on l'examine, & c'eſt très-gratuite-
ment que M. de *Sauvages* a écrit qu'il étoit

(k) Voyez l'article qui concerne les ouvertures du
corps des perſonnes mortes de la rage.

(l) Voyez ci-deſſus les pièces juſtificatives.

(m) Précis de médecine.

O ij

coagulé dans les premiers temps , & diffous
enfuite (n). Les docteurs *Lifter* (o) , *Haguenot*
& d'autres , ont toujours vu le fang parfaitement naturel en apparence dans les divers temps
de la rage. J'ai également obfervé fur un enfant
mort de cette maladie , que le fang qu'on lui
tira , n'étoit ni diffous ni concret , & qu'il avoit
toutes les autres qualités d'un fang naturel.

Qu'on ne penfe pas non plus , que la rage
dépende d'une féchereffe exceffive des organes
effentiels à la vie , du cerveau , de la moelle
épinière , du cœur , du péricarde , comme l'ont
fait divers médecins (p). Ces altérations , qui ont
été regardées comme conflantes dans les corps
des perfonnes mortes de la rage , par *Mead*,
Sauvages, *Lieutaud* , ne font que des accidens
variables , puifqu'on ne les obferve pas dans
tous les fujets qui font morts de la même maladie. M. *Morgagni* a trouvé dans le corps
d'une perfonne morte de la rage , dont nous

(n) Differtation fur la rage.

(o) Ephémér. des curieux de la nat. *pag. 47 , art. 2 ;
ann. 1683.*

(p) Voyez l'art. des ouvert. de M. *Morgagni*, rapporté
ci-deffus.

avons précédemment rapporté l'hiſtoire *(q)*, un peu de ſéroſité rougeâtre dans les ventricules du cerveau ; & dans un autre dont nous avons également fait mention , & qui avoit éprouvé la plus cruelle hydrophobie , il y avoit dans le péricarde environ trois onces d'une eau jaunâtre.

La ſéchereſſe & la grande aridité des muſcles & des autres parties du corps humain , dont M. de *Sauvages* a beaucoup parlé, ne ſont pas des altérations conſtantes. On a ouvert des ſujets morts de la rage, dans leſquels on a trouvé beau-coup de graiſſe , & qui étoient aſſez charnus *(r)*.

On trouve auſſi quelquefois tous les viſcères dans l'état naturel juſqu'au pharynx & l'œſo-phage ; ils n'étoient point enflammés dans des ſujets morts de la rage, & qui avoient éprouvé une horrible hydrophobie *(ſ)*.

On ne peut pas dire non plus que les corps des perſonnes qui ſont mortes de la rage, ſoient

---

(q) Voyez les obſervations de M. *Morgagni*, rapportées ci-deſſus.

(r) Voyez l'obſervation de M. *Morgagni*, *lib. I*, *epiſt. VIII*, §. 25 , qui a été citée ci-deſſus.

(ſ) Voyez une obſervation de M. *Morgagni*, & l'obſer-vation de *Bonet*, *ſepulcret. anat.*

O iij

plus faciles à se putréfier que les autres, comme M. de *Sauvages* l'a avancé. Ce fait est démenti par quelques observations de M. *Morgagni* dont nous avons rendu compte.]

Or, puisque l'anatomie ne nous fait voir aucune altération sensible qui soit constante dans le corps des personnes qui ont péri de la rage, & que d'une autre part tous les symptômes qui caractérisent cette maladie, ont lieu dans diverses affections des nerfs, ne devons-nous pas conclure, 1.° que la rage a son siége dans les nerfs & qu'elle est de la nature des maladies convulsives ; 2.° que les altérations que l'on trouve quelquefois dans des sujets morts de la rage, sont les effets de cette affection immodérée des nerfs !

SECONDE PARTIE.

Traitement de la rage.

LA rage peut être contractée par les voies salivaires, ou par des morsures. Il y a dans les deux cas un traitement commun à administrer ; mais dans le dernier, il faut de plus panser les morsures, & c'est même par-là qu'il faut commencer.

I. Ce traitement local confifte , 1.° à cauté-rifer les plaies par le moyen du beurre d'anti-moine , préférablement aux autres cautères ; 2.° à appliquer cinq à fix fangfues par - deffus & tout autour, pour tirer , par leur moyen , deux bonnes palettes de fang , afin de dégorger la partie, & pour donner iffue au virus de la rage. S'il y avoit plufieurs morfures , on n'applique-roit que deux ou trois fangfues fur chacune , & l'on évalueroit à trois ou quatre palettes , la quantité de fang que l'on tireroit par ce moyen ; 3.° Il faudroit appliquer fur chaque plaie un emplâtre véficatoire ; on les panferoit enfuite avec un mélange de ftyrax & d'onguent de la mère animé avec fix ou fept grains de cantharides par once d'onguent : on entretiendroit les plaies ouvertes pendant une quarantaine de jours. Si les chairs étoient meurtries, il faudroit laver la plaie avec de l'eau - de - vie camphrée , animée avec l'efprit de fel ammoniac. On feroit encore fur la plaie des fcarifications , & on la couvriroit d'un véficatoire , après l'avoir laiffé bien dé-gorger , & on la panferoit comme dans le cas précédent.

II. De quelle nature que foit la plaie faite par un animal enragé, il faut étendre tout autour par de douces frictions , un gros de pommade mercurielle , faite avec parties égales de mercure & de graisse.

III. Indépendamment de cette friction locale, il faudra faire d'autres frictions sur les autres parties du corps avec le même onguent, & de deux gros chacune, jusqu'à ce qu'on ait employé trois onces d'onguent mercuriel : on commencera ces frictions avec le premier pansement , pour les continuer tous les jours ; on ne les suspendra que lorsqu'il y aura un commencement de salivation ; on diminuera alors la dose des frictions, pour entretenir un léger crachotement , & jusqu'à ce qu'on ait employé les trois onces de pommade mercurielle.

IV. Si l'on craignoit que la rage eût été communiquée par la voie de la salive , sans blessures , alors on feroit les frictions de cette manière ; on distribueroit tous les jours trois gros de pommade , tantôt sur un membre , & tantôt sur un autre , comme dans le traitement des maladies vénériennes ; la salivation survenant , on se comportera comme on l'a prescrit dans l'article précédent.

V. Les bains ne doivent pas être négligés dans le traitement de la rage ; c'est pourquoi l'on baignera le malade chaque jour le matin pendant une heure, environ un mois ; & c'eſt à la ſortie du bain que les frictions ſeront adminiſtrées. On ſuſpendra les bains pendant quelques jours avant de terminer les frictions , ſi elles n'avoient porté à la bouche , au point d'exciter une légère ſalivation, & on reprendroit les bains , dès qu'elles auroient produit cet effet , ou du moins lorſqu'on auroit fini d'adminiſtrer la pommade mercurielle,

VI. Cependant , avant de commencer les bains , il faut faire vomir le malade avec un ou deux grains d'émétique dans de l'eau tiède ; ce vomitif ſeroit donné le lendemain de l'application des ſangſues, du panſement de la plaie & des premières frictions , ſi la rage avoit été communiquée par des morſures ; mais ſi elle avoit été tranſmiſe par les voies ſalivaires , ſans morſure , alors on commenceroit le traitement par le vomitif; & dans l'un & l'autre cas, on pourra, pour ne pas perdre du temps , donner la friction le même jour qu'on aura fait vomir.

VII. On joindra à l'uſage des frictions mercurielles & des bains, celui des antiſpaſmodiques.

Prenez huit grains de camphre , autant de nitre ,

& deux grains de mufc ; incorporez avec un peu de miel, & formez trois bols.

De ces trois bols, le premier fera donné avant le bain, le fecond après le bain, & le troifième à l'entrée de la nuit. Le malade boira fur chacun de ces bols, un verre d'une infufion de fleurs de tilleul, à laquelle on ajoutera huit ou dix gouttes d'eau de luce.

VIII. S'il y avoit trop d'infomnie & d'agitation, on mettroit dans le dernier verre d'infufion de tilleul, à la place de l'eau de luce, quatre ou cinq gros de firop diacode, & l'on pratiqueroit auparavant une faignée du pied, fi la tête étoit douloureufe, pefante, & que le pouls fût plein.

IX. Pendant le cours du traitement, les malades fuivront un régime de vivre doux & rafraîchiffant ; ils uferont généralement de végétaux, & mangeront peu de viande ; leur exercice doit être modéré, & ils doivent éviter toute contention d'efprit : rien ne leur eft fi contraire que la crainte & les inquiétudes.

X. On doit croire d'après le réfultat des obfervations, que ce traitement garantit de la rage, s'il eft régulièrement adminiftré avant qu'elle fe foit manifeftée ; & que l'on ne devroit pas entièrement défefpérer de fon fuccès fi elle avoit commencé à fe déclarer par les premiers fignes. Mais alors, après avoir panfé la plaie, comme il a été dit, il faudroit faigner le malade au pied, lui donner des lavemens avec l'infufion antifpafmodique qu'il ne peut boire, en y joignant une vingtaine de gouttes d'eau de luce; on auroit recours tout de fuite aux frictions, qu'on donneroit chaque jour à la dofe de demi-once. On feroit baigner le malade plufieurs heures de la journée, fi on le pouvoit, fans le violenter cruellement; & on lui feroit prendre les bols & les boiffons antifpafmodiques, dès qu'on pourroit l'y déterminer.

XI. Cependant, fi malgré ces fecours, les malades deviennent furieux, menacent les affiftans de les mordre, ce qui eft rare, il faut les lier dans leur lit, comme on lie les phrénétiques; ce qui eft d'autant plus facile, que la plupart des enragés le demandent, craignant de ne pouvoir s'empêcher de mordre ceux qui les entourent (t). Ces précautions prifes, on

____

(t) Qu'on voie après cela combien il feroit cruel d'étouffer ceux qui font atteints de la rage : on l'a fait pendant plufieurs fiècles dans toute l'Europe ; on le fait encore dans quelques provinces de France, & on l'a fait à Paris, il n'y a pas long-temps : quelle barbarie ! on n'en peut foutenir l'idée.

doit continuer de leur donner, jufqu'à ce qu'ils foient morts, tous les fecours que la religion & l'humanité exigent.

Traitement pour les animaux.

NOUS confeillons pour les animaux qu'on veut préferver de la rage, tels que les chevaux, les bœufs, les chiens, 1.° de faire fur les morfures quelques fcarifications, d'appliquer encore par-deffus trois ou quatre fangfues pour dégorger les vaiffeaux, d'y porter un bouton de feu pour les cautérifer, & même d'infinuer dans les plaies du beurre d'antimoine, d'appliquer enfuite un véficatoire avec les cantharides; & lorfque les morfures auront leur fiége dans des parties où l'on pourra établir une ou plufieurs ventoufes, on fe fervira de ce moyen pour attirer du fang, & l'on fera enfuite par-deffus diverfes fcarifications pour lui donner iffue; les fangfues qu'on appliqueroit enfuite, finiroient de dégorger la plaie & les environs.

2.° On fera prendre à ces animaux, pendant dix jours, du turbith minéral, à la dofe de dix grains d'abord, dofe qu'on augmentera jufqu'à ce qu'elle foit fuffifante pour purger.

3.° On les fera baigner dans la rivière, ou

(213)

bien on leur fera jeter beaucoup d'eau fraîche
fur le corps plufieurs fois dans le jour.

4.° On fera enfuite frictionner les plaies &
les parties voifines déjà rafées, avec trois ou
quatre gros de pommade mercurielle, pendant
vingt ou vingt-quatre jours.

5.° On leur fera boire une eau de fon, à
laquelle on ajoutera affez de vinaigre pour la
rendre aigrelette.

6.° On leur donnera des lavemens avec une
eau de favon, en obfervant pendant tout le traitement, qui doit durer au moins cinq femaines,
d'empêcher foigneufement la communication
de ces animaux avec ceux qui font fains ; &
on fe fera une loi facrée de les tuer dès qu'il
paroîtra chez eux le plus léger figne de la rage.

OBSERVATIONS

Sur le traitement de la rage.

ARTICLE I.

IL eft impoffible de s'oppofer à l'introduction
du virus de la rage dans le corps, lorfqu'il a
affecté immédiatement les voies falivaires, & il

eſt bien difficile, ſi cela eſt même poſſible , d'empêcher ce virus de pénétrer l'intérieur du corps, lorſque l'animal enragé l'a dépoſé par la morſure dans quelque partie du corps, fût-elle très-éloignée des capacités.

Nos humeurs ſont ſouvent infectées dans l'inſtant par divers virus ; j'ai vu la petite vérole communiquée à un enfant par une ſimple piqûre, preſque ſuperficielle, faite au bras, & qu'on avoit lavée tout de ſuite avec de l'eau tiède. Cet enfant fut couvert de boutons de petite vérole le neuvième jour.

Le virus vénérien ſe communique par un contact inſtantané & ſuperficiel des parties de la génération ; & quand on conſidère avec quelle rapidité on peut prendre des dartres & la gale , on doit bien craindre que tous nos moyens ne ſoient inſuffiſans pour s'oppoſer à l'introduction du virus hydrophobique dans une perſonne qui a été mordue à nu par un animal enragé.

Cependant les anciens en ont propoſé plu-ſieurs dont ils ont à l'envi célébré les bons effets; ils ont conſeillé de cautériſer la plaie avec le feu , parce qu'ils étoient perſuadés que le feu étoit le deſtructeur le plus puiſſant du virus de la rage. *Ruffus d'Ephèſe, Galien , Ætius, & tous* les médecins Grecs comptoient plus fur le cautère actuel dans le traitement de la rage, que fur aucun autre remède. Parmi les modernes, *Baccius (u)*, *Van-Swieten (x)* en dernier lieu, en ont célébré les heureux effets ; bien plus, M. *Van - Swieten* recommande de faire quelques fcarifications fur l'efcarre, & de brûler de nouveau la partie, pour faire pénétrer le feu plus profondément, & par conféquent pour détruire le virus plus complétement.

On compteroit pour rien les douleurs qui font la fuite de pareilles manœuvres, fi elles tendoient à préferver de la rage, maladie horrible, & dont le nom feul fait frémir ; mais, comme l'expérience a mille fois prouvé leur infuffifance, on ne doit point y compter affez pour négliger des fecours plus efficaces. Des exemples vagues, cités par les auteurs, ne prouvent nullement en faveur des cautères feuls & exclufivement aux autres remèdes. Quand on confidère l'extrême activité avec laquelle les divers virus pénètrent la maffe du fang, on voit qu'il faut confidérablement diminuer des éloges que les anciens & quelques

____

(u) *De venenis & antidotis*, page 78.
(x) *Comment. in aphor. Boërh.* §. 1143.

modernes *(y)* ont fait de la méthode de cauté-
rifer les morfures faites par des animaux enragés,
pour prévenir l'invafion de la rage en détruifant
fon venin.

On avoit conçu de fi flatteufes efpérances
de ces brûlures, que plufieurs médecins ont
négligé tout autre moyen de traiter la rage : *Quòd
nullus ex his qui non probè curati fint, evadit (z).*

On a été plus loin, & de quelles idées chimériques les hommes n'ont-ils pas bercé leur
imagination ! On a cru qu'on pouvoit empêcher
un animal de devenir enragé, foit fpontanément,
foit par communication, en lui appliquant un
fer brûlant fur quelque partie du corps. On
difputoit, du temps de *Mathiole*, fi, au lieu du
fer, il ne vaudroit pas mieux fe fervir de l'or
ou de l'argent pour faire les cautères ; & du
temps de *Vanhelmont*, on vouloit que les cautères
fuffent du cuivre, comme fi ces métaux avoient
alors d'autres propriétés que de brûler les parties
fur lefquelles ils étoient appliqués.

Cependant, comme les effets du cautère ne

(y) Voyez *Alexandre de Bruce*, Differt. inaugur. de
hydrophob. *Edimbourg*, *1755.*

(z) *Baccius.* Voyez la Thèfe de *Rudolph. Camerarius*,
& de *Chriftophe Scharff.* Difput. morb. *Haller*, tome I.

répondoient

répondoient pas à l'espérance qu'on en avoit conçue, & qu'on vit mille fois que les animaux qu'on avoit cautérisés ne devenoient pas moins enragés que les autres, & que leurs morsures n'étoient pas moins dangereuses, on convertit en un acte de religion l'application du cautère ; on se servit pour cette opération des clefs de diverses églises, de Saint-Pierre, de Saint-Roch, de Saint-Hubert, de Saint-Bellini, de Sainte-Guitterie, &c. On pratiqua des cautères de diverses formes. *Kœnig* vouloit qu'ils fussent faits en croix, qu'on les fît rougir au feu, & qu'on s'en servît pour cautériser les animaux en divers endroits. *Vanhelmont* s'est justement élevé contre cette cérémonie superstitieuse : *catholici*, dit-il, *desperantes nec fidentes remediis academiarum ad sanctum Hubertum confugiunt*, (*demens idea !*) ce qui fait, ajoute ce célèbre médecin, qu'on néglige les remèdes qui pourroient être vraiment utiles.

Celius Rhodiginus avoit plus de confiance dans cette sorte de cautères ; il prétend avoir observé de très-bons effets du cautère pratiqué avec la clef de Saint-Bellini, *præstantissimum remedium nunquam non verum (a)*.

___

(a) Voyez la Thèse de *Cammerarius* citée ci-dessus.

P

Ces actes de religion mal entendus ont coûté la vie à beaucoup de personnes, qu'on auroit pu garantir de la rage, si l'on eût recouru aux vrais remèdes ; presque tous les médecins se sont élevés contre ce préjugé dangereux, préjugé qui n'est encore que trop répandu dans nos campagnes. Le peuple est par-tout le même, crédule, superstitieux *(b)*, & les médecins ne viendront jamais à bout de l'éclairer sur cet article, s'ils ne sont secondés par les ministres de notre religion ; plusieurs ont déjà aboli dans leurs églises la cérémonie du cautère pour prévenir la rage ; leur exemple devroit être généralement suivi.

Cependant, quoiqu'on ne doive pas uniquement compter sur l'efficacité des cautères pour préserver de la rage, il n'en faut pas négliger l'usage, autant qu'il est possible. La méthode de cautériser avec le beurre d'antimoine, proposée par M. Leroux, habile chirurgien de Dijon, adoptée par M. Sabatier, notre célèbre confrère, nous paroît préférable à toute autre ; il faut y recourir le plus tôt possible. On fera ensuite des scarifications pour donner lieu au dégorgement

(b) Antiquitatis religiosa quidem deliramenta. Lister.

(219)

des plaies qui eſt ſi efficace *(c)*. On a vu plus d'une fois l'inoculation de la petite vérole manquer ſon effet dans des ſujets dont les plaies avoient donné du ſang, & l'on ſait que les inoculateurs évitent autant qu'ils peuvent de le répandre, cette effuſion étant plutôt nuiſible que favorable à l'introduction du virus variolique. *Rhedi* a remarqué que la morſure de la vipère étoit d'autant plus dangereuſe qu'il s'en étoit écoulé moins de ſang *(d)*; & les anciens avoient obſervé que les grandes plaies faites par les animaux enragés étoient moins dangereuſes que les petites : *quippe e majori vulnere*, dit *Palmarius*, *confertim copioſus ſanguis manat, virulenti liquoris*

(c) Un chien enragé entre dans une étable où étoient renfermés pluſieurs bœufs & beaucoup de vaches ; la plupart de ces animaux furent mordus par le chien & périrent de la rage. Frappé des mugiſſemens de ces animaux, un domeſtique courut à l'étable, il en ouvre la porte, le chien ſort & le mord aux jambes en pluſieurs endroits ; il coule des flots de ſang de ces plaies, les hémorragies s'arrêtèrent ſans aucun ſecours, & il ne ſurvint aucun ſymptôme de rage.

Cette obſervation nous a été communiquée par M. *Sonyer du Lac*, habile médecin de S.ᵗ Étienne en Forès.

(d) Littera int. alle oppoſiṭ. & Morgagni, epiſt. LIX, art. 31.

P ij

non nihil exhauriri poteft quod minoribus non accidit (e). D'après ces obfervations, j'ai fait faire avec un fuccès apparent fur deux perfonnes qui avoient été mordues par un chien enragé, des fcarifications avec la lancette fur les plaies & tout autour ; bien plus j'y ai fait enfuite appliquer des fangfues pour dégorger plus complettement la plaie & fes environs.

On pourroit, je crois, fuppléer par les fangfues aux fcarifications lorfqu'il eft impoffible de pratiquer celles - ci, comme cela arrive quelquefois.

On doit maintenir la plaie ouverte pendant long-temps, vingt jours & davantage, s'il eft bien prouvé qu'elle ait été faite par un animal enragé. Les anciens vouloient qu'on attendît quarante jours avant de la faire cicatrifer, & à cet effet les uns en ont continuellement irrité les bords avec divers topiques auxquels on a quelquefois attribué une vertu fpécifique. *Rhafes* vouloit qu'on y appliquât un morceau de poiffon falé, &c. D'autres rempliffoient la plaie

---

(e) *Palmarius de morfu canis rabid.* page 273. Les médecins Arabes ont adopté & foutenu la même opinion. Voyez *Caranta*, lib. II, page 162.

àvec de la thériaque *(f)* & , enfin tous les médecins avoient leur topique *(g)*. Nous avons conseillé d'appliquer un véficatoire. Voyez le traitement, *art. I, n.° 3.*

A R T I C L E I I.

Obſervations ſur la ſaignée dans le traitement de la rage.

LA ſaignée en déſempliſſant les vaiſſeaux, les met en état d'abſorber plus facilement les globules mercuriels qu'on introduit par les frictions dans les pores de la peau , & comme dans la rage il y a un excès d'irritabilité & de ſenſibilité, & que le ſang qui eſt dans une grande raréfaction diſtend les parois des vaiſſeaux qui le contiennent , la ſaignée ne peut être mieux indiquée *(h)*. Le ſang eſt d'ailleurs un véritable

---

(f) Voyez *Baccius de veneuis.*

(g) Voyez le dernier article de cet ouvrage.

(h) On lit dans un ouvrage attribué à *Hippocrate*, que la ſaignée eſt utile contre la rage du cheval juſqu'à ce qu'il tombe de foibleſſe. *De re veterinariâ*, page 264 , édit. de *Haller.* Et M. *Poupart* cite quelques exemples d'hydrophobies guéries par d'abondantes ſaignées. *Hiſtoire de*

ſtimulus, & dans ce cas-ci comme dans beaucoup d'autres où la fièvre peut ſurvenir avec délire & fureur, on ne doit point négliger d'en diminuer la quantité par les ſaignées plus ou moins conſidérables ſuivant les forces du ſujet : *Calorem & audaciam ſanguis valde accendit, inflammationem alit, mentis perturbationem & confuſionem veluti eſca ignem procreat (i)*. M. *Senac* & de *Haller* ont prouvé par diverſes expériences de phiſiologie très-curieuſes, que le ſang étoit le véritable aiguillon dont la nature ſe ſervoit pour entretenir les mouvemens du cœur & des artères : or il n'eſt pas douteux que, ſoit qu'il pèche par une exceſſive raréfaction ou qu'il s'épaiſſiſſe en ſéjournant dans ſes vaiſſeaux, comme divers médecins ont penſé que cela arrivoit dans la rage *(k)*, on ne doive recourir à la ſaignée.

On rend par la ſaignée les mouvemens du cœur & des artères plus réguliers, & la circulation du ſang plus égale & plus uniforme

---

l'Académie des Sciences, 1699. M. *Mead* croyoit auſſi que l'on pouvoit tirer quelque avantage de ſaigner le malade, *uſque ad animi deliquium.* ibid.

(i) *Ar. Cappad, de acut. morb.*

(k) *Arrigoni, lib. cit. del Salaſſo LXXII,* page 31; *Mead, tentamen de venenis,* cap. III, *de cane rabido.*

dans toutes les parties du corps & particulièrement dans le cerveau ; on prévient ou du moins
on diminue l'irritation que les nerfs éprouvent
à leur origine & dans d'autres points de leur
étendue ; ainsi l'on apporte par les saignées le
calme dans toute la machine. Elles ont encore
un autre effet dans ce cas-ci, elles mettent les
vaisseaux en état d'absorber plus facilement l'eau
dans laquelle on baigne le malade & les boissons
qu'on lui fait prendre. C'est pourquoi nous
pensons qu'il faut saigner & évacuer le malade
avant de le faire baigner, & qu'on doit réitérer
la saignée dans le courant du traitement pour
entretenir les vaisseaux dans une certaine déplé-
tion, si la pléthore ou l'inflammation viennent
à se manifester.

La diète doit coopérer à cet objet, c'est ce
qui nous a engagé à conseiller l'usage des végétaux *(l)* préférablement à toute autre espèce
de nourriture, & vraisemblablement c'est sous
ce point de vue que M. de *Lassone* a interdit
l'usage du lait & de toute espèce de laitage *(m)*.

---

(1) *Baccius, de venenis*, page 81.

(m) *Méthode éprouvée contre la rage*, page 9. M.
Ehrmann la recommande en pareil cas, *Instruction concernant les personnes mordues par une bête enragée*, page 16.

ARTICLE III.

Des bains & des boissons dans le traitement de la rage.

TOUTE l'antiquité a célébré les heureux effets des bains & des boissons contre la rage. *Rufus d'Éphese* que *Galien* cite souvent avec éloge, les croyoit si efficaces qu'il les regardoit comme des spécifiques contre cette cruelle maladie ; il rapporte à ce sujet l'histoire d'un philosophe qui se guérit de la rage confirmée par une abondante boisson d'eau & par les bains. Les médecins Grecs & Arabes ont confirmé cette méthode par d'autres observations. *Vanhelmont, Tulpius, Mead,* & autres médecins célèbres ont assuré qu'avec les bains & la boisson on ne pouvoit manquer d'empêcher la rage de se développer, & *Van-Swieten* vient de confirmer (n) par de nouveaux exemples l'opinion des grands médecins qui l'ont précédé.

Presque tous sont convenus de l'utilité des bains & des boissons dans le traitement de la rage ; mais faut-il que l'eau du bain ou de la

____

(u) *Comment. in aphorif. Boërhaav.* 113.

boiſſon ſoit froide ou chaude ! faut-il préférer celle de la mer à celle de rivière ou de fontaine ! doit-on plonger le malade ſubitement dans le bain & ſans l'en prévenir ! doit-on le violenter pour l'obliger d'en boire ! ce ſont des queſtions ſur leſquelles les avis des médecins de tous les temps ont été très-partagés.

On étoit dans l'uſage , avant & du temps de *Celſe* , de plonger dans des bains chauds les perſonnes qui avoient été mordues par un animal enragé ; on les faiſoit ſuer autant que leurs forces pouvoient le permettre & on leur faiſoit avaler en ſortant du bain beaucoup de vin pur qu'on regardoit comme un contre-poiſon. *Deinde multo meracoque vino excipiunt quod omnibus venenis contrarium eſt (o).* *Celſe* n'eſt ici qu'hiſtorien , il expoſe la pratique qu'on ſuivoit de ſon temps ; il conſeille de plonger le malade dans le bain ſans l'en avertir : *unicum tamen remedium eſt , nec opinantem in piſcinam non ante ei proviſam projicere, etſi natandi ſcientiam non habeat (p).*

Hoffman (q) préféroit l'uſage des bains tièdes aux chauds , & il a blâmé celui des bains froids.

(o) *De medicinâ ;* lib. V, cap. XXVII.
(p) *Celſe ,* ibid.
(q) Tome I, page 2 — 12.

Les bains tièdes , dit à ce fujet ce célèbre médecin, relâchent le tiffu des folides qui font alors dans un grand érétifme ; ils excitent une tranfpiration utile , rendent la circulation plus uniforme & diminuent l'activité du fang.

Boërhaave (r) & Mead (ſ) ont été d'un avis bien contraire, ils ont confeillé l'ufage des bains froids & ils ont voulu qu'on y plongeât les perfonnes qui avoient été mordues par quelque animal enragé le plus tôt qu'on pourroit. Ils diffèrent en cela des anciens qui attendoient affez fouvent pour recourir à l'ufage des bains que la rage fût annoncée par fes premiers fymptômes , ce qui en rendoit l'effet plutôt dangereux que falutaire.

Suivant Boërhaave, il eſt indifférent de baigner le fujet dans une rivière ou dans la mer ; & Mead paroît préférer l'eau de fontaine à celle de la mer. La différence tirée de la gravité fpécifique de l'eau , mérite bien peu d'attention , & cependant, dit ce célèbre médecin anglois, ſi vous croyez que l'eau de la mer comprime plus fortement le corps , parce qu'elle eſt plus pefante que l'eau douce , plongez le fujet dans

______

(r) Aphor. 1143.
(ſ) Tentamen de venenis , page 140.

l'eau de fontaine deux ou trois fois de plus , &
vous obtiendrez le même effet. *Duabus tribus
ve immerſionibus differentia eſt (t).*

En effet , cette différence des bains de mer
ou d'eau douce doit être bien petite , & l'on
ne comprend pas pourquoi l'on a tant inſiſté
ſur les bains d'eau de mer ; on a été ſi perſuadé
de leur ſupériorité ſur les autres , que depuis
long-temps on a conduit à la mer , des endroits
les plus reculés , les perſonnes qui avoient été
mordues par des animaux enragés. *Cælius Aurelianus* s'élève contre cette méthode *(u)* ; & ,
ſans remonter à des temps ſi reculés , nous dirons
qu'*Ambroiſe Paré* a ſoigneuſement averti que
les immerſions dans la mer n'avoient pas réuſſi
à quelques malades qu'il y avoit envoyés ; &
Julius Palmarius dit que ce remède eſt non-
ſeulement inſuffiſant , mais même dangereux ,
parce que la confiance qu'on a en lui , fait qu'on
en néglige de plus efficaces *(x)*.

Les médecins célèbres de nos jours ne

(t) Mead , tentamen de venenis.

(u) Celer paſſ. lib. III.

*(x) Ne huic quidem remedio prorſùs fidendum eſſe , per
multorum mortes didicerunt populi maritimi. Palmarius , de
morbis contagioſis ;* édit. 1578 , page 279.

préfèrent pas les bains de la mer aux bains domestiques ou de rivière *(y)* ; ils ne recommandent pas non plus de surprendre les malades en les plongeant dans le bain, comme *Celse* l'avoit voulu, & comme *Boërhaave* l'a conseillé. Ces violentes immersions peuvent troubler la raison avec d'autant plus de facilité que les personnes qui sont menacées de la rage, sont souvent si méticuleuses qu'elles se font des phantômes de tout & qu'elles ont peur de tout ; le moindre sujet qui les épouvante suffit pour les faire tomber dans la rage *(z)*. Or on augmentera bien davantage leur terreur en les brusquant pour les plonger de force dans le bain. *Nugent*, médecin Anglois, a déjà fait ces observations *(a)* dans son traité sur la rage, & elles nous paroissent très-fondées.

(y) *Alexandre Catani* n'est pas de ce nombre, il ne croit pas même qu'on puisse suppléer aux bains de mer en ajoutant du sel à l'eau de fontaine ou de rivière ; cet auteur, crédule & superstitieux, soutient son opinion ou plutôt celle des anciens dans un des plus mauvais ouvrages qu'on ait publié sur la rage. *Rifflessioni fesico mediche sopra di un novo antilisso* ; Neapoli, 1756.

(z) Voyez ce qui a été dit ci dessus, & les ouvrages de M. *Morgagni*.

(a) *Essai sur l'hydrophobie*, traduit de l'anglois, 1754.

Les bains d'eau tiède font préférables aux bains d'eau froide *(a')*, & nous croyons que ceux d'eau douce font auffi falutaires que ceux dont l'eau eft chargée de fel. Nous ne penfons pas que celle-ci par fon acide, puiffe détruire l'alkali du venin & en prévenir la corruption *(b)*; c'eft une pure conjecture de M. de *Sauvages*.

Quoiqu'il en foit de toutes ces opinions, nous avons recommandé les bains domeftiques & les boiffons aqueufes, & nous croyons qu'on fera bien de les faire commencer promptement & d'en faire continuer l'ufage le plus long temps qu'on pourra ; parce que fi l'on attend que les malades aient horreur de l'eau, alors indépendamment de ce que la maladie fe fera déclarée, & fera par conféquent plus difficile à guérir qu'elle n'étoit aifée à prévenir, il faut violenter les malheureux pour les plonger dans l'eau & pour les faire boire, ce qui leur eft plus nuifible que les bains & la boiffon ne leur font falutaires ; auffi ne peut-on pas concevoir que l'on ait propofé *(c)*, de faire boire de force les hydro-

---

(a') M.^{rs} de *Laffone* & *Ehrmann* les ont confeillés en dernier lieu dans leurs écrits.

(b) *Sauvages*, fur la rage, CVIII.

(c) *Acut. morbor.* lib. III, cap. XVI.

phobes avec des inftrumens dont l'ufage feroit dangereux pour les perfonnes qui jouiroient de la meilleure fanté.

A R T I C L E I V.

Sur l'ufage du mercure dans le traitement de la rage.

LES plus anciens médecins ont regardé les voies falivaires comme le principal foyer du virus de la rage ; ils ont en conféquence plufieurs fois confeillé divers fyalagogues pour en opérer le dégorgement ; mais il paroît que ce n'eft que dans ces derniers temps qu'on a confeillé le mercure fous ce point de vue *(d)*.

« Le venin de la rage, dit M. de *Sauvages,*
» fait fes principaux effets dans le gofier ;
» l'horreur de l'eau qui en provient eft le
» fymptôme le plus redoutable & la fource
» de beaucoup d'autres , quand il ne feroit
» autre chofe que priver le malade de la boiffon

____

(d) Voyez plus bas l'énumération des divers auteurs qui ont propofé l'ufage du mercure contre la rage.

& de la nourriture : fans ce fymptôme, la «
rage feroit une fièvre maligne ou une maladie «
ordinaire ; les faignées, les rafraîchiffans ou «
pareils remèdes fuffiroient ; c'eft donc l'in- «
fection des glandes fébacées du gofier par le «
venin qui s'y attache fpécifiquement, que «
cette maladie a de propre & de caractériftique. «
Si l'on pouvoit donc nettoyer ces glandes de «
cette mucofité, laquelle eft feule capable de «
multiplier, déterminer & faire agir le venin, «
on mettroit entièrement le mordu à l'abri de «
l'hydrophobie. On ne connoît pas de meil- «
leurs remèdes, continue M. de *Sauvages*, «
pour procurer cet effet, que le vif-argent «
ou fous la forme d'une pommade appliquée «
à la peau, ou fous celle du mercure doux, «
de la panacée, de l'éthiops minéral, pris «
intérieurement : on fait que ces remèdes «
réitérés quelque temps, font fortir des glandes «
du gofier & de la bouche les mucofités qui «
y croupiffent *(e)*». C'eft d'après cette théorie
que M. de *Sauvages* fonde fa méthode de traiter
par le mercure les perfonnes qui ont été mordues
par un animal enragé, & M. *Deffault*, médecin

(e) Sauvages, fur la rage, CII & CIII.

(232)

de Bordeaux *(f)*, le *Fr. du Choifel*, jéfuite,
& autres ont adopté le même traitement.

Cette théorie a quelque chofe de vraifemblable, mais elle ne réfout pas toutes les
difficultés; on ne peut douter qu'on n'ait préfervé
de la rage plufieurs perfonnes par des préparations
mercurielles prifes intérieurement & qui n'ont
produit aucune efpèce de falivation *(g)*. M. de
Sauvages lui-même rapporte des exemples *(h)*
qui contrarient la théorie dont nous venons de
donner l'extrait, & c'eft d'après des obfervations
que M. de *Laffone* recommande d'éviter la
falivation, & qu'il indique les moyens de la
prévenir *(i)*.

(f) Un autre motif détermina encore cet auteur de
recourir au mercure ; il étoit perfuadé que la rage étoit
une maladie vermineufe, & il avoit obfervé que la poudre
de *Palmarius* contenoit plufieurs vermifuges ; le mercure
lui parut plus efficace.

(g) Voyez fur-tout une obfervation rapportée par le
Fr. du Choifel. Une femme fut mordue par un chien
enragé, elle étoit hydrophobe & elle fut guérie par les
frictions mercurielles fans falivation, *pages 15, 16, 17.*
On pourroit rapporter plufieurs autres obfervations de
cette nature, qui prouveroient en faveur de notre opinion.

(h) *Ibid.* obfervation feptième CXVIII.

(i) Méthode éprouvèe contre la rage, *page 8.*

Bien

(233)

Bien plus, avant de recourir aux frictions, les médecins ont employé avec un fuccès non équivoque le mercure intérieurement *(k)*. On a traité les chiens mordus par des animaux enragés & qui éprouvoient déjà les premiers fymptômes de la rage, par le turbith minéral. On lit dans les Tranfactions philofophiques, *année 1 7 3 5*, qu'un chien enragé mordit une meute de chiens, que quelques-uns de ceux-ci tombèrent enfuite dans la rage avec horreur de l'eau, bave & autres fignes, qu'on en guérit par l'ufage du turbith, & que tous ceux auxquels on ne donna pas ce remède périrent de la rage. Le docteur *James* rapporte d'autres exemples favorables à l'ufage intérieur du turbith contre la rage. M. *Lieutaud* m'a affuré qu'un de fes amis qui demeuroit en Provence, perdoit tous les ans beaucoup de chiens par la rage ; il lui confeilla de faire prendre à ces animaux du turbith minéral, ce qu'il a fait tous les ans avec un tel fuccès qu'aucun de fes chiens n'eft mort

-----

(k) Voyez les Tranfactions philofophiques ; *Mead, de venenis ;* les obfervations fur les hydrophobes guéris par le mercure, dans un ouvrage du docteur *James* & dans Le Dictionnaire de Médecine , *tome IV*.

Q

depuis de la rage. On ne finiroit pas fi l'on vouloit rapporter tous les exemples favorables à l'ufage intérieur du mercure contre la rage; l'on peut fe convaincre en les lifant attentivement, qu'il a fouvent opéré des effets falutaires fans produire la falivation. Cependant comme le plus grand nombre des perfonnes qui ont été traitées efficacement par le mercure, ont falivé, nous croyons qu'il eft prudent d'exciter autant qu'on le pourra un commencement de falivation en augmentant ou en rapprochant les frictions.

On ne fait pas à la vérité comment le mercure détruit le virus hydrophobique ; mais fait-on mieux comment il détruit celui de la vérole ! D'ailleurs eft-il bien vrai que la falivation qui eft un des fymptômes de l'hydrophobie foit produite par le tranfport de la matière de la rage dans les glandes falivaires! cette falivation n'arrive-t-elle pas dans des maladies qui ne dépendent fouvent d'aucun virus ! On l'obferve dans l'épilepfie, & dans beaucoup d'affections nerveufes : les femmes vaporeufes & les hommes mélancoliques ont prefque toujours la bouche pleine de falive. J'ai été confulté par deux jeunes gens qui éprouvèrent un vrai ptyalifme, à la suite d'une fréquente masturbation, & dans la plupart des hommes, cette excrétion est plus abondante après l'acte vénérien ; en un mot elle augmente dans diverses affections de nerfs : aussi ne seroit-il pas étonnant que dans la rage, la maladie qui affecte le plus le système nerveux, cette salivation fût plutôt l'effet de cette affection nervale, que d'un transport de la matière de la rage dans les glandes salivaires. Cependant, comme les observations prouvent que ceux en qui l'on a excité la salivation, ont été garantis de la rage, nous croyons que l'art doit diriger ses vues vers cet objet, qu'il faut donner les frictions à haute dose, & les rapprocher les trois ou quatre premiers jours, pour qu'elles produisent cet effet.

La méthode d'administrer le mercure par les frictions, nous paroît préférable à toutes les autres. Premièrement, parce qu'on applique le remède sur la plaie & aux environs, où est le foyer principal de la maladie. Secondement, parce qu'on est plus sûr du mercure qu'on administre par les frictions, que de celui qu'on fait prendre intérieurement, les premières voies n'étant pas toujours également disposées. Troisièmement, parce que les enragés ne veulent ni ne peuvent pas toujours avaler , & qu'il faut éviter tout ce qui peut leur occasionner de la répugnance. Enfin , parce que l'observation parle en faveur de la méthode des frictions mercurielles , & qu'elle est plus éprouvée que les autres.

Nous avons conseillé de donner le mercure à plus haute dose les trois ou quatre premiers jours que les suivans. Comme on ignore en quel temps la rage peut se déclarer , il faut promptement administrer le remède qui peut l'empêcher de se manifester. M. *Ehrmann* veut qu'on emploie dans trois jours environ une once & demie d'onguent mercuriel , & M. de *Lassone* prescrit de frotter légèrement les bords & les environs de la plaie , avec un gros de pommade mercurielle, au moins un mois de suite.

Nous avons prescrit à trois personnes que nous avons fait traiter, dans le dessein de prévenir la rage, deux gros d'onguent mercuriel, jusqu'à ce qu'elles éprouvassent un commencement de salivation, & même en dernier lieu, je les ai fait administrer pour les mêmes raisons à la dose de trois gros d'onguent mercuriel, fait par moitié, pendant quatre jours de suite. La ſalivation étant ſurvenue, je diminuois de moitié l'onguent mercuriel, pour les frictions, & encore plus ſi la ſalivation continuoit.

En diſtribuant l'onguent mercuriel ſur les plaies, on les irrite ſouvent d'une manière cruelle par le frottement. M. de *Laſſone* qui a connu ces inconvéniens, a conſeillé de ſe ſervir pour l'appliquer d'une plume ou plutôt d'un pinceau de charpie que l'on chargera de pommade ; par cette manœuvre, dit-il, « on ne produira nulle irritation, & s'il y a pluſieurs « plaies, on pourra diviſer aſſez la quantité de « pommade employée chaque fois, pour en « appliquer par-tout où cela ſera néceſſaire ».

A R T I C L E V.

Des vomitifs & des purgatifs dans le traitement de la rage.

LES auteurs varient beaucoup à l'égard de ces remèdes. *Galien, Ætius, Palmarius, Baccius,* & les médecins les plus anciens qui ont écrit ſur la rage, préféroient pour le traitement de cette maladie les purgatifs draſtiques aux minoratifs ; c'étoient l'ellébore, la coloquinte, l'élaterium, &c. qu'ils employoient en pareil cas.

Q iij

(238)

Codronchius (l) propofa des purgatifs plus doux, & *Jofeph de Aromatariis* qui a écrit à-peu-près dans le même temps, dit n'avoir aucune confiance dans l'ellébore ; il s'élève contre l'opinion des anciens *(m)* qui ont célébré l'ellébore blanc dans le traitement de la rage. *Salius Diverfus* avoit auffi prefcrit l'ufage des purgatifs draftiques en pareil cas, & l'on peut dire que les modernes ont peu-à-peu diminué l'action des purgatifs. Les médecins ont également penfé à l'égard des vomitifs ; d'abord c'étoient les plus puiffans qu'on mit en ufage ; on les adoucit par degrés. M. de *Sauvages* a terminé par recommander de faire vomir le plus douçement poffible les malades après une ou deux faignées *(n)* M. de *Laffone* adopte cette pratique, il confeille en même-temps de purger doucement tous les quatre ou cinq jours pendant l'ufage des frictions mercurielles, afin de prévenir les effets de la falivation *(o)*.

(l) De hydrophobiâ, lib. II, cap. VII, *pag. 193.*

(m) Hoc præfidium tentandum non laudamus. Difput. de rabie contagiofâ, pars quinta, page 94.

(n) Differtation fur la rage, *cap. IX.*

(o) Méthode éprouvée contre la rage, *page 8.*

Nous penfons que cette méthode eft préférable à celle des anciens ; on doit éviter l'ufage
des draftiques le plus qu'on peut dans une
maladie dans laquelle l'irritation des nerfs eft
extrême , & qui peut avoir l'inflammation pour
terme : cependant nous croyons qu'on doit
moins craindre les effets de l'émétique & des
purgatifs , quand il n'exifte encore aucun fymptôme de la rage ; nous penfons auffi qu'il eft
bon de faire vomir & de purger affez fortement
les perfonnes qui ont été mordues par un animal
enragé , après qu'elles auront été faignées : il
faut ufer de fimples eccoprotiques tous les cinq
à fix jours pendant l'ufage des frictions.

ARTICLE VI.

Des anti-fpafmodiques dans le traitement de la rage.

IL paroît que le docteur *Nugent* eft un des
premiers qui ait confeillé l'ufage des antifpafmodiques dans le traitement de la rage. Ce
célèbre médecin d'Angleterre regardoit l'hydrophobie comme une maladie convulfive &
non comme une maladie inflammatoire. Or,
d'après cette théorie il prefcrit l'opium , le

muſc , le cinabre , l'aſſa - fœtida , le camphre ,
le caſtoreum , &c. Mais plus cet auteur recommande ces remèdes dont quelques-uns ſont en
effet très-efficaces , plus il néglige l'uſage des
mercuriaux qui ſont les vrais ſpécifiques de la
rage ; il eſt encore un choix à faire parmi les
remèdes qu'il preſcrit & qu'il regarde comme
calmans & anti-ſpaſmodiques ; le cinabre , par
exemple , ne jouit nullement de ces propriétés ,
de l'aveu des plus célèbres praticiens. Les éloges
que *Wepfer* a faits de ces remèdes contre diverſes
maladies du cerveau & des nerfs, ſont exagérés,
ils ſont tous les jours démentis par les effets ;
le cinabre pris intérieurement ne participe pas
même de la vertu fondante & apéritive du
mercure, ou s'il a cette propriété, c'eſt à un
ſi foible degré qu'on ne doit pas le ſubſtituer
à des remèdes beaucoup plus efficaces ; c'eſt ce
que *Boërhaave* a reconnu & ce que *Tralles* a ſi
bien démontré *(p)*. M. de *Laſſone* ne l'a pas fait
entrer dans ſes pilules contre la rage , & je ſuis
ſurpris que M. *Ehrmann* ait compté ſur ſon

(p) *De fatuorum remediorum in praxi uſu.* Voyez auſſi
ſur cet objet la Pharmacopée de Londres, *tome I, page*
817.

efficacité *(q)*. Les deux fubftances qui compofent le cinabre font fi intimément unies ,
qu'elles ne peuvent être féparées que par l'ignition ou par une chaleur violente avec l'aide d'un
intermède , ce qui fait qu'il ne peut s'infinuer
dans les vaiffeaux lactés *(r)*.

La vertu anti-fpafmodique du camphre & du
mufc que *Nugent, Arrigoni ,* & en dernier lieu
M. de *Laffone* ont confeillé dans le traitement
de la rage, eft conftatée par une fuite d'obfervations non équivoques. *Fréderic Hoffman* nous
rapporte une obfervation au fujet du camphre ,
qui mérite , à ce que je crois , une grande
confidération relativement à notre objet. « Un
homme étoit atteint d'une maladie convulfive, «
& éprouvoit fur-tout des fpafmes dans les «
parties qui environnent la poitrine & en même «
temps une fi grande conftriction dans l'œfo- «
phage que la déglutition devenoit fouvent «
impoffible. Il dût fa guérifon à une circonf- «
tance remarquable ; on lui donna 40 grains «
de camphre diffous dans demi-once d'huile ; «

____

(q) Voyez l'Inftruction pour le traitement de la rage,
page 10.
(r) Voyez à ce fujet la Pharmacopée de Londres.

» peu de temps après il fentit la tête lourde,
» les membres fatigués ; il eut des fueurs
» froides, des anxiétés, & il étoit affoupi :
» cependant les fymptômes fe diffipèrent,
» l'irritation des nerfs fe calma, la refpiration
devint libre & la déglutition fe rétablit *(f)* ».

D'autres obfervations prouvent auffi combien
eft grande la vertu anti-fpafmodique du camphre *(t)*. Mais il faut le donner à plus haute
dofe qu'on ne le fait ; M. *Tiffot (u)* en a
donné jufqu'à dix grains, & je l'ai fait prendre
à cette dofe & à celle de douze & de quinze
grains avec un avantage manifefte dans diverfes
affections des nerfs.

Ces remarques fur le traitement de la rage
nous paroiffent fondées ; elles prouveroient qu'il
doit être préféré à tous ceux qui ont été propofés jufqu'ici, fi d'ailleurs fon efficacité n'étoit
prouvée par diverfes obfervations auffi convain-
cantes qu'on puiffe les avoir en cette matière.
On fait en effet que rien n'eft plus difficile que

(f) De camphoræ ufu interno fecuriffimo, &c. Voyez
auffi la Pharmacopée de Londres où cette obfervation eft
rapportée, *tome I, page 76.*

(t) Expérimental effays de M. *Alexandre.*

(u) Traité de l'épilepfie, *page 340.*

de conſtater de pareilles guériſons ; des ſujets qui ont été mordus par des animaux & qui ſe ſont en conſéquence ſoumis au traitement, la plupart l'ont été par des animaux qui n'étoient pas enragés ; d'autres ont été mordus par des animaux enragés qui avoient dépoſé leur venin *(x)*, ſoit par quelque morſure faite à un autre individu, ſoit dans les vêtemens mêmes du ſujet que l'on a traité. Or, comme les perſonnes qui ſe trouvent dans ces cas, ſe ſoumettent au traitement comme celles qui ont véritablement contracté le virus de la rage, on lui attribue la propriété d'avoir guéri ou prévenu une maladie qui n'auroit pas eu lieu : auſſi l'on ne ſauroit être trop circonſpect dans le choix des obſervations favorables à tel ou tel genre de traitement ; mais celles ſur leſquelles ſont fondées nos eſpérances pour le traitement que nous avons propoſé & que nous avons heureuſement éprouvé, ſont ſi nombreuſes, & atteſtées par des auteurs ſi dignes de foi, qu'on ne peut plus, à ce qu'il nous paroît, douter de ſon efficacité.

(x) Une louve mordit quatre grandes perſonnes & un enfant : les quatre grandes perſonnes périrent de la rage, & l'enfant qui fut mordu à la joue n'eut aucun ſymptôme de la rage. *Collect. acad. tome VII, page 648.*

D'ailleurs, le traitement que nous avons éprouvé & dont nous venons de rendre compte, est à-peu-près celui que les plus grands médecins ont adopté ; plusieurs ont reconnu leur propre pratique dans notre ouvrage, & sans doute que je dois le prompt débit des premières éditions de ce livre au témoignage avantageux qu'ils en ont rendu.

OBSERVATIONS

Sur quelques personnes qui ont été mordues par des animaux enragés, & qui ont éprouvé de salutaires effets du traitement que nous leur avons prescrit.

EN 1766, un cordonnier qui demeuroit à Paris, rue Mouffetard, fut mordu par un chat enragé avec un de ses apprentifs & une petite fille. Ce chat étoit depuis quelques jours dans un mouvement continuel, courant tout autour d'une chambre, sautant sur le lit ou sur les armoires ; on lui donna plusieurs fois à manger ou à boire sans qu'il voulût rien prendre ; il termina par se placer sous un lit où il resta plusieurs heures en miaulant à diverses reprises , comme s'il eût éprouvé de vives douleurs. Le cordonnier & ses garçons fatigués de ses cris voulurent le chasser de la chambre. L'animal fit beaucoup de résistance ; il s'étoit tapi dans un coin d'où il ne sortit que pour se jeter sur ceux qui l'attaquoient ; il mordit le maître cordonnier à une jambe & à l'un des doigts ; il mordit le garçon cordonnier à deux endroits de la main droite , & sauta sur une petite fille âgée d'environ six ans , à laquelle il fit une légère égratignure au front ; & comme on étoit persuadé que cet animal étoit enragé , on appela un chirurgien dans l'instant. C'étoit M. *Leduc.*, pour lors le prévôt de mon amphithéâtre particulier d'anatomie ; il fit d'abord bassiner les plaies avec de l'eau salée , & de retour dans mon amphithéâtre , il me fit part de cet événement qui fixa mon attention. J'allai le lendemain 7 décembre 1766, voir les personnes qui avoient été mordues ; mon premier soin fut de demander si l'on pourroit trouver le chat que l'on avoit tué ; on m'apprit qu'on l'avoit jeté sur un toit, où on le trouva encore. Je fis frotter à la bave dont sa gueule étoit remplie , un morceau de pain qu'on présenta à

un autre chat qu'on me chercha, il le refufa ;
je penfai qu'il falloit l'amorcer d'une autre
manière ; je lui donnai un morceau de foie
de mouton, après l'avoir fait enduire de la
même bave, le chat le mangea promptement ;
on lui donna deux ou trois autres morceaux
de ce foie imbus de la même humeur ; après
quoi, je fis emporter ce chat pour le faire
enfermer dans une chambre, afin de favoir ce
qui lui furviendroit : j'en rendrai compte plus
bas.

Les trois perfonnes qui avoient été mordues,
n'éprouvoient aucun accident ; je leur repré-
fentai cependant qu'il convenoit de prévenir
par un traitement les fuites qui pourroient être
funeftes.

Je fis appliquer en conféquence plufieurs
fangfues fur les morfures, afin d'en dégorger le
fang ; je les fis enfuite recouvrir d'un emplâtre
véficatoire bien chargé de cantharides, de la
grandeur d'un écu de fix livres, & l'on entretint la fuppuration des plaies pendant plus d'un
mois avec de l'onguent de la mère animé de
quelques grains de cantharides.

L'onguent mercuriel fait par moitié fut employé jufqu'à la dofe de deux onces pour le

maître cordonnier, & autant pour l'apprentif.
Les trois premiers jours on employa ſix gros,
deux par jour ; le quatrième on s'abſtint de la
friction, le cinquième & le ſixième jour, frictions
de deux gros chacune. La ſalivation ſurvint à
l'apprentif ; on ſuſpendit les frictions pendant
deux jours ; elles furent continuées ſur le père
à la doſe d'un gros juſqu'au dixième jour qu'il
eut une violente ſalivation. On eut enſuite
le ſoin de laiſſer quelques intervalles pour les
frictions , & enfin on employa deux onces
d'onguent mercuriel ſur chacun des deux ſujets.

Pendant tout le temps des frictions, on leur
fit boire pluſieurs fois dans la journée d'une
tiſane faite avec la fleur de ſureau & avec les
feuilles de bardanne ; on leur donnoit tous
les jours à chacun ſix bols compoſés de deux
grains de camphre & de quatre grains de nitre.

Je fis ſaigner du pied le garçon cordonnier,
lorſque la ſalivation ſurvint , parce qu'il avoit
le pouls ſi fort & ſi fréquent , le viſage ſi
rouge & la parole ſi bruſque , que je craignis
le délire ou un accès de rage ; je maintins ces
deux malades dans un régime des plus ſévères ,
pendant vingt ou vingt-cinq jours , ſur-tout dans
le temps des frictions.

Des bouillons , du lait , quelques panades légères , de la citrouille en forme de purée , firent toute leur nourriture , & avec ces fecours , il ne furvint aucun fymptôme de la rage.

J'ai vu environ un an après le maître cordonnier qui n'en avoit eu aucune atteinte ; il m'affura que fon garçon étoit dans le même cas.

Le jeune enfant qui avoit été mordu , ne fut pas auffi heureux ; comme il n'avoit qu'une très-légère égratignure & que je doutai qu'elle n'eût été plutôt faite avec les griffes du chat qu'avec les dents , je ne fis appliquer ni fangfues ni véficatoires ; je me contentai de confeiller de le frotter avec deux gros d'onguent mercuriel pendant trois ou quatre jours , & de lui faire prendre par précaution un bol par jour de ceux que le père & le garçon cordonnier prenoient.

Ces remèdes ne furent pas fans doute donnés en affez grande dofe ni affez long-temps. Huit ou dix jours après qu'ils eurent été difcontinués , le quarante-feptième après la morfure , l'enfant parut taciturne , fon vifage naturellement rouge paliffoit à diverfes reprifes , fes yeux étoient fixés fur un objet où l'enfant les tenoit attachés pendant long-temps ; il furvint un mouvement continuel de la mâchoire inférieure , & dans

d'autres

d'autres momens l'enfant balotoit continuellement la langue dans la bouche , de laquelle
couloit par intervalles une humeur falivaire
épaiffe.

Je chargeai M. *Leduc* de faire une faignée
du pied & d'adminiftrer à l'enfant une friction
de deux gros fur le cou & fous le menton , &
de lui faire prendre quatre bols dans la journée
pareils à ceux qu'on lui avoit déjà donnés.
Mon avis fut fuivi ; cependant on eut beaucoup de peine à lui faire mettre les pieds dans
l'eau ; on l'y maintint de force.

L'enfant fut agité de convulfions jufqu'à ce
qu'il eût perdu une certaine quantité de fang
par la faignée ; il témoignoit la plus grande
répugnance pour la boiffon & il y eut un
moment où on ne put le faire boire. Les
frictions, les bols, furent continués trois jours
de fuite à la dofe de deux gros, la première
fur le cou & fous le menton , comme je l'ai
dit , deux autres fur le dos ; on les fufpendit
le quatrième jour & on les donna après alterna-
tivement de deux jours l'un , d'un gros pendant
fept à huit jours : les bols furent donnés au
nombre de trois tous les jours, excepté les deux
premiers qu'on lui en donna quatre.

R

L'enfant commença à boire sans difficulté le troisième jour du traitement, & le cinquième il buvoit avec plaisir pour étancher la soif dont il se plaignoit continuellement. On lui donnoit pour boisson de l'eau de veau très-légère ; & il n'éprouva plus aucun accident.

Le chat auquel on avoit fait avaler de la bave de celui qui avoit mordu les trois personnes dont on vient de parler, périt le quatorzième jour. Il étoit renfermé dans une chambre où l'on avoit eu le soin de mettre auparavant un baquet plein d'eau. Il y avoit un trou au milieu de la porte à la faveur duquel on lui jetoit des morceaux de viande & dont on pouvoit le voir. Les deux premiers jours que cet animal fut enfermé, il ne toucha pas aux alimens qu'on lui présenta & on ne le vit jamais boire ; il miauloit continuellement, sautoit & s'agitoit pour tâcher de s'évader ; il fut plus tranquille le troisième jour, & le quatrième on le vit manger & boire. Il vécut ainsi jusqu'au onzième jour ; alors ses cris furent continuels ; il couroit autour de la chambre, il ne mangeoit plus & il restoit tranquille quelques instans ; bientôt après & tout d'un coup il poussoit des cris de douleur comme s'il eût ressenti quelques vives piqûres. Le treizième jour il s'agita & fe plaignit encore davantage : on le trouva mort le quatorzième au matin. Ce chat eft-il mort de la rage communiquée par la bave de l'animal enragé qu'on lui avoit fait avaler ? n'eft-il pas mort d'avoir été ainfi renfermé ? il faudroit d'autres expériences pour pouvoir le décider d'une manière plus certaine ; cependant celle-ci eft curieufe & mérite d'être réitérée.

Un jeune Tailleur fut mordu au gras de la jambe par un chien, dans une maifon où il étoit allé porter un habit ; il s'écoula beaucoup de fang de la morfure, on l'arrêta avec de l'eau & du vinaigre. Trois femaines fe pafsèrent fans que ce tailleur reffentît aucun accident ; à cette époque il éprouva une certaine ftupeur dans la jambe & bientôt il y fentit des élancemens qui s'étendoient vers l'endroit où la plaie avoit eu fon fiége ; on y diftinguoit encore quelques lignes noirâtres, comme autant de petites échimofes, fur lefquelles on voyoit quelques élévations qui devinrent faillantes de plus en plus ; elles laif- sèrent fuinter un fang noirâtre, & dans peu les bords de la plaie qui avoient paru réunis, fe gonflèrent & fe renversèrent ; ils devinrent livides, & il fuintoit de toute leur furface une

humeur noirâtre très-fétide. Ce tailleur s'adreſſa
à un Élève en chirurgie qui ſuivoit mes leçons
du Collége royal, lequel me conſulta à ce ſujet.
Mon avis fut 1.° de lui faire appliquer ſix ſangſues ſur la plaie, d'en produire le dégorgement
le plus qu'il ſe pourroit. 2.° D'appliquer enſuite
par-deſſus des plumaceaux enduits d'un onguent
compoſé avec ſemence de moutarde, euphorbe,
deux gros de chaque, poudre de cantharides
un gros, thérébentine trois gros. 3.° De diſtri-
buer chaque fois juſqu'à ce que la ſalivation
parût, trois gros d'onguent mercuriel, un tiers
ſur la jambe malade, & les deux autres gros ſur
une autre partie du corps, en les parcourant
toutes comme on fait dans le traitement du mal
vénérien ; de ſuſpendre les frictions lorſque la
ſalivation ſeroit établie & de les recommencer
en modérant la doſe quand elle auroit ceſſé ou
conſidérablement diminué. 4.° De faire prendre
tous les jours au malade douze grains de camphre, mêlés avec un gros de ſel de nitre qu'on
diviſeroit en quatre parties. 5.° De lui faire boire
fréquemment dans la journée une infuſion de
tilleul ou de ſureau. Mes conſeils furent ſuivis ;
cependant le ſujet éprouva les premiers jours
des élancemens dans la jambe, qui ſe propa-

geoient dans les diverfes parties du corps ; il y eut des mouvemens convulfifs ; le malade ne pouvoit fupporter la clarté de la lumière, & il difoit entendre des bruits continuels fort incommodes ; il eut de l'averfion pour les liquides, mais il la furmonta dès qu'on lui eut repréfenté la néceffité où il étoit de boire ; elle difparut entièrement dès que le mercure eut déterminé un léger flux de bouche. On continua d'adminiftrer les frictions jufqu'à ce qu'on eût employé trois onces d'onguent mercuriel. On diminua l'activité de l'onguent dont on fe fervoit pour panfer la plaie ; on fe fervit du fimple bafilicum ; on laiffa la plaie ouverte pendant quarante à quarante-cinq jours, & avec ce traitement ce tailleur fut préfervé de la rage dont il auroit immanquablement péri.

Un Étudiant en médecine qui fuivoit mes leçons du Collége royal, fut mordu en deux endroits de la jambe gauche par un chat qu'on affomma tout-de-fuite ; on ne remarqua fur la peau que de légères piqûres, faites par les dents de l'animal, & il ne s'écoula par l'une d'elles que deux ou trois gouttes de fang. Cet accident jeta le jeune médecin dans une affliction incroyable ; il vint me confulter le lendemain

en verfant un torrent de larmes & fanglottant
à chaque mot ; je fis tout mon poffible pour le
raffurer, connoiffant combien la crainte de la
rage concourt à la faire paroître ; je lui repré-
fentai qu'on n'étoit pas fûr que l'animal fût
enragé, que la morfure n'ayant pas été faite fur
la jambe à nu, mais fur le bas, l'animal, eût-il
été enragé, ce dont on n'étoit pas certain,
auroit dépofé le venin de la rage ou du moins
une grande partie, & qu'on pourroit ainfi prévenir les fuites de cet accident en recourant
aux remèdes appropriés. Je raffurai ainfi mon
malade ; je lui fis mettre fix fangfues à la jambe
& fur les piqûres qui paroiffoient encore ; deux
véficatoires de la grandeur d'un écu furent
appliqués fur deux endroits de la jambe qui
avoient été mordus ; on entretint enfuite la
fuppuration avec l'onguent de la mère & le
bafilicum, où l'on avoit mêlé quelques grains
de cantharides, &c. ; les plaies furent tenues
ouvertes pendant un mois. On confacra les
quinze premiers jours aux frictions mercurielles
& à l'ufage des bols de camphre & de nitre,
& il ne furvint aucun accident.

Le traitement auquel j'ai foumis ce jeune
médecin, étoit peut-être de pure précaution,

& la rage ne fut peut-être pas furvenue quand bien même il eût été livré à lui-même. On auroit autant de raifon de foutenir cette opinion que d'en adopter une contraire ; mais toujours étoit-il convenable d'adminiftrer le traitement, foit pour prévenir le danger, foit pour rendre au malade la tranquillité dont il avoit grand befoin. Nous avons d'ailleurs rapporté précédemment des exemples de rage communiquée par des morfures à peine vifibles à la furface de la peau ; que dis-je, nous avons prouvé que la rage fe communiquoit alors plus facilement que lorfqu'il y avoit de grandes plaies avec effufion de fang ; ainfi l'on ne doit pas dans cette circonftance s'abftenir du traitement.

Un homme âgé d'environ quarante ans , qui avoit été mordu par un chat au petit doigt de la main gauche, vint me confulter dans l'hiver de 1777 , vers les neuf heures du foir, trois mois après l'accident ; il difoit être à la veille de faire un voyage : fon doigt étoit devenu depuis quelques jours comme infenfible , & cette infenfibilité gagnoit l'avant-bras le long du nerf cubital ; l'endroit où avoit été la plaie, avoit pris une couleur d'un rouge très-foncé, le malade étoit dans une mélancolie des plus profondes , ce qui me décida à lui conseiller le traitement contre la rage. Une anecdote dont je me souviendrai toujours, c'est que m'étant approché de lui avec une lumière pour voir de plus près son doigt , il me dit brusquement : *retirez vîte , je vous prie , cette lumière , elle fait en moi une telle impression que je tomberai en convulsion.*

On juge bien qu'alors je pris mes précautions pour m'éloigner du consultant , & que je fus charmé de finir promptement la consultation ; ce qui m'a le plus fâché, c'est que je n'en ai pas su la suite.

OBSERVATIONS *(y)*

Sur le traitement de la rage.

IL n'y a point de matière sur laquelle les opinions soient plus partagées que sur le traitement de la rage.

Les anciens ont proposé contre cette affreuse maladie une multitude de remèdes, les uns plus extraordinaires que les autres, & ils n'ont pas manqué, pour en faire valoir le mérite, de rapporter des cures plus ou moins merveilleuses qu'ils leur attribuoient. Des récompenses honorifiques & pécuniaires ont été données en divers temps par des princes amis de l'humanité, & souvent après des enquêtes faites par le ministère public & même par des corps de médecine.

Cependant tous ces remèdes auxquels on avoit accordé tant de confiance, ont été reconnus insuffisans dans la suite & sont enfin tombés dans le discrédit qu'ils méritoient.

On en trouve le recueil dans plusieurs

(y) Ces observations ont été lûes cette année (1786) à la rentrée du Collége royal.

ouvrages anciens & modernes. A leur exemple,
j'ai joint un catalogue chronologique de tous
ces remèdes à celui que j'ai publié sur la rage, il
y a quelques années. On doit aussi à M. *Andri*,
docteur-régent de la Faculté & membre de la
Société royale de médecine, un ample recueil
des remèdes contre la rage, avec des observations
critiques & historiques intéressantes

Mais de tous ceux qui ont été indiqués, il
n'y en a pas qui ait réuni plus de suffrages que
les frictions mercurielles. Le Fr. du *Choisel*,
Jésuite, disoit avoir préservé ou guéri par cette
méthode plus de cinq cents personnes, & l'on
sait que M. de *Sault*, médecin de Bordeaux;
que *Sauvages*, professeur de médecine à Montpellier; que *Van-Swieten*, *de Haen*, & presque
tous les grands médecins de l'Europe ont adopté
cette méthode de traiter la rage, comme la
plus sûre.

« Le mercure, dit M. *Tissot*, administré sous
» la forme de frictions, est aussi efficace qu'il
» l'est contre le mal vénérien. Ce médecin l'a
» ordonné à un grand nombre de personnes
» mordues par des chiens enragés, sans qu'au-
» cune ait été attaquée de cette maladie. Non-
» seulement, ajoute M. *Tissot*, on peut se

préferver de la rage par ce remède , mais on «
peut la guérir , quand elle s'eft manifeftée «
par fes fymptômes ».

M. *Tiffot* confirme fon opinion par des
exemples : il obferve cependant que ce traitement a été quelquefois fans fuccès. Mais quelle
eft la maladie , dit ce médecin , qui *n'ait pas
fes cas incurables !*

C'eft pour en diminuer le nombre que M.
de *Laffone* a cru devoir réunir à l'ufage des
frictions mercurielles celui des remèdes antifpafmodiques. Sa méthode a été répandue dans
le royaume par ordre du Gouvernement. Enfin ,
tout le monde connoît les belles Obfervations
de M. *Erhman ,* publiées par ordre des magiftrats de Strafbourg.

Ce médecin a préfervé de la rage tous ceux
qu'il a traités par les frictions mercurielles avant
l'invafion de cette cruelle maladie.

Tant de témoignages , & beaucoup d'autres
non moins recommandables que je pourrois
rapporter en faveur de cette méthode , m'ont
déterminé de la mettre en ufage , lorfque j'ai
été dans le cas de traiter des perfonnes qui
avoient été mordues par des animaux enragés ,
ce qui m'eft arrivé ; & comme ma pratique

m'en a fourni d'heureux réfultats, j'ai cru devoir la recommander en 1777, dans un ouvrage que j'ai publié.

J'ai prefcrit de joindre l'ufage des antifpafmo-diques à celui des frictions mercurielles fans négliger les moyens qui peuvent opérer le dégorgement des plaies, & j'ai eu de tels fuccès que je n'ai pas balancé à donner à ce traitement la préférence fur tous les autres.

Il a auffi été éprouvé & recommandé en Allemagne & en Italie où l'on a traduit & répandu gratuitement mon ouvrage.

On l'a auffi employé avec fuccès dans les diverfes généralités du royaume, & l'on a géné-ralement été perfuadé que l'on avoit trouvé, finon une méthode curative de la rage, du moins une méthode préfervative.

C'eft le réfultat d'un grand nombre d'obfer-vations, dont plufieurs m'ont été communi-quées depuis la publication de mon ouvrage par des médecins du premier ordre. Je ne les rapporterai pas pour plus grande brièveté, & d'ailleurs parce qu'elles ne contiennent rien de plus que ce que j'ai annoncé. Mais je ne pafferai pas fous filence un fait dont j'ai été témoin ; il m'a paru digne de la plus grande attention.

Quatre perſonnes avoient été mordues par un chien enragé, à Brie-Comte-Robert. La déſolation étoit dans la ville, M. l'Intendant de Paris, crut devoir m'y envoyer pour leur faire ſuivre le traitement que je venois de recommander. Flatté de cette marque de confiance & pénétré du deſir de faire une expérience heureuſe, je me rendis à Brie-Comte-Robert, avec M. Aubert ſubdélégué de l'Intendance, qui n'a rien négligé pour le ſuccès du traitement ; il réunit en un ſeul lieu les perſonness qui avoient été mordues & avec d'autant plus de difficulté qu'elles avoient donné leur confiance à des charlatans qui étoient paſſés peu de temps après leur accident : ils leur avoient promis leur guériſon, s'ils mangeoient à certaines heures de la journée un oignon blanc, s'ils récitoient quelques prières à l'honneur de Saint-Hubert dont ils ſe diſoient les vrais chevaliers.

Ce ne fut pas ſans peine qu'on parvint à les détromper de leurs promeſſes, & à leur inſpirer de la confiance pour notre méthode, ce qui étoit d'autant plus néceſſaire, que la crainte de la rage eſt une des plus puiſſantes cauſes qui puiſſe la faire déclarer.

Les quatre malades, *Louis Pion*, dit *Sanſon;* •

Louis Vaiſſiere, *Geneviève Vaiſſiere* ſa ſœur, *Claude Caron*, avoient tous été mordus en pluſieurs endroits.

Louis Sanſon avoit été mordu à nu ſur le dos de la main droite en trois endroits; ces plaies, lorſque je les ai examinées pour la première fois, étoient noires, & leurs bords étoient ſaillans, très-inégaux, comme fongueux.

Tout le dos de la main étoit enflé & couvert d'une échymoſe; le malade y éprouvoit des douleurs lancinantes, comme ſi on l'y eût piqué à diverſes repriſes avec une épingle; c'étoit ſon expreſſion : il nous dit qu'elles avoient beaucoup augmenté depuis deux jours, qu'elles paroiſſoient prêtes à ſe cicatriſer, lorſque les bords de ces plaies ſe ſont élevés & ont commencé à ſe renverſer en dehors.

Louis Vaiſſiere a été mordu au bras droit ſur ſon habit, & à la jambe gauche ſur ſon bas : les bords de la plaie n'étoient pas élevés ni inégaux ni renverſés; ils commençoient à ſe réunir par une cicatrice autour de laquelle il y avoit une légère échymoſe.

Geneviève Vaiſſiere a été mordue à la lèvre inférieure très-près de la commiſſure droite & preſque dans la partie rouge de la lèvre; il s'eſt écoulé pendant une demi-heure beaucoup de fang de la plaie qui étoit, lors de ma vifite, recouverte d'une croûte noirâtre; la lèvre inférieure étoit gonflée & noire par une échymofe, qui s'étendoit fur le menton : la malade a dit reffentir des douleurs dans fa plaie, lefquelles étoient très-vives dans quelques inftans.

· *Claude Caron* a été mordu fur fon bas à la jambe droite; il avoit deux plaies fur le mufcle jumeau interne; elles n'étoient pas encore cicatrifées, & il y reffentoit par intervalles des douleurs lancinantes, ou autrement il y éprouvoit un engourdiffement douloureux.

Le pouls de ces quatre malades paroiffoit dans l'état naturel, à l'exception de celui du fieur *Sanfon* qui étoit fréquent, plein & très-inégal.

Ces quatre perfonnes ont été réunies dans une infirmerie. Le traitement par les frictions combiné avec les antifpafmodiques leur a été foigneufement adminiftré, fans négliger le traitement local des morfures qu'on a d'abord dégorgées par des fangfues & enfuite par des véficatoires ; en un mot la méthode que j'ai publiée & qui eft à peu-près celle de plufieurs autres médecins, a été fuivie de point en point : nous en fupprimerons ici les détails pour plus grande brièveté, & d'ailleurs parce qu'ils font connus.

Trois de ces malades n'ont eu aucun accident pendant le traitement : leurs plaies ont bientôt tourné à bonne fuppuration , & fe font parfaitement cicatrifées. Mais il n'en a pas été de même de *Louis Sanfon ;* il lui furvint au milieu du traitement une infomnie cruelle ; il devint trifte & rêveur, & quoiqu'il fût dans une chambre bien échauffée, il fe plaignit de friffons, qui le pénétroient, difoit-il, jufqu'à la moëlle des os ; ils lui paroiffoient partir des plaies comme d'un centre , & d'où ils fe répandoient dans les autres parties du corps.

Les bords de fes morfures fe gonflèrent confidérablement ; fon regard devint fixe , fa voix étoit brufque , & il eut une telle averfion pour toute efpèce de boiffon qu'il fallut d'abord le violenter pour la lui faire prendre. A force de repréfentations fur la néceffité où il étoit de boire , il fe détermina à porter la boiffon à la bouche , mais il l'en retira plufieurs fois avec précipitation. Cependant M.rs *Meignant* & *Pafchal ,* chirurgiens de Brie-Comte-Robert , lui ayant fait de nouvelles inftances , il avala prefque tout d'un trait un demi - gobelet de

tifane ,

tifane ; il ne voulut plus boire tout le refte de la journée & répondit toujours avec aigreur à ceux qui voulurent l'y engager ; il avaloit au contraire avec affez de facilité les bols antifpafmodiques qu'on lui donnoit en très - grand nombre , & même les alimens folides qu'il demandoit quelquefois lui-même.

J'appris en peu de temps par un exprès qu'on m'envoya , l'état de ce malade ; je confeillai d'augmenter la dofe des bols antifpafmodiques , & de lui donner la friction mercurielle le foir & le lendemain matin. Chaque friction étoit de deux gros d'onguent fait par moitié , on ne les adminiftroit que tous les deux jours. Je confeillai auffi de faire mettre les pieds dans l'eau, ce qu'il refufa d'abord ; mais il les y mit fans difficulté le lendemain. Le malade eut une légère falivation , & le foir il commença à prendre quelques cuillerées de liquide. Le furlendemain, la fuppuration des plaies parut de meilleure qualité ; leurs bords s'affaifsèrent ; en peu de jours elles fe cicatrisèrent , il ne furvint plus d'accident fâcheux : le fieur *Sanfon* a depuis joui de la meilleure fanté.

Il y a peu d'obfervations qui paroiffent d'abord auffi intéreffantes en faveur du traitement de

S

la rage, que celle que je viens de rapporter; il femble n'avoir pas feulement été préfervatif, puifqu'il eft furvenu des fymptômes qui précèdent la rage, & que c'eft en continuant le traitement qu'on les a vus fe diffiper.

Mais comme les mêmes accidens font arrivés dans des maladies inflammatoires, & dans des fièvres malignes à la fuite de diverfes maladies des nerfs, n'ont-ils pas pu également avoir lieu indépendamment de la rage! & comme dans le cas que nous venons de citer, ces accidens ont fouvent ceffé fans aucunes fuites fâcheufes, n'ont-ils pas pu finir de même? Mais, d'un autre côté, les plaies du fieur *Pion* ont été toujours d'un mauvais caractère, & il eft le feul des quatre perfonnes mordues, qui ait éprouvé cette légère hydrophobie.

D'autres faits recueillis dans la fuite pourront peut-être donner plus de valeur à celui-ci : quoi qu'il en foit, l'hiftoire du traitement dont je viens de parler a été conftaté journellement par les chirurgiens de Brie-Comte-Robert, par les officiers municipaux de la ville, & j'ai été témoin d'une partie des faits dont je viens de rendre compte.

J'ai eu encore occafion, depuis la publication

de mon ouvrage fur la rage, de recueillir diverfes obfervations qui tendent à prouver que les perfonnes qu'on a traitées par les frictions mercurielles combinées avec les antifpafmodiques, fans négliger le traitement local, ont été généralement préfervatives ; elles m'ont été communiquées par plufieurs médecins bien connus. J'ai auffi été témoin de quelques faits de ce genre. Je citerai entr'autres la femme d'un parfumeur de la rue Saint-Jacques, qui fut mordue le 24 feptembre 1779, par un chien enragé ; elle fut foumife par un de mes difciples *(a)* au traitement que j'avois propofé, & elle n'éprouva aucun fymptôme de rage, tandis qu'un enfant qui avoit été mordu par le même animal, & qu'on n'a point traité, eft mort de cette affreufe maladie quelques jours après. Je pourrois rapporter plufieurs autres obfervations fi l'on n'en trouvoit un grand nombre dans les auteurs qui ont écrit fur la rage ; ils s'en font même fouvent fervis pour donner du crédit à des remèdes dont l'infuffifance eft aujourd'hui généralement reconnue.

Il faut donc prendre garde que les obferva-

(a) M. *Cozete* fils.

tions ne foient pour nous la fource de nouvelles erreurs.

On a fouvent cru avoir préfervé de la rage des perfonnes mordues par des animaux, fans s'être affuré fi ces animaux étoient réellement enragés ; ce qu'il étoit cependant effentiel de conftater avant tout.

D'autres fois on a conclu que l'on avoit préfervé de la rage des individus, parce qu'ils avoient été mordus par des animaux enragés ; ce qui n'eft cependant rien moins que concluant, puifqu'il eft fi fouvent arrivé que de plufieurs perfonnes qui avoient été mordues par un animal qui avoit la rage, il y en a qui l'ont contractée & en font mortes, & que d'autres n'en ont éprouvé aucun fymptôme. Sans doute que l'animal peut dépofer fon venin fur les vêtemens de celui qu'il mord, & alors il n'eft pas furprenant qu'il ne lui communique pas la rage ; mais même il peut mordre à nu & ne la point donner ; l'expérience l'a prouvé ; bien plus, on a obfervé que de plufieurs perfonnes qui avoient été mordues, tantôt c'eft la feconde ou la troi-fième qui a contracté la rage, tandis que les autres, la première même, en ont été à l'abri. Or, cependant fi ces perfonnes avoient été foumiſes au traitement, on n'auroit pas manqué d'avancer, comme on l'a fait ſi ſouvent, qu'elles avoient été préſervées de la rage.

On ne peut rien ſtatuer non plus ſur le nombre ni la grandeur des morſures. On a vû des animaux enragés mordre certaines perſonnes en pluſieurs endroits du corps & à nu, & ne point leur communiquer la rage, tandis qu'un homme dont parle *Baccius,* mourut de la rage pour avoir été piqué par un coq; & qu'un autre, au rapport de *Bauhin,* périt auſſi de cette maladie pour avoir été mordu par un chat, & ſi légèrement qu'à peine on apercevoit ſur la peau l'empreinte des dents de l'animal.

Ces faits que nous avons amplement rapportés & diſcutés dans notre traité ſur la rage, doivent nous rendre bien circonſpects, quand il eſt queſtion de juger des effets d'un remède contre cette maladie. Ne pourra-t-on pas, par exemple, élever quelques doutes ſur l'efficacité des ſimples cautériſations des plaies, recommandées aujourd'hui par des chirurgiens habiles & juſtement célèbres, quand on ſaura que pluſieurs perſonnes ſont mortes de la rage, après avoir ſouffert les douleurs des cautères ? On ajoutera que ce n'eſt plus avec les cautères.

actuels ou avec des inſtrumens de métal rougis
au feu , que l'on cautériſe aujourd'hui ; mais
avec un cauſtique potentiel, le beurre d'antimoine qui ſe liquéfie & pénètre beaucoup mieux
que les autres. Sans doute que par ce moyen
on cautériſe mieux les plaies & leurs ſinuoſités ;
mais détruit-on mieux ainſi le virus hydrophobique , qu'en emportant la partie mordue par
l'exciſion ou par l'amputation , comme on l'a
fait pluſieurs fois, & ſans ſuccès ! On peut
voir à ce ſujet les mélanges de chirurgie de
M. *Pouteau* , les papiers publics d'Angleterre
de l'année dernière , & l'ouvrage de M. de
Sauvages.

Le virus hydrophobique ne pénètre-t-il pas
avec trop de célérité l'intérieur du corps , pour
qu'on puiſſe regarder la cautériſation des plaies ,
même l'exciſion , même l'amputation des parties
mordues , comme un remède ſuffiſant pour en
prévenir les fâcheux effets !

La communication de la rage de l'animal ſe
fait tantôt par ſa bave qui ſe mêle immédiatement avec la ſalive de l'homme , comme il eſt
arrivé à ceux qui l'ont contractée en ſe faiſant
lécher les lèvres par un chien, ou qui ont mangé
quelque aliment imprégné de la bave de l'animal

enragé ; tantôt , & cela arrive beaucoup plus fréquemment , elle fe tranfmet par les plaies , à peu-près comme on communique la petite vérole dans l'inoculation par les piqûres. Dans le premier cas, la rage fe déclare en peu de jours, cela eft du moins arrivé plufieurs fois ; au lieu que dans l'autre elle a refté fouvent quelques mois à fe déclarer. Mais doit-on cependant conclure qu'alors le foyer hydrophobique eft dans la plaie tout ce temps fans produire aucun effet dans l'intérieur, & qu'on pourroit les prévenir en détruifant ce foyer externe par quelque traitement extérieur ! Ou bien doit-on penfer que le virus introduit dans l'intérieur, immédiatement après la morfure, a eu befoin pour pouvoir produire les effets de la rage, d'un temps fi long pour acquérir affez d'activité ! C'eft l'opinion générale. Mais vaut-elle mieux que l'autre ! Il eft difficile de le décider.

Je rapporterai feulement ici une expérience que j'ai faite deux fois au fujet de l'inoculation de la petite vérole. J'ai lavé les piqûres fuperficielles que j'avois faites au bras pour cette opération , avec de l'eau tiède & dans l'inftant , afin de détruire l'effet du virus variolique ; mais elle n'a pas empêché la petite vérole de furvenir. Le virus hydrophobique ne pénètre-t-il pas auſſi vîte que celui de la petite vérole ? Il y a lieu de le croire. Ainſi la théorie ſembleroit improuver la méthode de ceux qui regardent la cautériſation comme le ſeul & unique remède de la rage, ſi d'ailleurs, comme nous l'avons dit plus haut, les obſervations n'avoient déjà démontré l'in-ſuffiſance de cette ſeule méthode.

Sans doute que l'on pourroit également citer des exemples de l'inſuffiſance de pluſieurs méthodes de traiter la rage par des remèdes internes; mais celle des frictions, combinée avec les antiſpaſmodiques, ſans négliger le traite-ment local, eſt encore bien moins infirmée que les autres, & il faut prendre garde de ne point l'abandonner pour en prendre une autre dont le réſultat ſera encore plus incertain. Ceux qui ont recommandé les frictions mercurielles & les antiſpaſmodiques contre la rage, n'ont point exclu le dégorgement des plaies, ſoit par les ſcarifications, ſoit par les cautériſations; & comme le traitement intérieur & le traitement extérieur ne peuvent ſe détruire, pourquoi ne pas les combiner enſemble ? L'incertitude du ſuccès ne ſera-t-elle pas moins grande, quand on aura réuni pluſieurs moyens pour l'obtenir ?

OUVRAGES *sur la rage, & traitemens divers contre cette maladie.*

LA facilité qu'on a eue d'étayer fur des obfervations mal faites le traitement de la rage, a donné lieu fans doute aux diverfes méthodes que l'on a publiées, & c'eft pour cette même raifon que les remèdes les plus abfurdes ont trouvé des partifans, & en trouvent encore. On pourra s'en convaincre en lifant l'hiftoire abrégée que nous en allons donner; elle eft extraite des auteurs les plus connus, nous ne parlerons pas de ceux qui fe font perdus par la fuite des temps, & dont *Galien* a donné quelques extraits. Ces détails nous conduiroient trop loin, & ne feroient d'aucune utilité : voici ce que ce célèbre médecin penfoit à cet égard.

Galien a reconnu de merveilleufes propriétés contre la rage dans le fcordium, la petite centaurée, l'émeraude, mais fur-tout dans la terre de Lemnos. *Galien* vante auffi les heureux effets contre la rage, des cendres des écreviffes de mer *(b)*; *Oribafe* confeille d'en former un anti-

______

(b) Galenus IX, fimpl.

dote, en y ajoutant moitié de racine de gentiane, & une troisième partie d'encens : on fera prendre de ce mélange un gros tous les matins dans du vin pendant quarante jours *(c)*.

Ætius a été perfuadé de l'efficacité de ces remèdes ; cependant il a cru devoir encore recommander, contre la rage, le marhube, l'anagallis à fleur jaune, & la camomille prife intérieurement. L'opoponax ramolli par le vinaigre, & pris pendant quarante jours intérieurement, eſt un excellent remède ; le gland de chêne opère auſſi des effets merveilleux contre la rage. *Ætius* dit avoir connu un vieillard qui guériſſoit la rage avec de l'ofeille *(d)*.

Actuarius donne la defcription d'une emplâtre, qu'il recommande d'appliquer fur la morfure, pour prévenir les dangereux effets de la rage ; mais il faut que ce topique foit appliqué bientôt après l'accident ; il feroit infuffifant fi la rage fe manifeftoit par fes premiers fymptômes. *Actuarius* confeille alors d'y joindre l'ufage des purgatifs draſtiques pendant quarante jours confé-

____

(c) Voyez Baccius, *de venenis*, page 79.

(d) *Novi ego quemdam fenem qui ubi quis morfus effet à rabiofo cane, folâ oxalide curabat. Ætius, de commorfis à cane rabido, XXIII. tet. II. fermo II.*

cutifs , & ce traitement ne pourroit manquer d'avoir d'heureux effets , felon cet auteur cé-lèbre *(e)*.

P. de Abbano confeille d'appliquer les ventoufes fur les morfures , & de faire fur elles diverfes fcarifications, de les recouvrir avec un cataplafme fait avec du lait, des oignons & du beurre tiré du lait de vache ; il faut mettre dans la boiffon , tous les trois jours, de l'électuaire d'écreviffes , faire baigner le malade pendant trente jours dans la mer, lui faire avaler trois ou cinq cantharides dans du vin blanc le plus tôt qu'on peut après la morfure , & enfuite tous les cinq jours.

Un autre remède qui a eu beaucoup de vogue , c'eft l'éponge d'églantier , dont *Bocconi* a célébré les effets d'après le témoignage des anciens *(f)*.

Montifiani (Marc-Antoine), médecin de Florence. *Quæftiones medicinales (de cane rabido adverfus Leonicenum , Avicennam & Albertum pro Ariftotele)*. Venet. 1546 , *in-4.* livre rare.

(e) Actuarius, *de methodo curand. lib. VI. de emplaft. malag. & linimentis E.*

(f) P. Bocconi, *Mufeum di piante rare.* Pline , *lib. VIII. cap. XLI.*

L'auteur nie, contre l'opinion de quelques-uns, que les animaux qui ont été mordus par un animal enragé, meurent plus tôt que l'homme qui a contracté la rage, & l'homme peut en être guéri. *Montisianus* assure avoir vu plusieurs hommes qui sont morts de la rage avant le quarantième jour de la morsure.

Baccius (*André*), médecin de Sixte V : *De venenis & antidotis, & de canis rabidi morsu & ejus curatione.* Rom. 1586, *in-4.º*

Baccius a voulu renouveler l'usage des cantharides que *Galien* & les auteurs les plus anciens ont conseillé pour détruire le virus de la rage.

Les urines sont souvent supprimées dans cette maladie ; & si l'on a cru devoir en solliciter l'excrétion avec les diurétiques les plus chauds, c'est sans doute parce qu'on n'a pas réfléchi que la suppression ou la diminution dans leur cours, provenant d'un excès d'irritation & de crispation des voies urinaires, les cantharides devoient l'augmenter plutôt que de la détruire ; & l'on ne peut concevoir qu'on ait attribué à ce remède la propriété de guérir une maladie dont il ne peut qu'aggraver les funestes effets.

Cependant, *Baccius* recommande de n'y recourir qu'à l'extrémité & quand les autres

remèdes ont manqué leurs effets , *extremis
extrema* , mais toujours avant que le malade ait
horreur de l'eau. Les cantharides doivent être
préparées de la manière suivante : il faut leur
ôter la tête, les pattes & les ailes, les faire infuser
pendant un jour & une nuit dans du lait écrèmé
& acéteux ; on les fait sécher, on en forme des
trochisnes du poids d'un scrupule, & on en
donne un plusieurs jours de suite ; mais si le
malade vient à pisser le sang , il faut diminuer
l'âcreté des cantharides en lui faisant boire du
lait récemment tiré.

Baccius conseille de nourrir le sujet avec des
alimens âcres, comme les oignons, l'ail, les porreaux, les figues, la rhue, la noix ; il recommande sur-tout l'usage des citrons & des écrevisses
de mer, dont on doit se servir dans les topiques,
dans les remèdes internes & dans les alimens.
Ce médecin défend , d'après *Oribase* , l'usage
des viandes ; il veut que les malades s'abstiennent
des farines , & qu'ils ne regardent jamais les
boissons dont ils useront , pour prévenir la
frayeur qu'elles pourroient leur occasionner ; il
sera aussi permis de recourir, sur ces entrefaites,
aux somnifères. *Baccius* recommande beaucoup
l'usage interne & externe de l'oseille , & enfin

il termine cette longue énumération de remèdes par conseiller de faire manger le foie du chien qui a communiqué la rage.

Quel assemblage informe de remèdes ! les uns rafraîchissent & les autres échauffent ; ce traitement a cependant trouvé des partisans. *Baccius* vouloit qu'on le terminât par les bains de mer : *ut nequid deeſſet ad integram curationem.*

Jean Bravius, que M. de *Haller* appelle *Brabo de peidra Hitta*, a publié le traité suivant : *De hydrophobiâ, ſeu qui à cane morſi ſunt.* Salmanticæ, 1551, 1576, *in-4.°* 1588, *in-4.°* Nous n'avons pu nous procurer cet ouvrage.

Palmarius, connu ſous le nom de *Julien le Paulmier*, médecin de la faculté de Paris : *De morbis contagioſis.* Lutetiæ, 1578, *in-4.°*

L'auteur conſeille, contre la rage, une poudre qui a eu pendant long-temps la plus grande célébrité, & qui a ſervi de baſe à la plupart des remèdes ſecrets contre cette maladie, qu'on a propoſés de nos jours, ce qui prouve qu'un remède inſuffiſant peut trouver des partiſans. Voici la formule :

℟. Feuilles de rhue, de verveine, de petite ſauge, de plantin, de polipode, d'abſynthe commune, de menthe, d'armoife, de melifïe des bois, de bétoine, d'hypericum, de petite centaurée, parties égales ; il faut cueillir ces plantes vers la fin de juin, & les faire fécher à l'ombre féparément ; on les met en poudre qu'on conferve pour l'ufage. *Palmarius* veut qu'on en donne demi-gros tous les matins, trois heures avant de manger, foit dans du vin, foit dans du cidre, ou avec du miel fous forme de bol ; il prétend que ce remède ne lui a jamais manqué, c'eft pourquoi il croit fuperflu de s'occuper d'en rechercher aucun autre. Ce remède lui venoit de *Pierre Sylvain*, feigneur du Pyroie, & il croit qu'il eft très-efficace contre la fièvre maligne. Suivant *Paulmier*, ce remède guérit cette maladie & l'hydrophobie, fans produire aucune excrétion.

Il ne veut pas qu'on interdife l'ufage des viandes qui font de facile digeftion, & il confeille de les faire bouillir avec des feuilles de buglofe, de bourrache, de laitue, de pourpier, d'ofeille, de pimprenelle, de plantin, &c. Ce médecin recommandoit auffi l'ufage du lait, parce qu'il émouffe, dit-il, l'acrimonie de tous les venins, & il blâme l'ufage de l'ail, des porreaux & des oignons par une raifon contraire.

Cependant *Palmarius* confeille de purger le

malade avec quelques purgatifs doux ; mais toutes ces précautions , dit - il , ſont inutiles quand on a recours au ſpécifique , pourvu toutefois que les parties qui ſont au - deſſus des dents , n'aient pas été mordues : *his enim vulneratis exigua ſalutis ſpes eſt.*

Palmarius dit que de ſon temps pluſieurs mettoient ſur la plaie du précipité mercuriel.

Peu d'années après , *Mercurialis* , célèbre médecin de Padoue , propoſa contre la rage une décoction de ſcordium , de dompte-venin, de pouliot , d'armoiſe ; & ſi l'on ajoutoit foi à ſes pompeuſes promeſſes , il ſuffiroit d'uſer de cette décoction pendant ſept jours pour être à l'abri de la rage. Cet auteur conſeille auſſi l'uſage des purgatifs draſtiques & des vomitifs violens; il recommande l'application du cautère ſur la morſure : *De hydrophobiâ.* Patav. 1580, *in-4.*

Variſmanus (J.) : *De rabidi canis morſu.* Regiomont. 1586, *in-8.*

Mancinellus (Aſcanius): *De morſu canis rabidi.* Venet. 1587 , *in-8.* Je n'ai pu me procurer ces deux derniers ouvrages.

Bauhin (Jean) : *Hiſtoire notable de la rage des loups*

loups advenue l'an 1590. Montbeillard, 1591, *in-12.* M. *de Haller* cite une édition allemande de la même année.

Bauhin conseille de laver la plaie avec une eau dans laquelle on auroit fait bouillir des limaçons rouges bien salés, & il propose, d'après *Wirsung*, de purger fréquemment les personnes qu'on veut préserver ou guérir de la rage, avec le sirop de fumeterre, de pommes douces & de grenades, &c.

Nous passons sous silence la suite des remèdes proposés par cet auteur, parce qu'ils sont aussi insuffisans qu'extraordinaires.

Discours de Monseigneur Guillaume le Blanc, évêque de Grasse & de Vence, à ses diocésains, touchant l'affliction qu'ils endurent des loups en leurs personnes, & des vermisseaux en leurs figuiers, en la présente année mil cinq cent nonante-sept. Lyon, 1598, *in-12.*

Les bibliographes placent cet ouvrage parmi ceux où l'on trouve des remèdes contre la rage, mais sans raison ; c'est une simple exhortation d'un évêque à ses diocésains, pour les consoler des ravages que les loups faisoient dans leur pays : on voit que plusieurs des personnes qui en avoient

T

été mordues, font mortes enragées. L'évêque propofe contre cette maladie les fecours les plus fuperftitieux & les plus abfurdes. Cet ouvrage eft un délire continuel de l'efprit de fanatifme. L'auteur remarque qu'en Angleterre on eft parvenu à chaffer les loups, & il s'écrie à ce fujet : « Plût à Dieu que cette île fût auffi-bien » nette & vide des autres loups, à favoir des » hérétiques, defquels elle eft aujourd'hui » toute pleine, & que quelque bon roi ou » quelque reine catholique les en chaffât pour jamais ! » *Page 9 2.*

Huit queftions propofées & huit réponfes fur la maladie, caufes, effets & guérifon de la rage, au fujet d'un homme de cette ville de Sens qui eft mort depuis peu de temps, cinquante - cinq jours après avoir été bleffé d'un loup enragé; aux habitans de la ville de Sens. A Sens, in-1 2, 1603.

Cet ouvrage contient un extrait des divers remèdes que les anciens avoient propofés contre la rage ; on y célèbre fur-tout *(page 1 6)* un cautère actuel appliqué fur le front pour garantir de la rage.

Roscius. (A.) *De morfu canis rabidi.* Bafileæ, *in-8.*° 1606.

Codronchius (J. B.) médecin d'Imola :

(283)

De rabie, hydrophobiâ communiter dictâ, libri duo.
Francof. 1610, in-12.

L'auteur, après avoir rapporté un extrait des opinions des plus anciens médecins fur cette maladie, conseille d'administrer tout de suite les purgatifs les plus violens, lorsque la rage a été contractée par les voies salivaires, & de n'y recourir au contraire qu'après avoir fait usage des alexipharmaques & des sudorifiques dans ceux qui ont été mordus par un animal enragé ; mais dans aucun des cas il ne veut pas qu'on les administre lorsque la rage est confirmée *(p. 217.)*

Les cantharides ne lui paroissent point un remède propre à guérir la rage, quand elle s'est une fois déclarée ; leur usage est alors pernicieux, & les cantharides n'ont nullement la propriété de détruire le vénin de la rage, & de l'empêcher de se manifester *(page 215.)* C'est pourquoi *Mercurialis* ne diffère nullement de l'opinion de *Galien* & de plusieurs autres médecins anciens, qui en ont recommandé l'usage intérieurement contre la rage.

Codronchius ne pense pas de même à l'égard de leur application sur la morsure ; il conseille au contraire de former un vésicatoire avec les cantharides, la moutarde, l'hellébore blanc, pour

T ij

en appliquer fur les morfures & en d'autres endroits extérieurs, afin d'entretenir les plaies ouvertes, ou pour en faire de nouvelles *(page 206.)*

Ce médecin confeille de diminuer la quantité du fang, par le moyen des ventoufes appliquées aux extrémités inférieures : cet auteur au refte, a détruit un préjugé des anciens ; ils croyoient que les chiens avoient un ver dans la langue, & qu'on pouvoit les préferver de la rage en le leur ôtant ; mais *Codronchius* dit que ce n'eft point un ver, mais un nerf ; il eût pu dire un corps ligamenteux.

SCHŒFFER. (Martin) De hydrophobiâ ; *Bafil.* 1610, *in-4.°*

En 1615, le parlement de Provence acheta au fieur *Caiffan* un remède contre la rage, qui avoit la plus grande célébrité, & dont on fit conftater le fuccès par divers procès-verbaux. Ce remède confifte en deux onguens, l'un blanc, & l'autre vert ; le blanc étoit fait avec des noix, des oignons, de la graiffe de jeune pourceau châtré, de la mie de pain blanc ou bis ; l'onguent vert étoit compofé avec des jaunes d'œufs, de l'huile rofat, de la farine de

froment , &c. C'eſt avec de pareils topiques
que le ſieur *Caiſſan* croyoit guérir la rage ; il a
vendu ſon ſecret dix-huit cents livres.

*Remède très - véritable pour la guériſon des
perſonnes & animaux mordus des chiens enragés.*
Paris , 1616 , *in-12.* Il eſt inutile de dire
qu'on ne retira pas l'avantage qu'on avoit
attendu de ce remède ; on voulut y ſuppléer
avec la fiente de coucou , & *Géofroi* rapporte
la manière dont il convient de l'adminiſtrer :
n'eſt-ce pas une honte pour l'eſprit humain !

CARANTA, (Jacq.) médecin de Coni, petite
ville de Piémont , a publié un des ouvrages les
plus complets que nous ayons ſur la rage.
*Decadum medico-phyſicarum libri duo , de morſu
canis rabidi.* Savigliani , 1623 , *in-4.°*

L'auteur y établit avec raiſon que l'animal
enragé communique à celui qui eſt ſain , le virus
de la rage par ſa ſalive ſeulement, & il conſeille
pour le traitement de cette maladie une multitude de remèdes déjà connus des anciens , &
auxquels il en joint pluſieurs nouveaux. Il veut ,
1.° qu'on commence par lier le membre au-deſſus
de la morſure , quand cela eſt poſſible; 2.° qu'on
agrandiſſe la plaie , qu'on lui donne une figure

ronde, & qu'on la maintienne ouverte au moins quarante jours ; il eft avantageux qu'il s'en écoule beaucoup de fang ; il confeille d'en irriter les bords , parce que , dit-il , *ad locum dolentem natura tranfmittit humores omnes (page 178)*, & le cautère actuel eft le meilleur moyen qu'on puiffe employer toutes les fois que la morfure n'a pas fon fiége dans des parties tendineufes & nerveufes. Cependant comme le virus hydrophobique eft très-pénétrant , & qu'une partie a déjà pu s'infinuer dans la maffe du fang , quelque promptitude qu'on ait apportée dans l'application des fecours extérieurs, *Caranta* confeille de faigner le malade tout de fuite, fans attendre le troifième jour , fi le fujet eft pléthorique *(page 180)*; mais il ne faut pas recourir aux cathartiques actifs , ni aux lavemens purgatifs violens , parce qu'ils attireroient le venin en dedans, il faut au contraire ufer des plus doux. *Leniens autem quovis tempore dari poteft , nec enim attractionem veneni ad exteriora poteft impedire (page 182.)* Mais lorfque le venin eft parvenu dans les parties internes , alors il faut recourir aux remèdes qui peuvent évacuer violemment le fujet , & l'hellébore lui paroît le plus efficace; il confeille de préférer

l'hellébore noir au blanc, & de le donner fous
forme d'extrait.

Comme il faut fouvent réitérer l'ufage de ce
purgatif, *Caranta* confeille de faire ufage dans
l'intervalle d'un firop compofé de la manière
fuivante :

> ℞. *Fol. fcordii allii rumicis chamedrios, alyffi
> ana. m. I ; rad. fcorfoneræ ; angelicæ afcle-
> piadis ana ℥ f. Fiat f. a.*

Caranta veut que le malade prenne ce firop
le jour qu'il n'aura point fait ufage de l'hellébore,
& qu'on lui donne de temps en temps quelques
lavemens avec de l'huile & de l'eau, pour adoucir
les inteftins que les remèdes irritans pourroient
enflammer ; d'une autre part, il eft d'avis qu'on
ne néglige pas l'ufage des diurétiques, & qu'on
empêche le malade de dormir. *Somnus prohi-
bendus quòd a fuperficie ad centrum trahat. (page
135.)* Quelle théorie ! Et pour empêcher le
malade, de dormir *Caranta* confeille de lui faire
prendre des cordiaux de temps en temps, fur-
tout lorfqu'il paroîtra foible ou fatigué. L'ufage
de la thériaque avec laquelle on mêlera la poudre
d'écreviffes, comme *Galien* l'a recommandé, lui
paroît fort utile.

Caranta recommande encore les écreviffes,

fous d'autres formes, comme l'avoient fait ceux
qui l'ont précédé. Indépendamment des remèdes
dont nous venons de parler, *Caranta*, comme
par une efpèce de regret de n'en avoir pas propofé
un affez grand nombre, joint au traitement qu'il a
prefcrit une fuite infinie de remèdes pour l'extérieur ou pour l'intérieur, les uns plus abfurdes
que les autres, comme les excrémens de chèvre,
de renard, d'agneau, de veau, &c.

AROMATARIIS (Jofeph. de) *difputatio de
rabie contagiofâ;* Venet. 1625. *in-4.*° Francof.
1626, *in-4.*° Cet ouvrage fe trouve inféré dans
les *epiftolæ feleftæ* de G. Richt; *Norimberg*,
1662, *in-4.*°

L'auteur a fixé dans la trachée-artère le fiége
de la rage, & l'a comparée à la fquinancie. C'eft
d'après cette opinion qu'il tâche d'étayer fur la
nature des fymptômes & des ouvertures des
corps, qu'il en conclud que tous les remèdes
contre la fquinancie font utiles dans la rage;
mais comme fes principes font faux, la conféquence qu'il en tire, n'eft pas plus vraie, le
traitement qu'il confeille contre la rage n'ayant
nullement réuffi. D'ailleurs, celui que ce médecin confeille contre la fquinancie feroit fort
dangereux; il veut qu'on reçoure aux garga-

rifmes aftringens *(page 8 o)*, il en cite plufieurs ,
fur-tout un mélange de neige & de glace, *quibus ,*
dit-il , *mirabiliter extinguitur inflammatio fi diu*
retineatur. (page 64.) Il confeille un fréquent
ufage des purgatifs draftiques.

HAMEL, (Marin) chirurgien de Lifieux :
Traité de la morfure du chien enragé. qui enfeigne
les caufes, fignes & prognoflics du mal de rage ,
avec la manière de s'en préferver. Lifieux, *in-1 2 ,*
fans année d'impreffion fur le frontifpice , ni à
l'épître dédicatoire. L'auteur confeille contre la
rage le remède fuivant qu'il dit être excellent :

Prenez fauge , rhue , abfinthe , polypode de
chêne , petite centaurée , menthe , plantin , armoife ,
melifle , &c.

Ce remède qui eft à peu-près celui de *Palmarius ,*
a eu felon notre auteur , beaucoup de fuccès. L'auteur
en confeille plufieurs autres , mais fur lefquels il faut
auffi peu compter.

PHIL. GUIBERT & FR. MALLET , méde-
cins de Paris : *ergo rabiei mare.* Paris , 1623.

CHARL. DUPRÉ *&* CLAUDE GERMAIN ,
médecins de la même faculté : *Ergo hydrophobi*
medicandi. Paris , 1631.

VINKARD & SENNERET , en 1634 , célé-
brèrent contre la rage l'ufage des vers de mai ,
meloe profcarabeus Linnei, infecte qu'on connoît

encore fous le nom d'efcarbot, *fcarabée onctueux.*
Ces auteurs ont recommandé ces infectes intérieurement contre la rage, & ils ont cité diverfes
guérifons opérées par ce remède. *Thefaurus
pharmaceuticus galeno-chimicus.* Francfort, 1626,
Andri. Recherches fur la rage (page 78).

FRED. BONAVENTURA : *Utrum homo rabie
affici poffit, affectus interire, ex Ariftotelis fen-
tentiâ.* Urbini, 1627, *in-4.°*

SLEGEL (M. A.) *De hydrophobiâ.* Jenæ,
1640, *in-4.°*

TAPPE. (Jac.) *De hydrophobiâ.* Helmftad,
1659, *in-4.°*

*Remède infaillible & très-avéré par l'expérience
continuelle de plufieurs fiècles, pour préferver de
la rage, tant les hommes que les animaux, avec
un fecret pour faire un baume, tiré du cabinet
de M. le cardinal de Richelieu.* Poitiers,
in-16, 1658.

Ce remède confifte dans un breuvage fait
avec la rhue, la fauge, les marguerites fauvages, les racines d'églantier, de fcorfonère,
de l'ail, *&c.*

Le baume tiré du cabinet de M. le cardinal
de Richelieu étoit compofé avec les balauftes,
l'écorce de grenade, le ftorax, les noix de

cyprès, l'orcanete & une poignée de fel, fuie, de l'huile d'olives & du vin.

DUREY. (C.) *De ftupendo & lugendo infortunio ex lupo rabiente narratio veriffima.* Divione, 1661, *in-8.*

L'auteur rapporte l'exemple de quelques perfonnes qui ont mangé avec fuccès le foie de l'animal enragé, qui les avoit mordues, pour fe garantir de la rage. Il tua lui-même un loup enragé qui avoit mordu dix perfonnes : neuf périrent de la rage ; il n'y en eut qu'un de fauvé, & ce fut précifément celui qui avoit mangé le foie de l'animal enragé dans l'efpace de trois jours, après l'avoir lavé dans du vin, & fait fécher au four, fuivant le confeil de *Galien,* de *Diofcoride* & de *Pline.*

Ant. Ruffin & J. B. Ferrand, médecins de Paris : *Ergo rabidis mare.* Paris, 1661.

Amman (Paul), profeffeur de médecine à Leipfic : *Diff. de rabie feu hydrophobiâ.* Lipf. 1662, *in-4.*

LIMMER. (Conr. Phil.) *De hydrophobiâ.* Altorf, 1668, *in-4.*

BEIER. (Phil. Henr.) *De rabie vel hydrophobiâ.* Hall. 1669, *in-4.*

ROESLER, (Chriftoph.) méd. *Sur un remède*

contre la morſure des chiens enragés. Éphém. des curieux de la nat. 1672.

HANNEMAN : *Remède éprouvé contre la rage.* Actes de Copenhague , 1673.

HELLOT, (Marc. Ant.) méd. de Paris : *De demorſis à cane rabido colocynthis.* Paris , 1676, *in-4.°*

SCHULSIUS. (Sim.) *Obſ. ſur la rage.* E. N. C. 1676.

SCHMID. (Jean) *Sur une hydrophobie cachée pendant vingt ans.* E. N. C. 1678.

L'auteur parle d'une fille qui avoit été mordue par un chien enragé , & qui éprouvoit déjà divers ſymptômes de rage. Elle fut guérie , ſuivant lui, de cette cruelle maladie par les alexipharmaques, & notamment par la thériaque.

On lit dans les *Éphémérides des curieux de la nature*, décad. 1 , année 3 , *obſ. 302*, qu'on donna deux vers de mai à trois perſonnes qui avoient été mordues par des chiens enragés , que ces perſonnes piſſèrent du ſang après avoir pris le remède, & qu'elles furent ainſi garanties de la rage.

BRECHFELD. (J. H.) *Ouverture du cadavre d'un hydrophobe.* Actes de Copenhague , 1679.

E. GOKELIUS : *Bericht von wütenden Hundſbiſſen.* Augſpurg , *in-4.°* 1679.

LOSSIUS. (Jérém.) *De hydrophobiâ. in-4.°* 1682.

MERCKLIN. (G. A.) *Hydrophobie spontanée.* Éphém. nat. cur. 1686.

HANSEN. (J. Wilh.) *De rabie caninâ atque hydrophobiâ.* Duisburg, 1686, *in-4.°*

MAYERNE (Théodore) proposa contre la rage parties égales de vipérine & de fleurs de l'herbe de S.ᵗ Jean, à la dose d'un scrupule & au-delà dans de la thériaque. *Transact. phil.* 1687.

Le D. HULSBOOS conseilla les feuilles de rhue, l'ail & la limaille d'étain incorporées.

La même année, le S.ʳ *Rob. Gourdon* communiqua à la Société royale de Londres, par ordre du Roi, le remède suivant, pour guérir les personnes & les animaux qui ont été mordus par des animaux enragés.

℞. Des racines d'aigremoine, de prime-rose, de pivoine simple, des feuilles de buis, de chaque une poignée, le noir des pattes d'écrevisse, de la thériaque de Venise, de chacun un gros : faites bouillir le tout dans du lait ; mettez dans une bouteille sans le passer, & faites-en prendre à l'animal que vous voulez guérir de la rage trois ou quatre cuillerées le matin pendant trois jours de suite avant la nouvelle & la pleine lune.

ALBINUS. (B.) *De hydrophobiâ : * Erfurt, 1687, *in-4.*

MURALTO. (J. de) *Sur les effets de la rage.* E. N. C. 1688.

GERDES. (J.) *Idea errans & furibunda in hydrophobiâ conspicua.* Roſtock, 1689, *in-4.* *De hydrophobiâ.* Greiffwalde, 1696, *in-4.* M. *de Haller* attribue ces deux diſſertations à cet auteur.

NEUHAUS. (G.) *Homo hydrophobus ſeu exerciatio de hydrophibiâ.* Hamm. 1689, *in-12.* Voyez *Haller*, Bibl. chir.

OPPERDOES. (P.) *De hydrophobiâ:* Leid. 1693, *in-4.*

WEDEL. (Georg. Wolf.) *De hydrophobiâ :* Ienæ, 1695, *in-4.*

STEMAN : *De hydrophobiâ.* Utrecht, 1695, *in-4.* Voyez *Haller*, Bibl. chir.

RAVELLY, (Jean) médecin de Metz, conſeilla l'uſage intérieur du mercure contre la rage : *Traité de la maladie de la rage, in-12.* Paris, 1696.

L'auteur veut qu'on commence le traitement de la rage par les vomitifs, parce qu'ils évacuent plus puiſſamment la bile & les acidités des humeurs qui font la mélancolie & la rage, que ne feroient

les purgatifs ; il conseille de préférer les émétiques antimonieux à tous les autres. Après les
vomitifs, on recourra aux alexipharmaques, tels
que l'esprit de sel ammoniac, les sels volatils de
vipères. Pour diminuer l'irritation des voies
urinaires, on peut, dit-il, donner fort à propos
deux onces de jus de citron, avec deux onces
d'huile d'amandes, & une once de sirop de violettes ou des cinq racines apéritives. Ce remède,
ajoute-t-il, tempère le venin des gonorrhées, &c.
&c. Ravelly conseille aussi beaucoup d'autres
diurétiques ; il voudroit aussi qu'on recourût à la
transfusion du sang artériel d'un animal ou de
quelqu'autre liqueur dans les veines d'un enragé ;
mais ce que cet auteur a dit de plus intéressant,
c'est que le mercure est le remède de la rage
comme il est celui de la vérole. La salivation
lui paroît inutile, & il conseille de donner
tous les jours un bol composé de la manière
suivante :

Prenez douze ou quinze grains de mercure doux,
ou bien dix à douze de cinabre d'antimoine,
qui est encore ici le meilleur à cause de son
soufre précipitant & anodin, douze grains de
poudre d'yeux d'écrevisses, ou bien de coquilles
de mer, cinq grains de sel volatif de succin
ou karabé : faites un bol avec quelque conserve

ou firop ; & donnez-le tous les jours à jeun.
Ce remède doit être continué quelques femaines ; mais il faut purger au commencement
& tous les fept à huit jours avec un purgatif;
le plus propre, dit *Ravelly*, font les pilules
mercurielles.

WINTHER. (J. G.) *De rabie.* Rintel,
1697, *in-4.°*

Le *lychen cinereus terreftris* dont *Mead* a fait
de fi grands éloges d'après *Dampier*, n'a pas
mieux foutenu fa réputation, foit qu'on l'ait
donné feul, foit qu'on l'ait donné avec le poivre
noir.

℞. *Lichenis cinerei terreftris p.* ʒ I I.
  Piperis nigri   *p.* ʒ I.
in pulverem fimul contundantur. Ce remède eft
aujourd'hui généralement abandonné. Voyez les
Tranfaĉt. phil. n.° 237, & l'ouvrage de *Mead:*
De venenis tentamen, de cane rabid.

M. *Tauvry* fe récria contre la méthode où
l'on étoit d'adminiftrer aux hydrophobes des
remèdes chauds & âcres, à l'exception du fel
marin dont il approuva l'ufage.

M. *Tauvry* blâma auffi la méthode de faire
boire de l'eau aux hydrophobes, parce que
celui qu'il avoit traité s'étoit toujours trouvé
plus

(297)

plus mal après en avoir bu. Les émétiques,
penſoit M. *Tauvry*, faciliteroient la guériſon,
ſi on pouvoit les faire reſter quelque temps
dans l'eſtomac. Un hydrophobe, dont parle
M. *Tauvry*, ſe ſentoit toujours ſoulagé après
qu'il avoit beaucoup vomi ; peut-être, dit
ce médecin, le mercure en grande quantité
forceroit-il les obſtacles que le reſſerrement des
veines apporte à la circulation ; peut-être ſeroit-il
à propos d'uſer de précipitans, qui corrigeroient
l'âcreté de la ſalive ou de la bile, après quoi
l'uſage du lait rendroit au ſang les parties nour-
ricières dont il a été dépouillé.

L'opinion de M. *Tauvry* eſt une pure hypo-
thèſe, & le traitement qu'il établit ſur un fondement ſi peu ſolide, n'a pas été confirmé par
l'expérience. *Hiſt. de l'Acad. des Sciences;* 1699.

*AUTRES TRAITEMENS communiqués par
des membres de l'Académie des Sciences.*

M. *Poupart* rapporte l'hiſtoire d'une femme
enragée qu'on ſaigna juſqu'à défaillance ; elle
reſta liée ſur une chaiſe pendant un an ; elle
fut ſeulement nourrie de pain & d'eau, & elle
guérit, dit-on, par ce traitement.

U

Il eſt encore fait mention dans les *Mémoires de l'Académie des Sciences* , même année , de perſonnes qu'on croit avoir guéries de l'hydrophobie en les inondant d'une grande quantité d'eau. On y lit qu'on a guéri un hydrophobe en lui jetant deux cents ſceaux d'eau après l'avoir lié à un arbre.

M. *Berger* rapporte que de pluſieurs perſonnes qui avoient été mordues par des animaux enragés, deux que l'on ſaigna au front, guérirent, & que les autres moururent. M. *Duhamel* , ancien ſecrétaire de l'Académie, ſoutient que l'eau ſalée ſur la plaie ſuffiſoit pour prévenir la rage.

Une jeune fille dont parle M. *Morin* , membre de la même Académie , qui avoit été mordue à la main par un petit garçon enragé , eut tous les accidens de la rage. On commença, ſeize jours après la morſure , de la mettre dans un grand bain d'eau de rivière, plus froide que chaude , où l'on avoit fait diſſoudre un boiſſeau de ſel ; on l'y plongeoit toute nue , & on l'en retitiroit à diverſes repriſes ; & après qu'on l'eut extrêmement tourmentée de cette manière , on la laiſſa aſſiſe dans le bain & toute étourdie : quand elle vint à regarder l'eau où elle étoit , elle fut toute étonnée de ce qu'elle la voyoit fans émotion. La malade refta avec de la fièvre, des envies de vomir, & les vomiffemens la foulagèrent ; on la remit plufieurs fois dans le bain, & elle recouvra fa fanté dans l'efpace d'environ un mois. *Hiftoire de l'Académie des Sciences*, 1699.

LENTILIUS. (Rofinus) *De hydrophobiæ caufâ & curâ.* Ulmæ, 1700, *in-8.*

L'auteur y rend compte d'un jeune homme mort de la rage, qui avoit été mordu trois ans auparavant par un chien enragé ; il rapporte quelques exemples d'hydrophobie fpontanée : il croit que la lymphe eft principalement affectée dans la rage, & il regarde les alkalis volatils comme les meilleurs remèdes de la rage.

EYSELIUS. (J. Phel.) *De Hydrophobiâ.* Erfurt. 1705, *in-4.*

RIDLEY. (H.) *Obfervationes medico-practicæ (de hydrophobiâ).* Lond. 1703, *in-8.*

MULDER. (Didericus) *De rabie hydrophobicâ.* Leid, 1707, *in-4.*

FINGER. (J. P.) *De hydrophobiâ.* Utrecht, 1711, *in-4.*

HUNAULD, médecin d'Angers, père du célèbre anatomifte. *Entretiens fur la rage & fes remèdes.* A Châteaugontier, *in-12.* 1714.

L'auteur penſe que le virus hydrophobique eſt de la nature des acides , & il donne une explication mécanique de ſon action dans le corps humain , mécaniſme d'où il dérive les divers ſymptômes de la rage ; il prétend que les meilleurs remèdes contre la rage ſont ceux qui ſont chargés des alkalis, tels ſont « les coquilles » d'huîtres calcinées , les cancres deſſéchés , leurs yeux , leurs pattes , le corail même ». Les remèdes chauds paroiſſent à l'auteur plus propres à augmenter l'intenſité des ſymptômes qu'à les diminuer. Du reſte, M. *Hunauld* conſeille de recourir aux autres remèdes généraux , tels que la ſaignée , les bains ; mais il dit qu'il ne faut pas compter ſur leurs effets s'ils ſont adminiſtrés ſeuls ; il loue la méthode de cautériſer les plaies , & elle lui paroît préférable à celle des ſcarifications. L'auteur termine ſon ouvrage par une ſuite de recettes contre la rage , extraites de divers auteurs, ou qui lui ont été communiquées.

HEINS. (Nic. V.) *De hydrophobiâ*. Leid , 1716 , *in-4.°*

M. *Aſtruc* fit ſoutenir dans une thèſe , que le mercure étoit le véritable ſpécifique de la rage. *De hydrophobiâ*. Monſpel. 1719 , *in-12*.

FOURNYÉ, (Pierre) docteur en médecine de l'université de Montpellier.

Dissertation sur l'hydrophobie. Agen, 1719, *in-12.*

L'auteur dédie cette dissertation à M. *Astruc* son maître ; il y donne l'histoire d'un hydrophobe, & fait part de ses conjectures sur cette maladie ; il conclud que jusqu'à ce qu'on ait trouvé le véritable spécifique de la rage, on doit se servir du mercure pour exciter une douce salivation à ceux qui ont été mordus par un animal enragé, après avoir préparé les malades par le bain & beaucoup de petit-lait ; & comme ce virus s'associe par une certaine sympathie avec la salive, l'épuiser par ce débouché.

BUCHNER. (A. E.) *De rabie caninâ ad mentem celeberrimorum nonnullorum nostræ ætatis virorum.* Erford, 1726, *in-4.ᵉ De nonnullis ad rabiem caninam & hydrophobiam pertinentibus.* Hall. 1767, *in-4.ᵉ*

FETZER. (J. T.) *De morsu canis. rabidi.* Landshut, 1733.

RUCKER. (J. Henr.) assure avoir garanti de la rage quelques personnes par le cautère actuel appliqué sur les morsures faites par des chiens enragés. Voyez l'ouvrage intitulé *Commercium litterarium* , publié par *Trew*.

IENNES, (J.) profeffeur de médecine à Édimbourg , *fur une hydrophobie produite par une imflammation de l'eftomac, guérie par de copieufes & fréquentes faignées. Effai de méd.* d'Édimbourg.

NOURSE, (Edouard) chirurgien, rapporte l'hiftoire d'un homme mort de la rage, dix-neuf mois après avoir été mordu par un chien enragé. *Tranfact. phil* n.° 445.

TEICHMEYER, (H. Fr.) profeffeur de médecine à Iene , *De morfu canis non rabidi perniciofo.* Ien., 1736, *in-4.*

TELLIER. (Nicole) *Ergo rabies ab acido.* Paris , 1738, *in-4.*

HAGUENOT, (P.) profeffeur en médecine à Montpellier, *Obfervations fer l'hydrophobie.* Mém. de la Société de Montp. *t. I ,pag.* 338.

FALEZE. (Franco) *Tr. della idrophobia;* Lucca, 1739, *in-8.*

M. DESSAULT, médecin de Bordeaux, confeilla des friétions mercurielles.

Differtation fur la rage, avec la méthode de s'en préferver & guérir. Bordeaux , 1738, *in-12.*

(303)

PLUMMER. (André) *Sur la rage.* Actes d'Edimb. tome V, n.° 51.

JAMES, (Robert) médecin Anglois. *Method of preserving and curing the madneſs cauſed by the bite of a mad dog.* London , 1735 , *in-8.°* 1741 , *in-8.°* 1760, *in-8.°* & en françois par M. *Bouillet* , dans ſes *Elem. de med. pract.* Beziers , 1743.

L'auteur y rapporte pluſieurs obſervations qui tendent à prouver l'effet du mercure contre la rage.

OLIVIER , docteur en médecine. *Diſſ. ſur la rage , où l'on trouve les moyens de s'en préſerver & guérir.* Lyon , 1743 , *in-8.°* de 61 pages.

SCHULZE, (J. H.) célèbre profeſſeur de médecine. *De morſu canis rabidi & hydrophobiâ.* Hall. 1744 , *in-4.°*

STEIN. (J. Jac.) *Caſus hydrophobiæ lethalis , ſine delirii notâ.* Regiomont. 1747 , *in-4.°*

LE COMTE. *Sur une hydrophobie bien caracté-riſée , & guérie avec la poudre d'huître calcinée.* Acad. des Sciences , 1749.

SAUVAGES, (Fr. de) célèbre profeſſeur de médecine à Montpellier.

Sur la nature & la cauſe de la rage. Touloufe , 1750 , *in-4.°* & dans ſes *Chef-d'œuvres ;* Paris ,

1771 , *in-12* ; & en italien dans un ouvrage qui a pour titre , *Nuova racolta di opere Scient.* tome IV.

M. de *Sauvages* établit d'une manière convaincante, d'après la théorie la plus recherchée, & d'après diverses observations, l'efficacité des frictions mercurielles contre la rage.

Nous avons emprunté de cet auteur diverses remarques concernant la théorie & le traitement de la rage, dont nous avons parlé dans cet ouvrage, soit pour les adopter, soit pour les réfuter.

Dufau, médecin à Dax, & correspondant de l'Académie des Sciences.

Remarques critiques sur la dissertation touchant la rage , de M. de *Sauvages* ; 1750 , *in-12.*

On proposa cette année (1750) dans les Transactions philosophiques , *n.°* 474 , une poudre comme un spécifique de la rage, c'est la poudre de *Tunquin* , dont voici la recette.

℞. Seize grains de musc , vingt grains de cinabre artificiel & autant de naturel ; on mêle le tout ensemble, & on le fait prendre, soit dans un verre d'eau de riz , soit en forme d'opiat incorporé avec du miel ou avec du sirop ; on répéte le remède, s'il ne réuſſit pas la première fois.

GMELIN (Philippe Fréd.) publia en faveur de la poudre de *Tunquin* la diſſertation ſuivante : *De antidoto novo adversùs affectus morſus rabidi canis.* Tubing. 1750.

Le D. HILLARY s'eſt ſervi avec ſuccès d'un bol compoſé de camphre ſix grains, muſc ſeize grains, cinabre ʒ', baume du Perou q. ſ. Il faiſoit prendre ce bol pluſieurs jours, & il faiſoit boire d'une tiſane compoſée avec la valériane & le ſaſſafras ; il faiſoit ſaigner abondamment au commencement de la rage, & augmentoit alors l'uſage des calmans.

BROGIANI, (Dominique) de Florence, & profeſſeur de médecine à Piſe.

De veneno animalium naturali & adquiſito tractatus. Florent. 1752, *in-4.*°

Cet auteur aſſure que l'on a vu, en Toſcane, des accidens de rage, ſurvenus à des hommes qui avoient été mordus par des ſalamandres & par des araignées. Il prétend qu'on doit diſtinguer l'hydrophobie de la rage ; la première arrive dans les maladies aiguës : il regarde comme peu efficace le ſecours des boiſſons, mais il compte beaucoup ſur le cautère.

NUGENT , (Christophe) médecin à Bath.
Essay on the hydrophobia. Lond. 1753 , *in-8.°*
& en françois , par *Charl. Alston.* Paris , 1754 ,
in-12.

Ce médecin a traité avec un succès manifeste
une femme qui avoit été mordue par un chien
enragé , & qui éprouva la plupart des symptômes
qui ont coutume de caractériser la rage ; elle
avoit déjà fait usage de la poudre recommandée
par M. *Mead* , & elle éprouvoit l'hydrophobie
la plus complète , avec des spasmes convulsifs
affreux. Lorsque M. *Nugent* commença à lui
administrer des remèdes , il lui fit d'abord tirer
environ quinze onces de sang , & il ordonna
ensuite l'usage de la poudre de M. *Georges
Cobb* , dont voici la formule.

> Cinabre naturel & factice , de chacun vingt-quatre
> grains , de musc vingt grains ; réduisez le tout
> en poudre très-fine que vous mêlerez avec un
> peu de miel ou avec du sirop de capillaire pour
> faire un bol.

Nugent fit prendre à la malade une pilule de
deux grains d'extrait thébaïque , de trois en trois
heures ; il fit appliquer sur la partie antérieure
du cou un emplâtre de galbanum avec demi-
once d'extrait thébaïque , & il fit frotter le bras

qui avoit été mordu par l'animal enragé, avec de l'huile d'olive.

Ces remèdes furent prescrits environ deux heures après que la malade fut attaquée de l'hydrophobie ; ils firent peu d'effet d'abord, ce qui détermina le D. *Nugent* de faire continuer les mêmes remèdes ; mais le lendemain, l'hydrophobie avoit augmenté, son pouls étoit plus fort & plus vîte que le jour précédent : notre médecin crut alors devoir faire tirer environ onze onces de sang, il prescrivit aussi un clistère avec le vin d'antimoine. La saignée fut réitérée une troisième fois chaque soir, on frotta le bras avec de l'huile ; cependant la malade ayant ressenti un grand mal d'estomac suivi de quelques vomissemens, le D. *Nugent* crut devoir prescrire dix grains de thurbith minéral en bol, & la poudre avec la pilule, de trois heures en trois heures après, aussitôt que son estomac pourroit le souffrir. Le cours des urines souffroit aussi quelque altération, ce qui détermina le D. *Nugent* à faire usage du nitre : les urines qui avoient été fort claires & peu abondantes, furent plus copieuses, elles laissèrent déposer un sédiment notable ; la déglutition des liquides se rétablit ; la malade dormit & sua abondamment,

& elle fut guérie après avoir éprouvé quelques viciſſitudes qui contrarièrent ſingulièrement le traitement.

Le D. *Nugent* appuie cette obſervation très-importante ſur une théorie fort lumineuſe ; il regarde la rage comme une maladie convulſive qui peut devenir inflammatoire. Le virus de la rage agit ſur les nerfs , les irrite ; mais il faut à ce virus un temps plus ou moins long avant qu'il ſoit aſſez délétère pour produire les funeſtes effets de la rage. Le D. *Nugent* penſe que ce virus agit ſur la ſubſtance propre des nerfs , & non ſur les eſprits vitaux.

GALLARATI. (Pietro Clemente Lomeni) *Reffliſſioni ſul morſo d'un cane rabioſo.* In Milano, 1754 , *in-8.*

Bruce. (Alex.) *De hydrophobiâ.* Edimb. 1755, *in-8.*° & dans la collect. des thèſes de Médecine de M. *Haller.*

M. *Darluc ,* médecin de Provence , publia dans le *Journal de médecine* diverſes obſervations ſur des perſonnes mordues par des animaux enragés , qui ont été préſervées de la rage par les frictions mercurielles. *Journal de médecine , ſeptembre* 1755.

Obſervations favorables au traitement par les

frictions mercurielles ; communiquées par M. *Rose* , chirurgien. *Journal de médecine du mois de septembre* 1756.

CHOISEL, (Claude de) jésuite, apothicaire de Pondicheri, est auteur d'un ouvrage publié par M. *Belet ,* & qui a pour titre : *Nouvelle méthode sûre pour le traitement des personnes attaquées de la rage ;* Paris , 1756, *in-8.*° & en anglois, *Lond.* 1757 , *in-8.*°

On y trouve l'histoire de diverses personnes mordues par des animaux enragés, qui ont été garanties & même guéries de la rage par les frictions & par les pilules mercurielles : « Je commence, disoit ce religieux, par faire une « friction avec une dragme d'onguent mercuriel « sur la partie mordue, en tenant ouverte, autant « qu'il est possible, la plaie faite par les dents « de l'animal , afin que l'onguent puisse y « pénétrer. Le lendemain, je réitère la friction « sur tout le membre mordu, & je purge mon « malade avec un gros de pilules mercurielles. « Le troisième jour après , une friction sur la « partie mordue seulement ; je lui fais prendre « une pilule mercurielle, ou la quatrième partie « de la dose ci-dessus ; je continue ainsi , pen- « dant dix jours , à lui donner tous les matins «

» une friction d'un gros d'onguent & le petit
» bol fondant, qui communément procure au
» malade deux ou trois felles, & empêche que
» le mercure ne fe porte aux parties fupérieures.
» Les dix jours étant accomplis, je purge de
» nouveau avec les mêmes pilules, & je le
congédie ».

Pilules mercurielles.

℞. Trois gros de mercure crud éteint dans un
gros de térébenthine ; rhubarbe choifie, coloquinte en poudre, gomme gutte, de chaque,
deux dragmes, le tout incorporé avec fuffifante
quantité de miel écumé : la dofe eft d'un gros.

« L'auteur affure avoir traité par fa méthode,
» avec le plus grand fuccès, plus de trois cents
» perfonnes, fans qu'une feule ait été affligée
du plus petit fymptôme de la rage ».

CATANI, (Alexandre) chirurgien du roi de
Naples. *Rifflessioni fopra un nuovo antilisso;*
Neapoli, 1756, *in-8.*

L'auteur célèbre l'ufage du *lychen cynereus,*
du poivre & de plufieurs autres remèdes dont
l'expérience a démontré l'inutilité. *Voyez* ce
que nous avons dit de cet ouvrage à l'article
des bains dans le traitement de la rage.

ARRIGONI, (Antoine) docteur en médecine,

conseille de joindre aux mercuriaux l'usage des antispasmodiques contre la rage , tels que le musc , le camphre , sur la propriété desquels il a fait diverses remarques utiles. *Della mania , della frenesia & della rabia dissertatione.* In Milano , 1757 , *in-4.°*.

BENEVENUTI (Joseph) a publié une dissertation sur la rage, dans un recueil intitulé : *Diss. & quæstiones medicæ.* Lucca , 1757 , *in-8.°*

La même année, M. *Lavirote*, docteur-régent de la faculté de Paris , conseilla l'usage des frictions mercurielles pour guérir la rage. Voyez *le Journal des Savans , mois de juillet* 1757.

M. LE JOYANT, curé de N. D. de la Quinte près le Mans , conseilla l'usage d'un remède qui ne diffère de celui de *Paulmier* par aucun article essentiel. Voyez *le Journal de médecine ,* février 1757 ; & un ouvrage qu'il vient de publier , sur cet objet. *Paris ,* 1780 , *in-12.*

M. DUHAUME, aujourd'hui docteur-régent de la faculté de médecine de Paris , démontra l'utilité des frictions mercurielles , dans une fort bonne thèse *an hydrophobiæ hydrargirosis. Affirmat.* Paris , 1759.

M. DUHAUME a aussi publié : *Lettre d'un*

médecin de Paris à un médecin de province, sur le traitement de la rage. A Saint-Hubert. *In-4.* 17 *pages*, 1776.

L'auteur donne dans cette lettre un précis hiſtorique des travaux les plus connus ſur la rage, & il y joint un extrait de ſa thèſe *an hydrophobiæ hydrargiroſis*, dont nous venons de parler ; il propoſe un traitement bien motivé pour la rage confirmée, & conſeilleroit en pareille circonſtance de débuter par une forte ſaignée du pied, *ad animi deliquium*, de jeter enſuite beaucoup d'eau froide ſur le malade pour le faire revenir à lui, & d'appliquer auſſi-tôt la pommade mercurielle, à la doſe de quatre gros au moins pour cette première friction : on la répéteroit à pareille doſe au moins de douze en douze heures & pendant trois jours conſé-cutifs, obſervant de faire donner dans l'intervalle de chaque friction deux lavemens purgatifs pour déterminer la criſe par les ſelles, &c. A ces ſecours, M. *Duhaume* conſeille de joindre les antiſpaſmodiques, du quinquina, un éméto-cathârtique, les épipaſtiques aux pieds, aux jambes, les attractifs autour de la gorge, &c.

M E R L E T. *Remède contre les morſures des chiens enragés.* Journal de Trévoux, Nov. 1759.

Rœderer,

RŒDERER. (J. G.) *Diff. de morfu canis rabidâ
fanato.* Goëtting , 1760 , *in-4.*

KALTSCHMID. (C. F.) *De falivatione mer-
curiali , ceu indubio præfervationis & curationis
remedio adversùs rabiem caninam.* Jenæ, 1760.

HAAG. (Ant. Nic.) *De hydrophobiâ ejufque
per mercurialia potiffimum curatione.* Argentorati ,
1761 , *in-4.*

SIELIG (*Chr. Fred.*) foutint fous la préfidence
de C. C. *Schmiedel* la differtation fuivante : *De
hydrophobiâ ex efu fructuum fagi.* Erlang , 1762 ,
in-4.

TISSOT médecin célèbre de Laufane , fi
recommandable par les Ouvrages utiles qu'il a
publiés, a expofé , dans fon Avis au peuple ,
un traitement méthodique de la rage.

Le mercure , fuivant M. *Tiffot* , adminiftré
fous la forme de frictions , eft auffi efficace
contre la rage qu'il l'eft contre le mal vénérien.
Ce médecin affure que les frictions n'ont été
démenties par aucune obfervation contraire,
& qu'il les a ordonnées à un grand nombre de
perfonnes fortement mordues par des chiens
enragés , fans qu'aucune ait été attaquée par
cette maladie.

X

Non-feulement on peut fe préferver de la rage par ce remède, mais on peut la guérir quand elle s'eft manifeftée par fes fymptômes. M. *Tiffot* confirme par l'exemple fon opinion ; il obferve cependant qu'il y a eu des cas dans lefquels il a été inutile : mais quelle eft la maladie, dit ce médecin juftement célèbre, qui n'ait fes cas incurables !

M. *Tiffot* confeille, d'abord après la morfure, de couper les chairs qui ont été touchées, &, fi on peut le faire fans danger, de brûler même quand on le pourra ; de laver enfuite la plaie avec de l'eau tiède légèrement falée, & d'en frotter les bords une fois par jour avec un demi-quart d'once d'onguent mercuriel fait au tiers avec de la graiffe, &c. Il veut qu'on panfe la plaie avec un onguent fort doux, comme feroit l'onguent bafilicum ; tous les jours il faut donner au malade une prife d'une poudre compofée de vingt-quatre grains de cinabre naturel, d'autant de cinabre factice & de feize grains de mufc. Cependant M. *Tiffot* compte peu & avec jufte raifon fur le mercure donné fous cette forme ; il prefcrit pour boiffon la tifane d'orge & de fleurs de tilleul, d'entretenir le ventre libre par des relâchans ou des layemens, & de mettre tous les jours les jambes dans l'eau tiède.

Si la rage étoit déjà déclarée, & que le malade fût robuste & sanguin , M. *Tissot* est d'avis qu'on lui fasse d'abord 1.° une très-ample saignée qu'on réitérera plusieurs fois, s'il est nécessaire ; 2.° le bain tiède une ou deux fois par jour si l'on peut y mettre le malade ; 3.° deux ou trois lavemens émolliens tous les jours ; 4.° de frotter la plaie & ses environs avec la pommade mercurielle ; 5.° de faire des frictions sur tout le membre qui a été mordu avec de l'huile, & de le laisser enveloppé avec une flanelle huilée ; 6.° de donner au malade de trois en trois heures une prise d'une poudre composée de cinabre factice & de musc , avec quelques tasses d'infusion de tilleul & de sureau ; 7.° de donner tous les soirs un bol fait avec une dragme de racine de serpentaire de Virginie, dix grains de camphre , autant d'assa-fœtida, un grain de musc & suffisante quantité de conserve de sureau , pour former un bol : 8.° s'il y avoit de grands soulèvemens de cœur, de l'amertume dans la bouche , on devroit procurer le vomissement avec trente - cinq à quarante-cinq grains d'ipécacuanha.

Il faut peu de nourriture pendant le traitement. Si le malade en defire, il faudra, dit M. *Tiſſot*, lui permettre quelques panades, du bouillon au pain, du lait, & l'on doit rigou-reuſement lui défendre toute ſorte d'alimens échauffans. Voy. *l'Avis au peuple* de M. *Tiſſot*.

POUTEAU, (Claude) célèbre chirurgien de Lyon. *Eſſai ſur la rage, lû dans l'académie de Lyon le 24 mai 1763.*

Le venin de la rage agit, ſuivant M. *Pouteau*, ſur le corps de l'homme & des animaux d'une manière fort analogue à celui de la vipère, & l'auteur établit ce parallèle d'une manière ſéduiſante ; il rapporte l'hiſtoire d'une rage qui s'eſt développée après un accès de colère. Ce célèbre chirurgien réfute l'opinion de ceux qui ont avancé que le virus de la rage pourroit être abſorbé par la peau, ſans aucune ſolution de continuité. Il croit que ce n'eſt que par les voies ſalivaires & par l'introduction du venin dans le ſang par les morſures, que la rage peut être communiquée.

Selon M. *Pouteau*, le meilleur moyen de prévenir les dangereux effets de la morſure d'un animal enragé, c'eſt d'emporter par l'inſtrument tranchant la partie mordue, en obſervant de la détacher du membre avec les précautions que la prudence dicte , pour éviter l'ouverture des gros vaiſſeaux. Ce moyen n'eſt cruel qu'en apparence , puiſqu'il ſeroit le plus efficace de tous pour prévenir l'invaſion de la rage : nous ne croyons cependant pas que cette réſeĉtion des chairs doive diſpenſer de tout autre traite- ment. Il faudroit encore adminiſtrer les mer- curiaux combinés avec les antiſpaſmodiques , parce que le venin de la rage indépendamment de ſa partie fixe & tenue eſt auſſi doué d'une partie volatile qui peut pénétrer promptement le ſang. Ce traitement combiné devient préfé- rable aux onĉtions huileuſes que M. *Pouteau* recommande. Ce remède n'eſt pas plus efficace contre la rage que contre la morſure de la vipère. S'il y a quelque différence , ç'eſt que ceux qui ont été mordus par la vipère guériſſent preſque d'eux-mêmes ſans autre ſecours (ce qui a fait que les auteurs qui ont propoſé des remèdes les plus oppoſés par leurs effets contre la morſure de la vipère, ont eu des obſervations favorables), & que ceux qui ont été mordus par un animal enragé , périſſent s'ils ne ſont ſecourus que par des topiques huileux. Rien ne peut ſuppléer aux mercuriaux.

LAYARD *(Daniel Pierre)* doĉteur en médecine

à Londres, connu par son zèle pour les progrès de son art, a publié *Essay on the bite of a mad dog.* London, 1763, *in-8.°* L'auteur recommande principalement les frictions mercurielles pour prévenir l'invasion de la rage, cet ouvrage est intéressant & mérite d'être lû.

MANGOLD. (Christ. Andr.) *De hydrophobiâ a morsu animalium rabidorum & aliis causis.* Erford, 1765, *in-4.°*

TRIBOLET. (Fr. L.) *De hydrophobiâ sine morsu prævio.* Basil. 1765, *in-4.°*

PELÉE DE VALONCOURT. *An rabiei opium! Affirm.* Paris, 1766.

CANTWEL (Andr.) médecin de Paris a publié à la suite du traité des maladies des yeux par Saint-Yves, *Histoire d'un remède ... contre la morsure du chien enragé.* Amsterd. 1767, *in-12.*

BEGONTINA. (J. M.) *De hydrophobiâ.* Viennæ, 1768, *in-8.°*

BAUDOT. *(M.)* médecin à la Charité-sur-Loire. *Essais anti-hydrophobiques.* Bourges, 1770, *in-4.°* Cet habile médecin démontre par diverses observations très-intéressantes, les avantages des frictions mercurielles; il a même guéri par ce moyen une personne qui éprouvoit les premiers symptômes de la rage.

M. *Duhamel du Monceau* recommanda contre la rage un remède compofé avec une poignée de rhue, d'abfynthe, de fauge, de chaque une petite poignée, le double de marguerites fauvages, une groffe gouffe d'ail ou deux petites. Il faut hacher le tout menu, piler dans un mortier avec le double du fel qu'il faut pour faler un bouillon ; verfez deffus un verre de vin blanc ; fi le cas eft preffant, exprimez-le pour en faire boire au malade : fi on a le temps on laiffe infufer du matin au foir ; on paffe le tout à travers un linge & on en fait boire un verre au malade le matin à jeun, &c. &c.

M. *Duhamel* entre dans d'autres détails concernant l'adminiftration de ce remède, que nous fupprimons.

Ce que M. *Duhamel* confeille de plus avantageux, c'eft de faire faigner la plaie faite par l'animal enragé le plus qu'il fera poffible, d'y faire des fcarifications, d'y appliquer une ventoufe ou de la fucer avec une feringue dont le tube fe termine par un évafement : il eft d'avis qu'on applique enfuite fur la plaie de l'ail, de la rhue, du fel, pilés dans un mortier, & arrofés avec un peu de vin blanc. Ce phyficien recommande avec raifon d'empêcher la plaie de fe cicatrifer promptement. Voyez le *Journal de médecine 1772, mois de mars.*

VIDAL (Jac-Franc.) *De hydrophobiâ.* Montpellier, 1774, *in-4.°*

CALISSEN. (Henri) *A linctu canis rabidi infectio & hydrophobia omnibus frustra tentatis lethalis. Societ. med. Haffnienf. collect.* vol. I.

HAAS, (Jean-Pierre) de Pruym ou Prum, dans l'électorat de Trèves & docteur en médecine de Vienne. *De morfu venenato & rabido, dif. inaug. in-12.* Viennæ, 1775.

L'auteur confeille dans cette differtation de joindre l'ufage des antifpafmodiques, des narcotiques à celui des préparations mercurielles, principalement des frictions ; il veut qu'on modère la falivation & qu'on la prolonge doucement, & il propofe de tenter l'ufage de l'aimant dans les vives convulfions du pharynx & de l'eftomac.

Méthode éprouvée pour le traitement de la rage, publiée par ordre du gouvernement, par M. DE LASSONE. Paris, 1776, *in-4.°*

Ce favant auteur confeille de combiner les antifpafmodiques avec les frictions mercurielles. Voyez ce qui a été dit précédemment de cette méthode en divers endroits de cet ouvrage ; on y trouve diverfes obfervations de M. *Blais*, médecin à Cluny.

La même année a paru dans le journal de M. l'abbé *Rofier* une obfervation de M. OUDOT, médecin à Befançon. Voyez dans l'ouvrage de M. *Andry*, fur la rage, des réflexions fur cette obfervation, *page 57.*

M. SAGE, de l'Académie des Sciences, habile & très-célèbre chimifte, a cru trouver dans l'alkali volatil un remède efficace contre la rage. « Si l'on examine, dit-il, les différens traitemens ufités dans la rage, on reconnoit que ceux qui « ont le mieux réuffi jufqu'à préfent, font ceux « dans lefquels on a fait entrer de l'alkali volatil; « & fi quelquefois on n'en a pas obtenu le fecours « qu'on en attendoit dans la rage, c'eft, ajoute « M. *Sage*, qu'on aura fans doute employé de « l'efprit de corne de cerf, où l'alkali volatil eft « prefque fans effet, parce qu'il eft favonneux ». Pour donner un nouveau pouvoir à fon opinion, M. *Sage* rapporte l'hiftoire de deux perfonnes qu'il croit avoir été guéries par ce feul remède. *Expériences propres à faire connoître que l'alkali volatil fluor, eft le remède le plus efficace dans les afphyxies, feconde édit.* Paris, 1777, *in-8.° p. 56.*

Le D. FOTHERGILL, médecin très-célèbre

de Londres ; traita deux perfonnes qui avoient été mordues par un chat enragé, par les frictions mercurielles combinées avec l'ufage du mufc, des faignées, des bains & de la poudre de *Doow* dans des lavemens, à la dofe d'un gros. Cette poudre dont la formule fe trouve dans la dernière édit. de la *pharmacopée d'Édimbourg*, eft compofée de la manière fuivante :

R. *Tartari vitriol.* ℥ *IV. opii & rad. ipeka-kuanhæ trit. ana* ℥ *f. mifceantur & terantur, & fiat pulvis.*

Le docteur *Fothergill* penfe que les indica-tions qu'il faut fuivre dans le traitement d'une perfonne qui a été mordue par un animal enragé, font 1.° de laver la plaie ; 2.° de l'agrandir ; 3.° de la conferver ouverte par tous les moyens poffibles & pendant long-temps ; 4.° de donner les antifpafmodiques & principalement ceux dont l'efficacité lui a été démontrée par l'expérience. *Recherches de médecine.* Lond. 1776, *in-8.°*

Le fcarabée de mai *ou le meloé profcarabæus Linnei*, dont *Sennert* avoit célébré les heureux effets contre la rage, fait la bafe d'un remède fecret contre cette cruelle maladie que le roi de Pruffe a acheté pour le rendre public. On doit ramaffer ces vers dans le mois de mai ; on leur

coupe la tête & on met le corps dans du miel,
on les conserve deux ou trois ans de cette
manière ; on observe seulement d'y ajouter un
peu de miel frais si l'on s'aperçoit que l'ancien
se dessèche. Ces vers ainsi conservés, deux ou
trois ans, servent au remède contre la rage.
Une attention qu'on regarde comme très-essen-
tielle, c'est de ne point perdre la liqueur qui
s'écoule lorsqu'on coupe la tête du corps du
vers, de prendre deux cents de ces insectes
noirs, ou cent soixante & quinze de ceux qui
sont comme dorés, & cette quantité suffit pour
une quarte de miel mesure de Berlin.

On prend ensuite, 1.° vingt-quatre de ces
insectes & une partie du miel qui les recouvre,
2.° deux onces de thériaque, 3.° deux gros de
bois d'ébène, 4.° un gros de serpentaire de
Virginie, 5.° un gros de limaille de plomb,
6.° vingt-quatre grains de l'excrescence spon-
gieuse qui croît sur le frêne. Les vers doivent
être coupés bien menu, & on les broie en
ajoutant peu-à-peu les ingrédiens ci-dessus : on
commence par la thériaque, ou à son défaut
on se sert du miel de sureau ; ensuite on a
coutume de les incorporer avec les poudres
passées au tamis, & on finit par les incorporer

avec le miel dans lequel ces vers ont féjourné. On met cette compofition dans un vaiffeau de verre ou de terre bien bouché ; on le place dans un endroit tempéré , & comme elle fe moifit facilement & qu'alors elle perd fa vertu , il faut avoir le foin de n'en préparer qu'une petite quantité pour s'en fervir dans le befoin. La dofe pour les enfans eft de 24 à 40 grains , & d'un à deux gros pour les adultes.

On aide l'action de ce remède par de légers fudorifiques & par un régime févère ; mais comme nous n'ajoutons aucune foi à ce remède , on nous difpenfera d'entrer dans de plus longs détails fur la manière de l'adminiftrer. On pourra , fi l'on veut, recourir aux recherches de M. *Andry* fur la rage & à la gazette littéraire de Berlin , feuille DCCIV , du lundi 22 feptembre 1777.

Cafes and obfervations on the hydrophobia. J. VAUGHAN, *in-8.°* 2.ᵐᵉ édition, 1778. L'auteur donne l'hiftoire d'un jeune homme , mordu à la joue gauche par un chien enragé ; la plaie faigna beaucoup , & ce jeune homme mourut malgré divers remèdes qu'on lui adminiftra. Deux autres périrent également enragés. Les frictions mercurielles qui furent adminiftrées , ne procurèrent aucun foulagement , & l'opium donné à plus forte dofe n'a pas fufpendu les douleurs de la rage : le bain chaud parut être un peu plus efficace. Ce médecin penfe que parmi les remèdes prophylactiques qu'on peut employer, le cautère actuel appliqué fur la plaie eft le plus efficace, ou bien il propofe de remplir la plaie avec de la poudre à canon & d'y mettre le feu. Mais cet auteur avoue que ce fecours eft très-foible contre une auffi cruelle maladie , & il termine en difant qu'il ne peut propofer aucun plan diftinctement utile , & qu'il n'a trouvé aucun remède efficace contre la rage.

ASTI. (F.) *Compendio di notizie intereffanti circa il veneno de rabiofi animali.* M. *Andry* parle avec éloge de cet ouvrage dans fes *Recherches fur la rage.*

CHABERT , infpecteur général des études des écoles vétérinaires , & directeur de celle de Paris, a publié dans le Journal d'agriculture, Décembre 1778 , *page 3 1 & fuiv. Réflexions fur la rage.*

Ordonnance fur la rage , par les prêteur & magiftrats de la ville de Strafbourg, *ibid.* 1778. *in-fol.* 4 pages. On n'y trouve aucun moyen curatif contre cette cruelle maladie ; mais les magiftrats de Strafbourg y prefcrivent de fages précautions pour s'en garantir.

Instruction concernant les personnes mordues par une bête enragée ; par M. *Ehrmann,* médecin physicien de la ville de Strasbourg; ibid. 1777, in-12.

L'auteur a traité avec un succès manifeste par les frictions mercurielles & les antispasmodiques plusieurs personnes qui avoient été mordues par des chiens enragés ; il a rendu compte de ses succès aux magistrats & aux savans de Strasbourg, qui s'assemblent toutes les semaines chez M. le Baron *d'Autigny,* prêteur royal, lesquels l'ont invité de les rendre publiques par la voie de l'impression.

M. *Lenoir,* lieutenant général de police, a fait réimprimer cette instruction dans le Journal de Paris; nous en avons parlé plusieurs fois avec éloge. « Le traitement par les frictions est em-
» ployé depuis fort long-temps à l'Hôtel-Dieu
» de Paris; il n'est pas rare qu'on conduise à cet
» hôpital des malades mordus par des animaux
» enragés : on leur administre des frictions , &
» l'on tient la plaie ouverte pour qu'elle suppure.
» Suivant M. *Moreau ,* chirurgien en chef de
» cet hôpital , de tous les malades qu'on a
» conduits à l'Hôtel-Dieu , & qui avoient déjà
» horreur de l'eau , pas un seul n'a guéri. Les
» frictions, ajoute ce chirurgien célèbre , loin

de foulager irritent le mal , & les hydrophobes «
périffent communément en douze heures ; «
mais de tous les malades qu'il a vus , pas un «
de ceux qui ont été traités avant d'éprouver «
l'horreur de l'eau n'eft devenu hydrophobe. ».
Recherches fur la rage , par M. *Andry.* Paris ,
1778 , *in-8.° page 66.*

PARRY. (Caleb. Hillier) *Diff. de rabie con-*
tagiofâ. Edimburgi , 1778 , *in-8.°* Voyez ce
que M. *Andry* dit de cette differtation , *page*
190 , édit. 3.me

ANDRY, *(M.)* docteur-régent de la faculté
de médecine de Paris , *Recherches fur la rage,*
lûes à la Société royale de médecine. Paris , 1778 ,
in-8.° ibid. 1779 ; *in-8.° ibid.* 1780 , *in-12 ,*
augmentée de la relation d'un traitement adminiftré à Senlis , fur plufieurs perfonnes mordues
par un chien enragé.

C'eft un recueil des principaux remèdes qui
ont été adminiftrés contre la rage , publié en
faveur de ceux qui voudront compofer pour le
prix propofé par la Société de médecine. L'auteur les a extraits des journaux , gazettes , &
autres papiers publics qui ont paru depuis quelques années. On y trouve auffi quelques notices
d'ouvrages fur la rage , publiés en divers pays.

FLACHSLAND. (Jean - Jacques Conrad)
Diff. de rabie cáninâ. Argentorati , 1780 , *in-4.*
57 pages. Cette thèse contient un précis affez
bien fait de quelques ouvrages célèbres fur la
rage : l'auteur y foutient, cependant fans preuves,
que toutes les parties du corps d'un fujet enragé
peuvent la communiquer à ceux qui font fains,
quoique la falive foit encore plus capable de
produire ce fâcheux effet. M. *Flachfland,* s'élève
contre l'opinion de M. de *Sauvages,* qui a
foutenu que le venin de la rage pouvoit uniquement fe tranfmettre par la falive , opinion
dont la vérité eft établie jufqu'à la démonftra-
tion , & que nous avons adoptée dans cet
ouvrage , après l'avoir foumife à un rigoureux
examen. M. *Flachfland* rapporte quatre obfervations d'un traitement heureux opéré par les
frictions mercurielles , & d'un éthiops compofé
avec parties égales de mercure & de foufre doré
d'antimoine. Ces obfervations font du docteur
Geyfer. M. *Flachfland* confeille de joindre à
l'ufage des frictions & de l'éthiops pris intérieurement à la dofe de deux grains quatre fois par
jour , celui des purgatifs , & il blâme ceux qui
réuniffent aux mercurieux l'ufage des antifpafmodiques ; opinion bien contraire à celle des
plus

plus célèbres médecins modernes , & que nous avons adoptés d'après des fuccès décidés.

LEROUX, chirurgien-májor de l'hôpital général de Dijon , de l'académie de la même ville.

Obfervations fur la rage , fuivies de réflexions critiques fur les fpécifiques de cette maladie. Dijon, 1780, *in-8.*' 52 pages.

L'auteur rapporte dans cet ouvrage , l'hiſtoire de cinq femmes qui furent mordues par un chien enragé ; elles furent toutes traitées avec les friſtions mercurielles , l'alkali volatil fluor , les bols de mufc , de camphre & de nitre avec le miel , &c.

De ces cinq malades , quatre n'ont éprouvé aucun fymptôme de la rage , la cinquième eſt morte de cette maladie une quinzaine de jours après le traitement. M. *Leroux* fait obferver que cette femme n'a point falivé , qu'elle ne put , comme les autres , fupporter l'ufage des bains des pieds , qu'il lui furvint un dévoiement avec tranchées & la fièvre , qu'il fallut la purger deux fois de fuite , & fufpendre totalement les autres remèdes pendant plus de huit jours , incidens qui ont dû fans doute diminuer , troubler , changer , l'aſtion du mercure ; elle a été

X

complète chez les autres quatre malades qui ont été traitées, & qui n'ont éprouvé aucun symptôme de rage, quoiqu'elles eussent été mordues par le même animal & à nu, à l'exception d'une qui fut mordue à la cuisse à travers ses jupons.

Ces observations ne prouvent-elles pas en faveur de la méthode que M. *Leroux* a suivie! Il nous le paroît ; cependant, elles servent de base à des réflexions critiques que M. *Leroux* fait contre l'usage du mercure dans le traitement de la rage, & contre d'autres remèdes qui ont de la célébrité ; mais les réflexions de cet habile chirurgien ne nous paroissent pas fondées contre l'usage des mercuriaux. Nous avouons bien avec M. *Leroux*, que l'on ne doit pas assez compter sur son effet pour négliger les pansemens extérieurs, nous croyons même que c'est par-là qu'il faut commencer le traitement, & nous avons insisté avec soin sur cet article ; mais ces préliminaires faits, pourquoi ne pas recourir ensuite à un remède en faveur duquel les observateurs & les savans praticiens parlent d'une manière si précise! On ne peut réunir trop de moyens pour combattre le plus affreux des maux, il suffit que ces moyens ne se détruisent pas. Le pansement le plus méthodique des plaies ne pourra jamais exclure l'adminiſtration du mercure combiné avec les antiſpaſmodiques dans le traitement de la rage.

Tels ſont les principaux ouvrages qui ont été publiés en divers temps ſur la rage : on voit en les liſant combien ont été variées les méthodes de traiter cette maladie, combien de remèdes l'on a célébrés comme ſpécifiques, & qui n'ont pas ſoutenu leur réputation ; on peut ſe convaincre, en les parcourant, combien peu d'auteurs ont examiné la rage, avec les yeux de la raiſon éclairée par les lumières d'une ſaine phyſique. Il eſt ſans doute encore d'autres ouvrages ſur cette matière importante, que nous n'avons pu nous procurer, ſans parler de tant de diſſertations ſoutenues dans les écoles ſur ce même objet ; nous nous ſommes contentés d'indiquer les principales.

Les journaux ſont auſſi pleins de mémoires, d'obſervations ſur des traitemens heureux ; on pourra ſi l'on veut les conſulter. On trouvera quelques articles intéreſſans dans le Journal de médecine ; nous en avons cité pluſieurs dans cet ouvrage, il y en a encore d'autres dont nous ne nous ſommes pas ſervis. Les Mémoires de l'Académie des sciences de Paris, de Londres, d'Edimbourg, de Montpellier, &c. contiennent auffi des obfervations plus ou moins intéreffantes, nous avons fait connoître les principaux. Ceux qui voudront des détails ultérieurs, pourront les chercher dans ces immenfes recueils.

QUELQUES OBSERVATIONS

Sur les effets de plusieurs poisons dans le corps de l'Homme;

Avec un Précis du traitement le mieux éprouvé qu'il convient d'administrer à ceux qui ont été empoisonués.

S'IL est utile de connoître les médicamens pour y recourir dans les traitemens des maladies, il ne l'est pas moins de connoître les poisons pour les éviter & pour y porter remède lorsqu'on n'a pu s'en garantir.

On a beaucoup écrit sur cette matière, cependant comme les auteurs ont souvent remplï leurs ouvrages de détails plus curieux qu'utiles, nous n'avons pas craint de joindre à celui-ci un précis de nos observations sur cet objet; d'autant plus qu'ayant traité des poisons méphitiques & de la rage qui est l'effet d'une espèce de poison animal, il nous a paru assez convenable de traiter des autres poisons dans le même ouvrage.

Nous ne prétendons pas cependant donner

un traité complet fur cette matière, un pareil travail excéderoit nos forces ; nous nous bornerons à préfenter quelques faits pour faire connoître la nature des poifons afin d'en pouvoir déterminer plus pofitivement le traitement.

Il y a beaucoup de poifons, les trois règnes peuvent en fournir ; ces poifons font plus ou moins actifs, fous un égal poids & fous un égal volume, puifqu'il y en a qui tuent prefque dans l'inftant, & que d'autres ne terminent d'exercer leurs funeftes effets par la mort que dans quelques mois & même dans quelques années, au rapport de plufieurs médecins *(g)*.

Les poifons qui tuent promptement, excitent l'inflammation dans les voies alimentaires, ou produifent l'affoupiffement ; ceux dont l'effet eft lent jettent dans la foibleffe, dans la langueur,

---

(g) Voyez ce qu'ont écrit fur cette matière Baccius, *de venenis & antidotis & canis rabid. morfu.* Romæ, 1586, *in-4.°*

Rodericus a Fonfeca, *de venenis eorumque curatione.* Romæ, 1587, *in-4.°*

Lanzoni, *Animad. ad med.* Ferraræ, 1688, *in-8.°*

Les Éphémérides des curieux de la nature, *1711.*

Mead, *Mechanical account of. Poifons,* 1702. *Tentamen de venenis, opera omnia.* Neap, 1758.

Lieutaud, Précis de méd. *tome II, page 124.*

& enfin, dans le marafme , accidens d'autant plus fâcheux qu'on en méconnoît ordinairement la caufe.

Boërhaave , a divifé les poifons en trois claffes ; en ceux qui refferrent ou corrodent les vaiffeaux, ceux qui coagulent les liquides , & ceux qui troublent la circulation des humeurs. Ces effets peuvent en effet avoir lieu ; mais comme ils ne fe manifeftent pas bien clairement par des fignes extérieurs , cette divifion ne peut être bien utile pour fixer un traitement méthodique.

On donne le nom de *poifon* à tout ce qui peut fous un petit volume détruire le principe de la vie, foit qu'il parvienne dans le corps par les voies de la refpiration, comme font principalement les vapeurs méphitiques , foit qu'il y pénètre par la déglutition ou par les lavemens, foit qu'il s'y infinue par des piqûres ou par d'autres folutions de continuité , ou par les feuls pores de la peau.

On a fans raifon trop multiplié en France les poifons animaux ; à l'exception de la rage qu'ils peuvent communiquer quand ils l'ont contractée, ainfi qu'on l'a vu précédemment, il n'eft pas prouvé par les obfervations qu'il y en ait aucun qui puiffe affecter l'homme au point de lui donner la mort, ni par fes morfures, ni par fes piqûres; ni d'aucune autre manière, pas même la vipère ; & si jamais sa morsure a eu une terminaison aussi fâcheuse, c'est par des suites étrangères.

J'ai lû avec soin la plupart des ouvrages qui ont été publiés sur cette matière, & j'ai été convaincu que si plusieurs animaux peuvent par leur morsure ou autrement donner lieu à des symptômes plus ou moins fâcheux, ils ne sont pas mortels ; & si jamais la mort en a été la suite , cela est provenu ou de ce que le sujet étoit affecté de quelque vice particulier qui a rendu la plaie grave , ou de ce qu'elle a été mal traitée par des empyriques auxquels on se livre si souvent en pareils cas.

Des substances qu'on a regardées comme vénimeuses ne le sont point , & si jamais elles ont donné lieu à quelques éruptions érésipé-lateuses, à des ébullitions, à la fièvre, comme font certaines raies , les œufs de brochet, les moules, &c. on y a facilement obvié ou par un vomitif doux, administré peu de temps après le repas *(h)* , ou quand le mal est plus avancé, par des boissons adoucissantes & délayantes ,

____

(h) Voyez les observations du docteur *Mœring.* Haller, collect. acad. *Puthol*, tome III.

telles que l'eau d'orge, le lait coupé, l'eau de poulet, de veau, & des lavemens émolliens, enfin par des bains. Il est bien rare qu'on soit obligé de recourir à la saignée ; c'est cependant ce que j'ai été obligé de faire chez un jeune homme de vingt à vingt-deux ans, qui avoit mangé quelques moules dans un repas, avec sept à huit autres convives. Ils en furent tous incommodés, mais les uns ayant pris de l'ipécacuanha pour vomir, dès qu'ils commencèrent à en ressentir les effets, n'en furent plus incommodés ; d'autres souffrirent plusieurs jours des maux de tête violens, des démangeaisons insupportables à la peau & des insommies cruelles ; mais le jeune homme qui fait l'objet de cette observation, malgré les secours, à l'exception des vomitifs qu'il n'avoit pas pu prendre, éprouva une rétention d'urine avec une telle tension & une douleur si violente dans le bas-ventre, qu'il fallut le faire saigner avant de recourir à la sonde. Les boissons délayantes & les bains dissipèrent ces symptômes aigus, & l'usage du lait d'ânesse lui rendit son embonpoint ordinaire & lui ôta une toux sèche & continue qui nous avoit fait craindre que le jeune homme ne terminât par devenir phthisique.

Le scorpion ni aucune espèce d'araignées, n'est venimeuse en France au point d'occasionner la mort de l'homme. Toút le monde connoît les expériences que M. *de Maupertuis (i)* à faites à Aniane près de Montpellier, dont les scorpions étoient réputés les plus dangereux; & nous avons vu M. *de la Lande,* notre célèbre confrère, manger impunément les araignées, que l'on regardoit comme un vrai poison. Ce n'est pas la première fois que des savans ont surmonté leur dégoût naturel & ont même couru des risques pour faire des expériences, dont les résultats devoient tourner au profit de l'humanité.

C'est d'après des expériences & des observations du même genre, qu'on s'est assuré que la tarentule, espèce d'araignée, qu'on trouve en grande quantité dans la Pouille, n'étoit pas venimeuse, & que la maladie convulsive, connue sous le nom *de tarentisme,* qu'on lui attribuoit, en est entièrement indépendante; elle survient aux gens de la campagne pendant les grandes chaleurs de l'été, & même à Rome & ailleurs où il n'y a pas de tarentule *(k).*

____

(i) Académie royale des Sciences. 1731.
(k) Voyez les Observations de M. *Serrao ,* & celles de

Les infectes, tels que les abeilles, les guêpes, frelons , certaines fourmis , font quelquefois des piqûres fâcheufes ; il furvient de la douleur, du gonflement, & d'autres fymptômes plus ou moins violens, mais qui ne font jamais mortels ; on les calme même ordinairement par le moyen de l'huile d'olive, ou de quelques cataplafmes émolliens , fecondés des bains & de quelque boiffon rafraîchiffante. On croit auffi que quelques gouttes d'alkali volatil verfé fur la piqûre, dans l'inftant qu'elle vient d'être faite , peuvent être fort efficaces *(1)*. Le docteur *Welfchius* vantoit contre ces piqûres, l'application de quelques feuilles de fauge ; mais il n'y a pas de fpécifique à cet égard, ce font des émolliens, des relâchans anodins , qu'on employe avec fuccès, tant extérieurement qu'intérieurement.

---

pluficurs autres médecins & phyficiens Italiens. Voyez auffi la Nofologie de *Sauvages*, claffe VIII, tome II, *in-4.°* page 230.

Voyez encore le bel éloge de M. *Serrao*, par M. *Vicq-d'Azyr*, lû à la dernière féance publique de la Société royale de Médecine.

(1) Obfervations de M. *Sage*, de l'Académie des Sciences.

C'eſt par un traitement, analogue , qu'on détruit l'effet des cantharides ; on a cependant remarqué que les boiſſons d'eau de graine de lin & même celle des plantes malvacées, ſans doute par rapport à leur mucilage, étoient plus ſpécialement appropriées pour détruire l'impreſſion des cantharides ſur les voies urinaires, que toute autre boiſſon. Il s'en faut bien que le camphre tant recommandé en pareil cas, par le docteur *Groënevelt*, ait l'effet qu'il en a promis; il n'eſt par encore bien prouvé que le camphre, ſoit en aucune manière le correctif des cantharides.

Tout le monde connoît leur effet ſur les organes de la génération, les priapiſmes horribles qu'elles excitent, les convulſions, les piſſemens de ſang, les vomiſſemens & enfin la mort. Les auteurs rapportent pluſieurs obſervations de ce genre *(m)*. Un jeune homme d'environ vingt-cinq ans, périt pour avoir pris intérieurement environ un gros de poudre de cantharides; il étoit preſque ivre, lorſqu'il avala

____

(m) Voyez ſur-tout les ouvrages de *Lanzoni* & de *Mead*, ſur les poiſons, & pluſieurs ouvrages de matière médicale.

pour fe livrer aux plaifirs de l'amour, cette poudre de cantharides en deux ou trois bols : mais en peu de temps, il vomit avec des efforts horribles ; il y eût bientôt tenfion dans le bas-ventre ; les urines fe fupprimèrent, le malade eût une érection du membre viril cruellement douloureufe, & rendit même par la verge quelques gouttes de fang ; fa bouche devint sèche, fa langue noire, il eut une foif inextinguible, des hoquets & des mouvemens convulfifs dans tous les membres ; les urines furent toujours retenues dans la veffie. Les bains, les fomentations émollientes, les boif-fons émulfionnées, les pilules camphrées & trois faignées du bras ne purent garantir ce jeune homme de la mort la plus affreufe ; on avoit effayé plufieurs fois inutilement de le fonder.

Son corps fut ouvert par M. *Leduc*, mon ancien prévôt, lequel trouva l'œfophage, l'ef-tomac & les inteftins, fur-tout les grêles, très-enflammés & même atteints de gangrène en divers points ; la veffie contenoit beaucoup d'urine, & il y avoit beaucoup de vaiffeaux fanguins variqueux vers fon orifice dans le canal de l'urètre, mais fans aucune marque d'érofion.

La fièvre furvint à un homme qui ne rendoit fes urines que par la fonde, & qui portoit
une tumeur vers le pubis ; il fe plaignit d'un
grand poids vers cette région : on s'imagina
pour diffiper ces fymptômes, de confeiller au
malade l'ufage interne des cantharides ; mais
bien loin de produire l'heureux effet qu'on
en attendoit, elles excitèrent une inflammation
qui fut bientôt mortelle.

On trouva le rein & l'uretère gauche enflammées, les parois de la veffie étoient pro-
digieufement épaiffies, & il y avoit dans fa
cavité, une matière vifqueufe & fanguinolente.
Guarinonius ; Lieutaud, hift. anat. med. tome I,
page 251.

Les cantharides données à un gros chien,
à la dofe de deux dragmes, le firent périr
en moins de trois heures, dans des convulfions horribles. M. *Leduc,* que je viens de
citer, fit l'ouverture de cet animal, & trouva
le canal inteftinal enflammé & gangréné en
divers endroits ; mais il ne découvrit aucune
efpèce d'érofion dans la veffie, qu'il trouva
pleine d'urine, ce qui n'eft pas conforme à
l'obfervation de M. *Morgagni (n),* dans

(*) *Epift. XLI, art. II.*

laquelle il eſt queſtion d'un Moine, mort d'une ſuppreſſion d'urine, & dans la veſſie duquel qu'on trouva vide, il y avoit des éroſions bien marquées, qu'on attribua aux particules des cantharides, tranſportées dans la veſſie ou par la voie connue des urines ou par d'autres voies inconnues; mais eſt-il néceſſaire pour produire des effets ſur la veſſie, que les cantharides agiſſent ſur elle immédiatement, ou ne peuvent-elles pas l'affecter en agiſſant ſur d'autres parties qui y correſpondent par les nerfs ou de toute autre manière !

Mais ce qu'il y a de remarquable dans l'obſervation de M. *Morgagni* , que nous avons rapportée, c'eſt que le malade a eu une ſuppreſſion d'urine, & que d'autres qui ont péri par la même cauſe, ont eu une véritable rétention puiſqu'on a trouvé leur veſſie gonflée & diſtendue par une abondante collection d'urine, ce qui feroit croire que les cantharides agiſſent tantôt ſur les reins & tantôt ſur la veſſie ſeulement, & quelquefois ſur ces parties enſemble ; ou bien encore que l'affection de la veſſie ſe tranſmet aux reins par les uretères, ou par les nerfs. Des obſervations rapportées par M.ˢ *Morgagni* & *Lieutaud* ,

pourroient faire adopter cette dernière explication ; on n'a trouvé aucune altération senfible
dans les reins de quelques perfonnes qui avoient
eu une fuppreſſion d'urine après avoir ufé des
cantharides , & l'on a trouvé dans leur veſſie, des
traces d'une inflammation marquée.

Il paroît qu'on peut attribuer l'irritation &
l'inflammation qu'elles occaſionnent à la partie
réſineufe qu'elles contiennent , c'eſt du moins
l'opinion de *Cartheufer (o)* & de pluſieurs
autres chimiftes ; il s'agit pour les détruire de
faire prendre aux perfonnes qui ont ufé des
cantharides intérieurement ou extérieurement,
toutes les liqueurs mucilagineufes & rafraîchif-
fantes qu'on pourra en boiſſon & en lavement ;
il faut faire baigner les malades , il faut leur faire
des faignées du bras, nombreufes & même
copieufes, fi le pouls eſt plein, & fur-tout s'il
y a de la douleur & de la tenfion dans le bas-
ventre ; on peut auſſi prefcrire les pilules camphrées , mais fans négliger l'ufage d'autres
remèdes , & dont l'efficacité eſt bien mieux
éprouvée, comme on l'a déjà remarqué.

Tous les fujets ne font pas également fufcep-

(o) Cartheufer , *fundament. mater. med.* Tom. I.

tibles

tibles d'être affectés par les cantharides, il y en
a chez lefquels l'application d'un petit véficatoire
occafionne en peu de temps de vives fenfations ,
des fpafmes dans tous les mufcles , la dyfurie ,
la ftrangurie ; tandis que dans d'autres aucun
de ces accidens n'arrive , quoiqu'ils foient couverts de véficatoires ; bien plus , dans ceux
dont la fenfibilité eft confidérablement diminuée
par la compreffion des nerfs , occafionnée par
une furabondance de graiffe ou d'humeurs
glaireufes, les véficatoires, bien loin de fupprimer
les urines, en facilitent & augmentent l'excrétion,
comme nous l'avons vu plufieurs fois.

Les cantharides appliquées extérieurement,
pénètrent par une efpèce d'abforption les pores
de la peau & parviennent dans la maffe des humeurs qu'elles atténuent, en augmentant les ofcil-
lations des parties folides & irritables, ce qui rani-
me leur action; mais doit-on, dans l'intention de
produire ces effets, prefcrire les cantharides intérieurement! cette pratique nous paroît dangereufe.
J'ai vu deux perfonnes piffer le fang pour avoir
pris un feul grain de cantharides , tandis que
d'autres, à la vérité, en ont pris fans inconvénient
une dofe beaucoup plus forte , & pendant plufieurs jours ; mais, comme on ne peut pas évaluer

Z

juſqu'à quelle doſe on peut les donner dans les divers ſujets qu'on doit traiter, le plus prudent eſt toujours de n'en point conſeiller l'uſage intérieur.

Il vaut mieux, ſi l'on a beſoin de l'effet des cantharides, les preſcrire extérieurement ſous forme de véſicatoire; elles pénètrent également l'intérieur, mais ſans déployer leur effet de corroſion ſur les premières voies ; on peut auſſi employer avec ſuccès, en divers cas, la teinture des cantharides, ſelon la pharmacopée de Londres.

La morſure de la vipère, dont on a tant redouté les funeſtes effets pour l'homme, & contre laquelle on a propoſé tant de remèdes, donne lieu à des ſymptômes plus ou moins graves ; mais il n'eſt pas bien prouvé qu'ils ayent jamais été mortels dans nos climats : auſſi ne trouvera-t-on pas dans cet article l'hiſtoire d'aucune ouverture de corps d'après laquelle on puiſſe faire quelqu'obſervation ſur la nature du venin de la vipère, & ſur les parties qu'il attaque particulièrement, méthode que nous aimons à ſuivre, parce qu'elle fixe mieux nos opinions qu'aucune autre.

Il paroît que ſi jamais la morſure de la vipère a été mortelle à l'homme, c'eſt par des raiſons qui lui ont été étangères, & qu'il ne faut pas lui imputer; & cela étant ainſi, il n'eſt pas étonnant que les auteurs de divers remèdes contre la morſure de cet animal, ayent publié un ſi grand nombre de cures en leur faveur; il faut voir dans les ouvrages de l'ingénieux & ſavant M. *l'Abbé Fontana (p)*, juſqu'à quel point on s'eſt laiſſé ſéduire à cet égard.

Cependant, comme la morſure de la vipère donne lieu à des ſymptômes plus ou moins fâcheux, & par leur intenſité & par leur durée, il n'eſt pas inutile d'employer le remède qui réuſſit le mieux pour les détruire, ou du moins pour les diminuer.

La partie qui a été mordue par une vipère, devient douloureuſe; la bleſſure s'enflamme; ſes bords rougiſſent & ſe gonflent ainſi que les parties voiſines; le malade éprouve de la langueur & des foibleſſes; ſon pouls devient précipité, petit, ſerré, inégal, intermittent; il éprouve des friſſons avec des légers mouvemens convulſifs; ſes urines ſont rouges, ſes yeux deviennent jaunes, & tout ſon corps prend

---

(p) *Richerche fiſiche ſopra il veneno della vipera*, 1767, **Luca.**

quelquefois la même couleur. A ces fymptômes
fe joignent des naufées, des vomiffemens de
matières jaunâtres; cependant la peau devient
moite, le pouls s'arrondit, s'élève & eft moins
irrégulier; le malade n'éprouve plus les friffons
qu'il reffentoit; fes yeux s'animent & la chaleur extérieure de fon corps augmente, il tranfpire
adondamment; il fue, & cette fueur qui fe
foutient avec plus ou moins d'intenfité & d'uniformité, termine par guérir le malade.

Tels font les fymptômes qu'ont éprouvés
les perfonnes qui ont été mordues par la
vipère, foit qu'elles ayent fait ufage de l'huile
d'olive intérieurement ou extérieurement *(q)*;
foit qu'elles ayent mangé de la graiffe & même
le cœur de l'animal; foit enfin qu'elles ayent
pris de l'orviétan, de la thériaque, de la décoction du genet jaune *(r)*, & autres remèdes
dont on a tant célébré l'efficacité.

Si l'on en croit le célèbre *Mead*, l'ipécacuanha donné comme vomitif, immédiatement
après la morfure, en a quelquefois détruit
l'effet; mais la morfure de la vipère eft-elle

(q) Voyez les mélanges de chirurgie de *Pouteau.*

(r) Tranfact. phil. *An. 1737.*

toujours également dangereuſe ? n'y a-t-il pas des perſonnes qui en ont été mordues & qui n'en ont reſſenti aucun accident ? On peut peut-être porter un jugement plus favorable de l'uſage de l'alkali volatil , conſeillé par M. *Bernard de Juſſieu* , & qui a été généralement employé depuis. Comme les accidens de la morſure de la vipère ſe terminent par la ſueur , le remède qui la procure eſt peut-être un bon remède *(ſ)* ; du reſte , ce remède eſt preſque généralement adopté.

Quant au traitement local de la morſure , il faut la faire dégorger autant qu'on pourra , du ſang & des humeurs qu'elle contient ; on feroit bien d'y mettre quelques ſangſues & même une ventouſe par-deſſus, ſi le lieu le comporte ; on la couvrira enſuite d'un emplâtre véſicatoire, pour y exciter une ſuppuration qu'on pourra entretenir avec un onguent exutoire.

Mais ſi la morſure de la vipère n'eſt point mortelle pour l'homme , elle l'a ſouvent été pour les animaux *(t)* ; ce qui prouve com-

----

(ſ) Voyez les Mém. de l'Acad. des Sciences , 1747.

(t) Voyez les Ouvrages de *Lanzoni* , de *Mead* , les Mém. de l'Acad. 1737.

Z iij

(350)

bien on peut être induit en erreur, lorfqu'on veut déterminer l'action des poifons & même des médicamens fur l'homme, par celle qu'ils exercent fur les animaux. S'il y a une fenfi-bilité commune aux êtres vivans & qui les diftingue des autres corps, il y a tant de diffé-rences dans cette fenfibilité dans les animaux d'une autre claffé, & même dans ceux de la même efpèce, relativement aux âges & à d'autres circonftances, qu'il ne faut rien con-clure fur ce qui peut l'exciter, la diminuer ou la dépraver, que d'après des expériences multipliées & bien variées. Rien n'induit plus en erreur, que de juger par des analogies, d'un animal à l'autre, comme on l'a fi fouvent fait ; ces analogies ne font fouvent qu'appa-rentes.

Perfonne n'ignore aujourd'hui que la liqueur vénéneufe de la vipère n'excite des fymptômes fâcheux, que lorfqu'elle eft mêlée avec le fang, & qu'on l'a avalée impunément *(u)*, foit qu'elle

<hr>

(u) *Venenum ferpentis non guftu fed in vulnere nocet* Corn. Obf. med. lib. V, cap. XXVII. Voyez les *Offervazion in torno alle viperi*, Florent. 1664, de *François Rhédi*, qui a le premier avancé d'après des obfervations bien faites, qu'on pouvoit impunément avaler le venin de la vipère,

ait été extraite de l'animal pendant fa vie, foit après fa mort.

Cette liqueur eft toujours très-âcre au goût, & laiffe une impreffion de feu fur la langue *(x)*, au rapport de *Mead* & de quelques autres Obfervateurs ; mais fon action fur les corps animés a beaucoup de rapport à celle des vapeurs méphitiques, fuivant M. l'Abbé *Fontana*, comme on peut le voir dans l'ouvrage dont nous avons parlé précédemment : comme elles, elle affecte les mufcles en diminuant ou en fupprimant l'irritabilité qui eft néceffaire à leurs fonctions ; le cœur fur-tout en eft affecté, il ne peut plus fuffire à la circulation ; de-là les foibleffes, les fyncopes, les lipothymies, enfin la mort.

(x) *Confenfimus faporem effe acrem & igneum, ut fi lingua fervido aliqua & urenti corpore pertufa effet.* Mead, *ibid.*

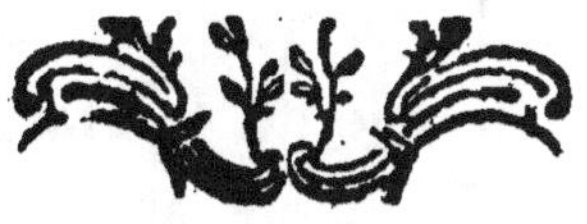

QUELQUES Ouvertures de perſonnes qui ont été empoiſonnées par des végétaux.

OBSERVATION I.

UN homme ſexagénaire, qui faiſoit depuis long-temps un grand uſage des fleurs de coquelicot, tomba dans une eſpèce d'imbécillité, & enfin dans une affection comateuſe dont il périt. Le cadavre ayant été ouvert, on trouva dans les ventricules du cerveau une humeur noire comme de l'encre & de mauvaiſe odeur. *Lieutaud, hiſt. anat. lib. III, obſ. 532.*

Sans doute que cette liqueur noire étoit du ſang ſorti des vaiſſeaux du cerveau trop pleins, & qui s'étoit épanché & altéré dans les ventricules de ce viſcère.

OBSERVATION II.

ON trouva il y a quelques années dans un hôtel garni de la rue de la Harpe, un homme âgé d'environ cinquante ans, plutôt gras que maigre, dans un aſſoupiſſement profond & ſtertoreux : on m'envoya chercher pour lui donner du ſecours, je le trouvai dans un état

qui me parut vraiment apoplectique & défefpéré;
il étoit rouge, très-chaud, fon pouls étoit plein
& embarraffé, il avoit rendu du fang par le nez
& par la bouche.

Des faignées furent faites, & on tenta inutilement de lui donner de l'émétique en boiffon
& en lavement : cet homme mourut en peu de
temps. Cependant, on trouva fur fa cheminée
un papier qui contenoit une fubftance femblable à un fuc végétal épaiffi qui nous parut
de l'opium, & par tout ce qui fut rapporté, on
ne douta pas qu'il ne fe fût empoifonné avec
ce narcotique; cet homme avoit perdu un procès
il y avoit peu de jours; on fe convainquit par
l'analyfe que le fuc épaiffi qu'on avoit trouvé,
étoit du véritable extrait d'opium par l'efprit-
de-vin.

Ce corps conferva long-temps de la chaleur
& la flexibilité des membres; on trouva les vaiffeaux du cerveau très-pleins de fang, fur-tout
ceux du plexus choroïde, ceux du cervelet &
de la moëlle alongée en étoient remplis; les
vaiffeaux des autres parties du corps, tant internes
qu'externes, contenoient auffi beaucoup de fang
qui étoit liquide, mouffeux; l'eftomac & les
inteftins grêles étoient très-rouges & enflammés

leur membrane interne étoit parfemée de points noirâtres & comme gangréneux.

OBSERVATION III.

La femme d'un Sellier de la rue Saint-Martin, étoit atteinte d'un ulcère à la matrice, & on lui donnoit des pilules d'opium, pour calmer fes douleurs. Un de fes petits enfans d'environ fept ans en avala plufieurs à la fois, il fut bientôt dans un affoupiffement profond, qui fut fuivi de la mort. Je fus appelé pour affifter à l'ouverture du corps ; mais des occupations m'ayant empêché de m'y rendre, j'y envoyai M. *Leduc* mon ancien prévôt, lequel·remarqua 1.° que le corps de cet enfant conferva de la chaleur pendant très-longtemps, ce qui en fit différer l'ouverture ; 2.° qu'il y avoit une grande flexibilité dans les membres ; 3.° que les vaiffeaux du cerveau, du cervelet & de la moëlle alongée étoient pleins de fang, fur - tout le plexus choroïde qui en étoit gorgé ; 4.° que les vaiffeaux fanguins en général étoit très-pleins d'un fang mouffeux ; 5.° que ceux de l'eftomac & des inteftins grêles l'étoient au point qu'ils paroiffoient injectés, leur furface interne étoit en plufieurs endroits très - enflammée, on y

remarquoit des points noirâtres comme gangrénés.

Observation IV.

UN Tailleur, fa femme, deux garçons &
un de fes enfans, avoient copieufement mangé
des champignons au dîner ; environ huit heures
après ils reffentirent de légères coliques, des
naufées avec de l'oppreffion, des vomiffemens,
des tranchées furvinrent ; il y eut des fueurs
abondantes, qui devinrent froides, des tremblemens dans les membres , des fyncopes, &
l'un des deux garçons fuccomba.

J'affiftai à l'ouverture de fon corps, & voici
ce qu'on trouva : les vaiffeaux du cerveau me
parurent plus pleins qu'ils ne le font ordinairement ; la fubftance de ce vifcère, celle du cervelet
& de la moëlle alongée, étoient en bon état.

Les poumons étoient un peu plus gorgés
de fang, & le cœur en contenoit auffi beaucoup ; du refte ces vifcères étoient fains.

L'eftomac étoit très-gonflé par de l'air qui
s'échappa avec éruption dès qu'on y eût fait
une petite ouverture. Ses vaiffeaux paroiffoient
extérieurement très-gonflés & pleins de fang ,
comme s'ils avoient été injectés ; mais la mem-

brane interne de ce viſcère, étoit encore plus enflammée ; ſes vaiſſeaux paroiſſoient variqueux & laiſſoient ſuinter du ſang.

Le pylore étoit ſingulièrement gonflé & rétréci ; il y avoit dans l'eſtomac beaucoup de ſéroſité ſanguinolente, & la membrane interne paroiſſoit en divers points atteinte de gangrène.

Les inteſtins grêles étoient auſſi très-enflammés, ſur-tout le jéjunum qu'on trouva très-rétréci en deux endroits, au point qu'on ne pouvoit plus y introduire le petit doigt.

L'inteſtin colon étoit auſſi enflammé, & il y avoit des éroſions dans la ſurface interne, ſur-tout vers la partie contournée qui correſpond à l'os iléum gauche.

OBSERVATION V.

JE fus appelé en 1771, pour ſecourir pluſieurs garçons Tailleurs qui avoient été empoiſonnés dans la rue des Boucheries, par des champignons, qu'ils avoient mangé à leur dîner. Je ne pus m'y rendre, mais j'y envoyai M. *Marchand* mon prévôt, aujourd'hui chirurgien diſtingué de Mirecourt en Lorraine, lequel leur donna tous les ſecours qu'il put, mais inutilement pour deux de ces garçons

Tailleurs, qui périrent peu de temps après.
Il en fit l'ouverture, & voici ce qu'il trouva :
l'eſtomac plein d'alimens non digérés, les inteſtins grêles contenoient beaucoup de ſubſtance
grisâtre plus atténuée ; les gros inteſtins étoient
pleins de matières fécales.

Les parois de l'eſtomac & celles des inteſtins
grêles, parurent en quelques endroits plus
rouges qu'elles ne ſont ordinairement.

Les vaiſſeaux du cerveau étoient plus pleins
qu'ils n'ont coutume d'être, ſur-tout ceux du
plexus choroïde, qui étoient gorgés de ſang.

Les vaiſſeaux des poumons & les cavités du
cœur, contenoient auſſi beaucoup de ſang.

OBSERVATION VI.

SEPT perſonnes mangèrent des champignons à dîner, perſonne n'en fut incommodé
de la journée, mais il leur ſurvint vers les
deux heures après minuit, des anxiétés, des
nauſées ; deux vomirent d'abord avec facilité,
& eurent auſſi d'abondantes ſelles ; elles
éprouvèrent des crampes dans les membres,
des foibleſſes, des étourdiſſemens & même
des vertiges, mais les évacuations qui avoient
été d'abord déterminées naturellement, & qui

furent foutenues par de l'eau émétifée & par des lavemens, ayant continué quelque temps, ces fymptômes fe diffipèrent, & ces deux malades terminèrent par fe rétablir promptement.

Des quatre autres, deux éprouvèrent fort tard des évacuations, & ils eurent des douleurs dans le bas-ventre avec une fuppreffion d'urine, des convulfions générales, des foibleffes effrayantes, un pouls ferré & très-inégal; il y eût une telle tenfion dans le bas-ventre, qu'on fe détermina de les faire faigner. On leur fit prendre de l'huile d'olive, & en boiffon & en lavement, elles burent auffi beaucoup d'eau de veau, d'orgeat; elles furent maintenues plufieurs heures & plufieurs fois dans un bain tiède & avec des plantes émollientes; enfin les évacuations ayant eu lieu, & par les vomiffemens & par les felles, les fymptômes devinrent moins violens & fe diffipèrent: l'ufage du laitage rétablit les deux empoifonnés.

Il en périt trois malgré les fecours qui leur furent adminiftrés; on les ouvrit, & voici ce qu'on trouva.

Les inteftins très-gonflés d'air & pleins, les gros de matières fécales, les grêles d'une

(359)

matière grisâtre vifqueufe (y) étoient enflammés.

L'eftomac étoit prefque vide, peu enflammé; mais les vaiffeaux du cerveau étoient très-gorgés de fang.

OBSERVATION VII.

UN malade âgé d'environ cinquante ans, étoit traité à l'hôpital, d'un délire mélancolique , & à la veille d'en fortir, on lui fit prendre de l'extrait d'ellébore noir, qui lui procura un flux de ventre abondant, mais il furvint des accidens auxquels on ne s'attendoit pas; fept ou huit heures après avoir pris ce remède, il fut travaillé de vomiffemens & de coliques, pour lefquels on lui donna un bouillon chaud, qui parut les appaifer fur les deux heures de la nuit; mais ils revinrent à cinq, pour difparoître encore en apparence.

Il n'avoit rendu par le vomiffement, qu'une ou deux cuillerées d'une matière verte & comme noirâtre. Il parut bien tranquille au lit, & ne donna aucun figne de douleur qui pût être entendu des lits voifins; mais à huit heures, les ferviteurs de l'hôpital l'entendirent

____

(y) Cette obfervation m'a été communiquée par M. *Kooiftra*, médecin de *Londres*, autrefois mon difciple.

pouffer un foupir, qui les fit accourir, & ils le trouvèrent mort.

Cet accident ayant frappé M. *Morgagni*, il crut devoir faire des recherches d'abord fur l'efpèce d'extrait d'ellébore, & la quantité qu'on én avoit donnée. Il apprit qu'on avoit donné de celui qui y étoit d'ufage ordinaire, préparé avec les racines de la plante nouvelle- ment cueillie & pilée, & de l'eau fimplement; la dofe avoit été d'une demi-dragme, quoiqu'à la vérité fouvent on n'en donnât que le poids d'un fcrupule; mais quelquefois auffi on en faifoit prendre au-delà d'une demi-dragme à ceux qui étoient difficiles à émouvoir, fans qu'on en eût jamais obfervé aucun inconvénient.

M. *Morgagni* ayant demandé en fecond lieu, fi le malade n'avoit pas commis quelque faute, *il n'en a commis d'autre*, lui répondit-on, *que de n'avoir pas pris tout ce qu'il devoit*; car on étoit dans l'ufage de faire boire du petit lait à ceux à qui on donnoit cet extrait; & ce malade n'en avoit point pris, puifqu'on trouva après fa mort, cette boiffon dans l'en- droit où on l'avoit mife pour qu'il en bût.

L'ouverture du corps fut faite trente-huit heures après la mort.

Les

Les membres étoient fans roideur ; l'eftomac &
les inteftins furent trouvés enflammés, la capacité
de l'iléon étoit altérée en divers endroits, plus
rétrécie, & dans ces endroits fes membranes
étoient minces & pâles ; ailleurs, on remarquoit de la rougeur dans les rugofités.

L'eftomac & tous les inteftins bien lavés
avec de l'eau, & ouverts, on trouva celui-ci,
avec la portion de l'œfophage à laquelle il
adhère, enflammé en grande partie, du côté
gauche pourtant, & non à droite. Les inteftins auffi l'étoient en plufieurs endroits, les
grêles plus que les gros, excepté le rectum,
où l'on voyoit des efpaces emflammés auffi
fenfiblement que dans l'eftomac ; cependant
nulle de toutes ces inflammations n'étoit confidérable : la rate étoit un peu plus volumineufe
que dans l'état naturel, d'une couleur rofacée
du côté qu'elle touchoit l'eftomac, mais entièrement relâchée ; le foie n'offroit rien de
remarquable, feulement la couleur de la bile
qui couloit au travers des tuniques de la véficule, étoit d'un jaune pâle.

L'ouverture de la poitrine fit voir les poumons fains, & nulle part adhérens. M. *Morgagni* ne remarqua rien non plus au cœur, ni

dans les gros vaiſſeaux, ſinon que ceux-ci
contenoient peu de ſang, & que dans le cœur
il y avoit une ſorte d'apparence de concrétion
polypeuſe.

Lorſqu'on ouvrit le crâne, il s'en écoula
un peu de ſéroſité ſanguinolente ; les ſinus de
la dure-mère, & les gros rameaux de la pie-mère,
contenoient peu de ſang ; la ſubſtance du
cerveau étoit ſi flaſque, que l'ayant enlevée
avec précaution & placée ſur la table, auſſi-tôt
le poids de ſes hémiſphères qui s'affaiſſoient
en dehors, entraîna la partie poſtérieure du
corps calleux ; cependant il s'en falloit que le
cadavre eût encore atteint le ſixième jour : ce
tiraillement n'empêcha pas de voir à la face
ſupérieure du même corps calleux, qui étoit
reſtée entière, le faiſceau longitudinal qui eſt
au milieu, lequel n'étoit point du tout changé.

Diſſéquant enſuite le cerveau, je remarquai,
dit M. *Morgagni*, que le ſang ne manquoit pas
dans les vaiſſeaux qui rampent ſur la ſubſtance
médullaire, ni dans les plexus choroïdes ; mais
j'aperçus, ajoute ce grand anatomiſte, par-tout
le même relâchement dans le cervelet, auſſi
dans la moëlle alongée & dans la glande
pinéale, qui parut plus grande & plus arrondie,

qu'elle ne l'eſt pour l'ordinaire; mais il eſt admirable, que dans un ſi grand affaiſſement, la partie qui joint entr'elles les parois droite & gauche du troiſième ventricule, ne ſouffrit pas le moindre tiraillement. Morgagni, *de ſed. & cauſ. morb. lib. IV, epiſt. LIX, art. 15.*

Observation VIII.

Un homme dont parle *Clauder*, dans les Éphémérides des curieux de la Nature, mangea des racines d'aconit, mais il ne tarda pas à reſſentir des coliques violentes, auxquelles des vomiſſemens ſe joignirent avec des téneſmes, & enſuite un dévoiement prodigieux; il y eut auſſi rétention, & enſuite écoulement involontaire d'urine; le ventre ſe tuméfia, ſe durcit, s'enflamma & le malade périt.

On ſe convainquit par l'ouverrure de ſon corps, que l'eſtomac & les inteſtins étoient très-enflammés, & qu'il y avoit diverſes taches de gangrène dans l'inteſtin jéjunum.

Observation IX.

Un homme qui avoit mangé imprudemment de la racine de l'*oenanthe*, éprouva des nauſées & des vomiſſemens, des cardialgies, & enfin des convulsions qui furent terminées en peu de jours par la mort. A l'ouverture du corps, on trouva les intestins atteints de gangrène en plusieurs endroits, mais sans aucune espèce d'érosion. *Journal de médecine.* Lieutaud, *hist. anat. tome I, page 101.*

OBSERVATION X.

UNE femme s'empoisonna avec de la ciguë; elle eut des convulsions horribles dont elle mourut en peu de temps.

On trouva à l'ouverture de son corps, l'estomac qui étoit fort gonflé & distendu; il sortit aussitôt de sa place, & il étoit parsemé de canelures & de taches d'un jaune livide, couleur que l'intestin duodénum offroit aussi.

L'estomac ouvert, il en sortit des flatuosités de mauvaise odeur, & il contenoit une sabure d'un vert noirâtre, dans laquelle on voyoit des particules herbacées, qui ressembloient à de la ciguë.

Les parois intérieures du même viscère, étoient livides.

La grande distension de l'estomac étoit évidemment produite par de l'air qui sortit avec éruption. La lividité intérieure des parois, les ftries extérieures & les taches livides, montroient la préfence de la gangrène. *Joh. Jacob. Wepfer, cicut. aquat. hiftoria & noxd. cap. XXII.*

OBSERVATION XI.

UNE pauvre femme d'environ foixante ans, qui avoit déjà voulu fe noyer, ayant cueilli beaucoup de feuilles de laurier-rofe, qu'elle pila & dont elle but le fuc mêlé dans du vin, trois heures après elle vomit avec de grands efforts. Ses voifines qui l'entendirent accoururent, & s'apercevant de la caufe de fon imprudence, elles lui firent boire beaucoup d'eau pour la défaltérer, s'imaginant d'ailleurs que le vomiffement fini, tous les maux difparoîtroient ; mais au contraire, devenus promptement fort férieux, elles appelèrent d'abord le prêtre, & enfuite M. *Mediavia,* qui fe trouvoit par hafard auprès.

L'état de la refpiration ne lui offrit rien de bien remarquable, ni la face, fi on en excepte les lèvres qui étoient jaunes, principalement l'inférieure ; le refte avoit fa couleur naturelle, ou n'étoit qu'un peu pâle ; le corps n'étoit

A a iij

point froid , mais fa chaleur n'égaloit pas tout-à-fait celle de la tiédeur : & comme les affiftans dirent à M. *Mediavia* , que la malade étoit fans parole , il lui cria dans les oreilles de lui préfenter le bras ; ces cris la tirèrent de fon efpèce d'affoupiffement , elle s'affit fans peine fur fon féant , & les voifines lui ayant tiré un bras , elle avança l'autre fur le champ.

Le pouls étoit petit , foible & un peu dur , & dans les efforts qu'elle fit pour répondre , elle ne put prononcer aucun mot diftincte-ment , ni avec quelqu'ordre ; elle montroit du doigt par terre , l'humeur qu'elle avoit vomie & qui étoit affez abondante.

M. *Mediavia* prefcrivit des remèdes qui furent adminiftrés fans relâche , mais en vain , car la malade ne pouvant prefque plus rien avaler , mourut au bout d'environ quatre heures après fa vifite.

A l'ouverture du cadavre qui fut faite le lendemain 18 novembre 1745 , par l'ordon-nance du Juge criminel , & à laquelle préfida M. *Mediavia* , on remarqua d'abord que le corps n'avoit nulle part dans fa partie antérieure , pas même au ventre , ni tache livide , ni gon-

flement, mais que la poftérieure , depuis la tête
jufqu'aux pieds, étoit violette.

Enfuite la poitrine & l'abdomen ayant été
ouverts, on y remarqua dans l'intérieur, quelque peu de chaleur qui fubfiftoit encore,
quoiqu'il y eût dix-fept heures que le fujet
étoit mort. Dans l'abdomen, tous les vifcères
étoient en bon état & dans leur pofition ;
l'eftomac ni les inteftins n'étoient pas tuméfiés
par de l'air ; mais les vaiffeaux de l'eftomac,
du méfentère & de la portion des inteftins
adhérente au méfentère étoient fort gonflés.
L'ouverture du ventricule y fit voir une
humeur verdâtre en petite quantité , laquelle
ôtée, & le vifcère effuyé on n'y vit aucune
léfion , finon que les rides longitudinales du
fond , & qui s'avancent près de l'entrée du
pylore, étoient plus durs que dans l'état
naturel. Le duodénum n'offrit rien de particulier dans fon intérieur, excepté un peu de
la même humeur verte qui avoit été trouvée
dans l'eftomac.

Dans la poitrine, le poumon droit étoit
adhérent à la plèvre, fort rouge poftérieu-
rement, & contenant intérieurement quelque
peu de fang coagulé; le gauche n'étoit pas

ſeulement libre de toutes parts, mais il étoit encore tellement affaiſſé , qu'il n'y reſtoit preſque point d'air , & ſa rougeur poſtérieurement étoit preſque effacée. Les ventricules du cœur furent trouvés preſque vides de ſang; celui des gros vaiſſeaux qui abondoit, n'étoit ni concret, ni plus fluide qu'il ne falloit; la tête ne fut pas ouverte. Morgagni , *lib. IV*, *epiſt. LIX , art.* 12.

SUR les effets de quelques poifons végétaux dans l'Homme, & fur le Traitement qu'il faut adminiftrer.

ON voit par les obfervations que nous avons rapportées, que les poifons végétaux qui en font l'objet, font tous plus ou moins âcres, & qu'ils occafionnent l'inflammation des premières voies. A la vérité, celle que les poifons narcotiques excitent, eft la plus légère; mais elle ne mérite pas moins d'être confidérée, tant pour pouvoir rendre raifon de leurs divers fymptômes, que pour en pouvoir tirer quelques lumières pour le traitement.

Les fymptômes de l'inflammation des premières voies font d'autant moins violens, que ces plantes font plus narcotiques, & alors elles donnent lieu à un engorgement des vaiffeaux fanguins du cerveau, qui eft proportionné au degré d'affoupiffement qu'elles ont produit; mais quoique les fymptômes de l'inflammation, tels que les hoquets, les vomiffemens, ne foient pas auffi violens, & que le malade ne fe plaigne pas de douleurs auſſi vives dans le bas-ventre, l'inflammation des premières voies n'eſt pas moins réelle *(z)*, & ſans doute qu'alors l'aſſou-piſſement profond dans lequel le ſujet empoiſonné eſt bientôt détenu, empêche l'expreſſion, s'il eſt permis de parler ainſi, des autres ſymptômes de l'irritation & de l'inflammation.

On a trouvé dans ceux qui ſont morts empoiſonnés par l'opium, les prêmières voies plus enflammées *(a)* que dans ceux qui ont été empoiſonnés par les champignons *(b)*, & preſque auſſi enflammées, ſi on en peut juger par la rougeur occaſionnée par l'influx du ſang dans les vaiſſeaux, que dans les perſonnes empoiſonnées par la ciguë *(c)*, par l'œnanthe *(d)*, & même par l'aconit *(e)*.

On trouve toujours l'eſtomac & les inteſtins très-rouges dans ceux qui ont été empoiſonnés par l'opium, mais ſans des marques d'éroſion auſſi caractériſées que dans les perſonnes qui

(z) Voyez les ouvertures des corps rapportées ci-deſſus.
(a) Voyez les Obſervations II & III.
(b) Voyez les Obſervations V, VI.
(c) Obſervation XI.
(d) Obſervation IX.
(e) Obſervation VIII.

ont péri par les poifons appelés âcres, tels que l'aconit *(f)*, le tithymale, le clematis, le ranonculus, l'œnanthe *(g)*, &c.

Tel eft le réfultat des ouvertures des corps empoifonnés par des poifons végétaux; diverfes expériences prouvent encore que les plantes ftupéfiantes excitent une irritation plus ou moins vive des parties fenfibles qu'elles touchent.

Les grenouilles éprouvent des convulfions, lorfqu'après avoir dépouillé les mufcles de la peau qui les revêt, on y verfe quelques gouttes des fucs de ciguë & de pavot, & perfonne n'ignore que l'opium appliqué extérieurement, excite ordinairement une inflammation plus ou moins vive fur la partie qu'elle touche.

Il n'eft donc pas étonnant que ces mêmes végétaux occafionnent l'inflammation des premières voies. Les chiens que l'on empoifonne avec la jufquiame, la mandragore, &c. ont auffi les premières voies enflammées: ces animaux ont encore les vaiffeaux du cerveau plus gorgés de fang *(h)* qu'on ne les trouve dans

---

(f) Obfervation VIII.

(g) Obfervation IX.

(h) Voyez une obfervation rapportée par M. *Lieutaud*, Hift. anat.

ceux qui meurent empoifonnés par les plantes
âcres, ce qui détermine fans doute l'affoupiffement dont ils périffent.

Cet engorgement des vaiffeaux du cerveau
eft conftant dans ceux qui ont péri empoifonnés
par les narcotiques; ce qui pourroit faire croire,
comme on l'a généralement fait, qu'une partie
de leur principe virulent abforbée dans la maffe
du fang la raréfie & donne lieu à la pléthore
des vaiffeaux fanguins en général, & en particulier à ceux du cerveau ; d'où réfulte la
dilatation des vaiffeaux qui le contiennent, la
compreffion des nerfs à leur origine, & l'affoupiffement qui en eft l'effet.

Mais l'irritation des nerfs de l'eftomac & des
inteftins grêles par les narcotiques, doit-elle
être réputée pour rien ? l'expérience que *With*
a faite fur quelques grenouilles, prouve du
moins de la manière la plus décifive, que l'opium
n'agit que moyennant le cerveau; il s'eft pro-
curé deux grenouilles, a coupé la tête à l'une
d'elles, & a enlevé la peau qui revêt le ventre
à toutes les deux, enfuite il a verfé fur le
bas-ventre des deux grenouilles, une certaine
quantité de teinture d'opium. L'effet de cette
expérience a été tel que le cœur de la gre-

nouille fans tête a confervé très-long-temps fon
irritabilité, & que celui de la grenouille qu'on
n'avoit nullement mutilée par l'amputation de
la tête, a perdu bientôt la fienne ; il a ceffé de
battre plus d'une demi-heure avant que le cœur
de la grenouille, à laquelle on avoit ôté la tête,
eût perdu fes mouvemens.

J'ai réitéré la même expérience plufieurs fois
dans mes leçons particulières & publiques, &
elle m'a offert les mêmes réfultats.

Mais, foit que l'affection du cerveau dépende
de celle que les plantes ftupéfiantes produifent
fur les parties qu'elles touchent immédiatement,
foit qu'elle foit l'effet de l'abforption des parties
narcotiques ; l'opium ne produit fes effets que
par des parties fi fubtiles, qu'elles ne peuvent
s'évaluer par le poids.

Ces parties font celles qui frappent défa-
gréablement l'odorat ; c'eft la nature virulente de
la plante : l'opium qui a perdu cette odeur n'eft
pas à beaucoup près auffi narcotique que l'autre,
& il faut en augmenter la dofe pour en obtenir
les mêmes effets. Le principe odorant de l'opium
paroît très-différent de fa partie réfineufe & de
fa partie gommeufe ; il eft très-volatil : *Mead* l'a

comparé à la portion la plus spiritueuse des liqueurs qui ont fermenté , & *Quercetan* a trouvé dans cette partie virulente de l'opium , du rapport avec celle qui s'exhale des charbons dans leur première ignition ; aussi quelques médecins l'ont-ils regardée avec beaucoup de vraisemblance comme une matière phlogistique. On peut conjecturer que la partie virulente des autres plantes stupéfiantes est de cette même nature : il s'élève de l'opium, quand on le fait bouillir dans de l'eau, une matière onctueuse & grasse de la consistance d'un baume qui est très-volatil & qu'on a beaucoup de peine à recueillir.

Cartheuser assure que quelques grains suffirent pour faire périr dans l'assoupissement un chien qui avoit avalé un gros d'opium en substance quelque temps auparavant sans aucun accident (i).

Ces observations de M. *Cartheuser* sont précieuses ; *Mead* avoit déjà connu l'extrême volatilité de ce principe virulent ; mais il n'avoit pas donné à son opinion le degré de probabilité

(i) Voyez la *Pharmacopée* de Londres. Édit. *Franç.* *Tome II,* page 25.

dont elle étoit fufceptible *(k)*. Le *ftramonium ,* la *belladona,* la *jufquiame,* répandent une odeur également virulente; & comme elles produifent l'affoupiffement comme l'opium, & qu'on trouve à l'ouverture des perfonnes ou des animaux qui en ont péri, les mêmes altérations, on peut conclure qu'elles agiffent de même fur le corps humain.

Pendant que ces poifons agiffent fur l'homme, la chaleur augmente confidérablement dans toute l'étendue de fon corps ; le vifage rougit, & la peau fe couvre quelquefois de taches d'un rouge plus ou moins foncé, comme des échimofes ; les lèvres font auffi rouges que du fang, & le contour des paupières eft quelquefois très-noir; fouvent les perfonnes empoifonnées par ces végétaux ftupéfians rendent du fang, peu de temps avant de mourir ou même après la mort, par les yeux, par les oreilles & par le fondement.

Le pouls, pendant l'effet de l'opium eft plus plein, plus grand & plus fort; les yeux font faillans, luifans; la refpiration eft lente, gênée,

---

(k) Vires ergo opium habet a volatili alkalino fale intimé mixto & unito olefo fulphureo corpori. Tentamen; V. de opio.

à la fin légèrement stertoreuse ; les voies aériennes se remplissent d'écume ; les membres se roidissent ; ils sont quelquefois agités par des mouvemens convulsifs ; souvent les empoisonnés rendent involontairement leurs urines & leurs excrémens ; enfin, ils périssent dans l'assoupissement.

Ceux qui reviennent à la vie, soit qu'ils n'aient pas pris une assez grande quantité de poison pour les faire périr, soit qu'ils aient été traités convenablement & à temps, éprouvent pendant long-temps de grands maux de tête ; ils se sentent excessivement pesans ; leurs sensations sont émoussées ; ils dorment plus que de coutume ; leur esprit n'est plus capable de contention : beaucoup ont perdu la mémoire, & d'autres l'ont très-affoiblie ; quelques-uns sont restés imbécilles, fous, maniaques ; leurs jambes sont quelquefois si foibles, qu'ils ont peine à se soutenir debout.

On trouve toujours dans le corps de ceux qui périssent empoisonnés par les plantes stupéfiantes, l'estomac plus ou moins enflammé, les intestins se ressentent quelquefois de cette inflammation ; mais cette altération n'est pas constante ; les vaisseaux sanguins sont plus

pleins

pleins que de coutume, & le fang qu'ils contiennent eft moufleux, rouge & très-raréfié;
mais ceux du cerveau paroiffent encore plus
engorgés que les autres : ils font auffi diftendus
que s'ils étoient injectés. J'ai trouvé du fang
épanché dans les ventricules de deux chiens
que j'avois fait périr avec de l'opium.

Les corps des fujets qui ont péri par les
poifons ftupéfians, & que l'on a fi improprement nommés les *poifons froids*, confervent
la chaleur très-long-temps *(l)*; & cette chaleur
au moment de leur mort, & pendant quelque
temps eft fi confidérable, qu'elle furpaffe quelquefois la chaleur naturelle; leurs membres font
flexibles, les chairs flafques, ramollies, gonflées,
& fi l'on en excepte la fétidité, elles font dans
l'état de chairs atteintes de putréfaction *(m)*.

(l) Voyez les Auteurs qui ont écrit fur les effets de
l'opium & de la jufquiame. *Morgagni* a auffi remarqué
que le corps d'une femme empoifonnée par le laurier-
cerife conferve long-temps la chaleur. *Lib. IV, epift.
LIX, n.°* *1 2*; & l'obfervation XI ci-deffus.

(m) M. *Pringle* a déjà remarqué que certains poifons
pris dans l'eftomac ou abforbés par les veines, font le
même effet que les fceptiques. *Obfervations fur les maladies
des armées, édition françoife, tome II, page 221.*

B b

Tout concourt donc à prouver l'analogie des effets que les plantes ſtupéfiantes opèrent ſur le corps humain, avec ceux qui dépendent de l'action des vapeurs méphitiques; les ſymptômes qui ſurviennent, les altérations qu'on obſerve, ont une grande reſſemblance; & l'on trouveroit en ceci un nouveau rapport dans le traitement qu'on met en uſage avec ſuccès.

Les acides produiſent de bons effets dans le traitement des perſonnes étouffées par les vapeurs du charbon; & on les donne tous les jours avec ſuccès aux perſonnes qui ont été empoiſonnées par les narcotiques.

La ſaignée convient quelquefois dans le premier cas ; elle eſt auſſi utile aux perſonnes que les narcotiques tiennent dans un profond aſſoupiſſement (n). Les rafraîchiſſans ſont

---

(n) M. *Baumé* m'a rapporté qu'un homme qui avoit pris un gros d'opium en pilules, avoit rendu du ſang par les yeux, par les oreilles & par le nez, qu'il fut ſaigné copieuſement & qu'il n'en mourut pas.

Milady Muſgrawe a éprouvé des hémophtyſies affreuſes après un long uſage de l'opium ; elles ont été détruites par des fréquentes ſaignées, & par un long uſage des boiſſons acidules, des bouillons de grenouilles, des émulſions & des demi-bains, &c.

utiles dans les deux circonſtances ; mais les vomitifs ne ſont pas également indiqués , ils nuiſent aux perſonnes ſuffoquées par des vapeurs méphitiques ; & il eſt très-utile de les adminiſtrer à celles qui ont avalé quelque poiſon narcotique, ce que l'art doit faire, la nature le devance ; car fréquemment les perſonnes qui ont avalé une doſe conſidérable d'opium , vomiſſent ; l'eſtomac irrité ſe contracte & ſe débarraſſe du corps qui le moleſte : c'eſt ce qui a été obſervé par M. *Haller (o)* & M. *Vicat*, & ce que j'ai vu arriver conſtamment aux animaux auxquels j'avois fait donner une grande quantité d'opium.

Ces vomiſſemens ſubits rendent l'effet de l'opium moins dangereux ; comme il n'a point ſéjourné dans l'eſtomac, le principe virulent qui produit l'aſſoupiſſement, n'a pas été ſuffiſamment abſorbé pour produire ſes effets. Le vomiſſement & quelquefois une légère phlogoſe des premières voies qu'on calme avec les adouciſſans , ſont les ſeuls accidens qui ſurviennent alors.

(o) Voyez *Vicat.* Plantes vénéneuſes de la Suiſſe, page 234.

Au contraire, si le sujet n'a pris qu'une quantité médiocre de poison narcotique, l'estomac n'est alors enflammé qu'après que le principe virulent est parvenu dans la masse du sang, & l'animal périt dans l'engourdissement.

De sorte qu'on peut dire, que sous ce point de vue & au défaut de l'art, les poisons narcotiques sont plus dangereux quand ils sont donnés à une dose moyenne qu'à très-haute dose ; dans ce cas-ci les vomissemens surviennent, & le poison est chassé hors du corps.

On pourroit se convaincre de cette vérité par la lecture de diverses observations sur les empoisonnemens par les narcotiques ; on y verroit que divers sujets ont été rappelés des portes de la mort sans aucun secours, par des vomissemens qui sont heureusement survenus ; observations d'autant plus intéressantes qu'elles tendent à nous prouver combien il est nécessaire d'évacuer l'estomac des matières vénéneuses qu'il contient ; elles sont le vrai foyer du mal, & la première indication qui se présente, c'est de le détruire.

On pourroit cependant faire précéder la saignée, si le sujet étoit détenu dans un profond

aſſoupiſſement, ſi le pouls & les autres ſymptômes annonçoient une extrême plénitude des
vaiſſeaux ſanguins; mais cette évacuation ſan-
guine opérée, il faut preſcrire l'émétique &
l'on donne enſuite le vinaigre en boiſſon &
en lavement, coupé avec deux ou trois fois
autant d'eau.

Si l'émétique eſt utile dans le cas d'un empoiſonnement par les plantes purement âcres, c'eſt
ſeulement quand il eſt adminiſtré bientôt après
l'accident, mais il eſt nuiſible quand ces venins
ont déployé toute leur activité; l'eſtomac & les
inteſtins ſont alors dans une trop grande inflammation, & l'émétique ne feroit que l'augmenter;
ſouvent même dans ce cas, le vomiſſement
n'a pas lieu, parce que l'eſtomac eſt dans une
contraction trop forte & trop continue. Or
l'émétique qui augmente cette contraction en
l'irritant encore davantage, s'oppoſe plutôt au
vomiſſement qu'il ne l'excite.

L'*opium*, la *juſquiame* (p), la *bella-*

____

(p) *Hyoſciamus niger...* La fumée de la ſemence de la
juſquiame dont on ſe ſert pour calmer les douleurs de dents
n'eſt pas même ſans danger; le Collége des médecins de
Londres, a ſupprimé la *juſquiame* du *philonium :* on pourroit

dona (q), le *ftramonium (r)*, agiffent d'une manière affez analogue fur le corps humain ; mais comme les médecins fe font plus occupés à nous faire connoître les divers fymptômes que ces plantes produifent, que de nous expofer les altérations qu'elles caufent dans les diverfes parties du corps humain, nous avons été obligés de confulter les expériences que plufieurs médecins ont faites fur les animaux, & dont nous avons réitéré le plus grand nombre. Leur réfultat, c'eft qu'on trouve toujours dans les chiens empoifonnés par ces plantes, les premières voies atteintes d'une inflammation plus ou moins vive, les vaiffeaux du cerveau gorgés de fang, ceux du poumon également remplis.

Cependant l'inflammation des premères voies étoit beaucoup plus confidérable dans deux chiens que j'ai fait périr avec le *ftramonium*, que dans deux autres qui avoient été empoi-

---

auffi la fupprimer des pilules de *cynogloffe* ; mais à la vérité elle y entre en fi petite quantité qu'elle ne paroît pas pouvoir nuire. *Lanzoni* veut auffi qu'on fupprime la *jufquiame* des compofitions médicinales. *De venenis, cap. LXXV.*

(q) Atropa bella-dona.

(r) Datura ftramonium, Lin.

(383)

fonnés avec la *jufquiame* ; celle-ci eft une des
plantes narcotiques, qui a laiffé le moins de traces
d'inflammation dans les premières voies des
animaux qui en ont péri *(ſ)*. Cependant les
extraits & les décoctions de ces plantes avec
l'efprit-de-vin , font incomparablement plus
inflammatoires que ceux qui font faits à l'eau
fimple.

Nous nous fommes convaincus de ce fait,
par l'ouverture de divers animaux ; & fans doute
qu'on doit principalement rapporter à la portion
réfineufe extraite par la liqueur fpiritueufe,
l'inflammation que les plantes ftupéfiantes excitent dans les premières voies.

On fait depuis long-temps que l'extrait de
l'opium fait avec l'efprit-de-vin , n'eft pas à
beaucoup près auffi calmant que celui qui eft
fait à l'eau. J'ai trouvé dans tous les animaux
empoifonnés avec la teinture d'opium, les premières voies atteintes d'une inflammation incomparablement plus grande que je ne l'ai

____

(ſ) Voyez pour l'hiſtoire de cette plante diverſes
obfervations intéreſſantes, publiées par le docteur *Sproetzel*,
dans le recueil des thèſes de pathol. de *Haller* . lib. VI ,
page 555.

trouvée dans les animaux empoifonnés avec la partie gommeufe de l'opium.

Le laurier-cerife (t) laiffe encore des traces moins apparentes d'inflammation fur les premières voies que la jufquiame : cependant on a trouvé les veines de l'eftomac gorgées de fang , foit dans la femme dont parle *Morgagni* (u), foit dans les chiens empoifonnés avec le laurier-cerife dont il eft fait mention dans l'ouvrage de *Mead* (x); mais aucun de ces poifons, pas même le laurier-cerife , ne coagule le fang comme on l'a dit ; ils le raréfient au contraire, le diffolvent & le rendent mouffeux , ce qui fait qu'il s'extravafe dans le tiffu cellulaire, & forme des efpèces d'échimofes plus ou moins étendues. C'eft du moins ce que j'ai obfervé dans les animaux que j'ai fait périr avec de pareils poifons , & ce qui eft d'ailleurs conforme aux réfultats des praticiens qui ont toujours employé pour de pareils empoifonnemens , les humectans & les rafraîchiffans acidules , même les faignées , avec un fuccès

---

(t) *Prunus lauro-cerafus.*

(u) *De fed. & caufis morbor. lib.* IV, *epiſt.* LIX, n.° 12.

(x) *Tentamen de venenis appendix.*

complet quand ils n'avoient pu emporter par les vomitifs, le foyer du mal avant que les fymptômes d'inflammation fe manifeftaffent. Il eft vrai qu'ordinairement cette plante excite des vomiffemens affreux, fans cependant laiffer de grandes traces d'inflammation.

Poifons vulgairement appelés âcres.

L'aconit ou napel, les anémones, la grande chélidoine, le clematitis, les renoncules, l'oenanthe, la grande ciguë *(y)*, les champignons & même les amandes amères, agiffent fur le corps humain en cautérifant les premières voies, & en excitant par conféquent tous les fymptômes de la plus vive inflammation. Ceux qui ont malheureufement ufé de quelqu'une de ces plantes éprouvent plus ou moins vîte des cardialgies & des vomiffemens, ils font atteints du dévoiement; ils éprouvent auffi des tranchées, les matières qu'ils rendent foit par haut, foit par bas, font fouvent teintes de fang, quelquefois ils rendent le fang tout pur; les douleurs dans le bas-ventre deviennent aiguës

----

(y) Cicuta aquatica, cicuta virofa, cœnium maculatum, Lin.

de plus en plus ; le bas-ventre fe tend, & bientôt il eft fi douloureux qu'on ne peut le toucher fans faire pouffer de hauts cris au malade : la fièvre eft très-aiguë, le pouls ferré & intermittent, la refpiration eft gênée ; les malades éprouvent des palpitations de cœur & des angoiffes ; les hypocondres femblent rentrer dans la cavité du bas-ventre, effet qui fans doute eft produit par la contraction fpafmodique du diaphragme, & par celle des mufcles obliques & tranfverfes du bas-ventre.

Les mufcles des membres & ceux du tronc font agités par des mouvemens convulfifs ; les releveurs de la mâchoire inférieure fe contractent quelquefois fi violemment, que les malades ne peuvent plus ouvrir la bouche, ni pour parler ni pour avaler la boiffon qui leur feroit néceffaire pour éteindre le feu qui les confume.

Une jeune demoifelle qui avoit été empoifonnée avec de la ciguë qu'on avoit mife dans une falade à la place de perfil, fut atteinte d'une fi forte convulfion des mufcles maffeter & crotaphite, qu'on ne put jamais lui ouvrir la bouche par aucun moyen mécanique.

Ce ne fut qu'à force de bains & de fai-gnées que je parvins à produire le relâchement néceſſaire pour ouvrir la bouche ; les boiſſons adouciſſantes qu'on lui fit prendre en grande quantité calmèrent les ſymptômes aigus de l'empoiſonnement , & le lait d'âneſſe termina la guériſon en produiſant le rétabliſſement le plus complet.

La ciguë , indépendamment des ſymptômes de l'inflammation du bas-ventre qu'elle procure, excite des douleurs de tête exceſſives ; les malades croient voir des feux dans l'obſcurité même , ou bien ils perdent la vue pendant un temps plus ou moins long; leur langue s'épaiſſit; ils ont une difficulté quelquefois inſurmontable d'avaler les alimens , ſoit liquides , ſoit ſolides ; ils tombent dans un délire continuel, éprouvent des vertiges & ſouvent des priapiſmes effroyables & des convulſions affreuſes *(z)* : les malades rendent avant de mourir, une grande quantité d'une humeur écumeuſe par la bouche & par les narines.

Mais les amandes amères portent plus ſur les

(z) Voyez Wepfer , *de cicutâ aquat.* & l'obſervation XI, rapportée ci-deſſus.

nerfs & moins fur les premières voies que les autres poifons âcres ; elles donnent lieu à des convulfions exceffives qui fouvent dégénèrent en une vraie épilepfie *(a)*.

Les fymptômes de l'inflammation du bas-ventre font moins violens ; cependant on ne peut douter, d'après les ouvertures des corps, que ce poifon ne produife l'inflammation de l'eftomac & des inteftins : l'aconit l'excite auffi d'une manière très-violente.

La ciguë corrode confidérablement les parties, & bien plus que l'aconit ; il paroît que celui-ci agit en irritant plus fortement les nerfs, d'où viennent fans doute les convulfions cruelles & les anxiétés qu'il produit. Ce poifon ne coagule point le fang, comme quelques auteurs l'ont cru, puifqu'on l'a trouvé très-fluide dans quelques perfonnes qui ont été empoifonnées par cette plante *(b)*.

Aucun auteur, que je connoiffe, n'a donné

______

(a) Lanzoni, *de venenis.* VICAT. Plantes vénéneufes de la Suiffe, *amigdalus amaroïdes.*

(b) Haller, *lib. VI.* Sproëgel, *Exper. circà venena,* pag. 548.

l'hiſtoire des léſions que les amandes amères produiſent dans l'homme ; mais il conſte par les expériences que *Wepfer* a faites ſur les poules, ſur la cicogne & ſur le renard, que l'on trouve les premières voies un peu enflammées. Nous avons donné à un chat huit amandes amères dans une pâtée faite avec du pain & de la viande. Une heure après qu'il les eut avalées , il courut & s'agita dans la chambre en pouſſant des cris de douleur ; bientôt il commença à trembler ſur ſes pattes & à ne pouvoir pas marcher ; il tomba ſur le côté , ſes membres furent agités par les convulſions les plus vives, & l'animal périt. Je l'ouvris environ ſix heures après ; il étoit déjà très-froid & ſes membres étoient roides, ce qui n'auroit pas eu lieu s'il eut été empoiſonné avec de l'opium. La cavité de l'œſophage & celle de l'eſtomac , étoient pleines d'une humeur écumeuſe & verdâtre ; les inteſtins contenoient de la pâtée empoi-ſonnée que l'on avoit donnée à cet animal , & la ſurface interne du canal inteſtinal étoit très-enflammée : les veines du méſentère étoient gorgées de ſang ; mais ce ſang, ainſi que celui qui étoit contenu dans les autres vaiſſeaux , n'a pas paru auſſi raréfié que celui des animaux empoiſonnés par l'opium & par la juſquiame, que j'ai diſſéqués. Les vaiſſeaux du cerveau n'étoient point gorgés de ſang comme ſont ceux des animaux empoiſonnés avec des plantes ſtupéfiantes.

Les champignons réuniſſent les ſymptômes de l'inflammation des premières voies à ceux de l'aſſoupiſſement qui leur ſuccède *(c)*; c'eſt ce qu'on voit par les obſervations IV, V, VI.

On voit auſſi par ces mêmes obſervations, que l'eſtomac & les inteſtins ont été trouvés légèrement enflammés ; & que les vaiſſeaux du cerveau étoient pleins de ſang, d'une manière moins marquée cependant que dans ceux qui ont péri par l'opium & par la ciguë, qui n'occaſionnent pas un plus grand degré d'inflammation dans les inteſtins, mais qui produiſent un plus grand engorgement dans les vaiſſeaux ſanguins du cerveau.

(c) Vidus-vidius cite l'exemple d'une perſonne empoiſonnée par les champignons, qui tomba dans un tel aſſoupiſſement qu'il ne ſentit aucune irritation qu'on lui fit, pas même le cautère actuel, appliqué ſur la partie ſupérieure de la tête. *Lanʒoni* rapporte d'autres exemples ſemblables, *de venenis*, cap. LXVI.

M. *Paulet*, qui a fi bien écrit fur l'hiftoire des champignons, a remarqué : 1.° Que les champignons connus des botaniftes fous le nom de *fungus, phalloides annulatus fordide virefcens patulus* de *Vaillant*, ne produifoient des effets funeftes que dix ou douze heures après avoir été pris *(d)*.

2.° Que les anxiétés, les naufées, les défaillances, les foibleffes continuelles, le vomiffement, le dévoiement, le *cholera-morbus*, ou l'affoupiffement font les principaux fymptômes qu'ils occafionnent.

3.° Que plus il y a d'évacuations naturelles ou artificielles, moins il y a de danger, & que l'affoupiffement joint au défaut d'évacuation eft le plus fâcheux de tous les fymptômes en pareil cas *(e)*.

4.° Que le mal de gorge ou le refferrement à cette partie n'eft pas un fymptôme affecté à toutes les efpèces dangereufes de champignons, comme on l'a cru, & qu'il en eft qui ne produifent point cet effet.

(d) Voyez l'Obfervation V.

(e) Ce qui eft confirmé par l'Obfervation VI.

5.° Qu'il paroît par la manière lente dont ce poifon agit, & par la nature des fymptômes, qu'il paffe dans les fecondes voies, attaque l'origine des nerfs, le cerveau, d'où s'enfuivent les défaillances, l'affoupiffement. Les premiers fymptômes font l'effet de l'irritation, & même de l'inflammation des premières voies, & quant à l'affoupiffement il doit être l'effet de l'engorgement des vaiffeaux fanguins du cerveau, & peut-être d'une affection particulière de la fubftance médullaire & des nerfs qui en émanent.

Tous les champignons ne font pas à la vérité auffi funeftes, on peut même établir qu'il en eft qui fourniffent un aliment agréable & fans aucun danger pour celui qui en ufe; qu'il en eft d'autres qui incommodent l'homme, & qu'il y en a qui occafionnent des accidens toujours mortels & à l'homme & même aux animaux; & comme il eft très-difficile de diftinguer les champignons qui ne font pas dangereux de ceux qui le font, plufieurs médecins ont pris le parti de les défendre indiftinctement, entr'autres M. *Lieutaud*, qui dit expreffément que quiconque veut fe maintenir en fanté doit abfolument

s'abftenir

s'abſtenir de ces mets ſi douteux *(f)* ; mais ſi l'on veut continuer d'en uſer malgré ces ſages avis, du moins eſt-il eſſentiel de les bien diſtinguer. Les botaniſtes ſe ſont occupés avec raiſon de cet objet auſſi curieux qu'utile ; mais il étoit réſervé à M. *Paulet*, docteur-régent de la Faculté de médecine de Paris, de répandre un nouveau jour ſur cette matière ; & quoiqu'il ait déjà publié deux mémoires très-intéreſſans, il ſeroit à ſouhaiter qu'il pût faire paroître l'ouvrage qu'il a annoncé & qui manque bien eſſentiellement à la médecine.

« Voici quelques remarques que M. *Paulet* fait ſur les champignons en général ; elles ſont extraites littéralement d'un mémoire qui a été lû dans une ſéance publique de la Faculté de médecine de Paris, & qu'il nous a communiqué. Cet auteur, après avoir donné les caractères de divers champignons, ajoute

---

(f) Matière médicale, édit. françoiſe. *Tome II*, *p.* 526. Voyez auſſi *Pline* & d'autres auteurs qui ſe ſont récriés contre l'uſage intérieur des champignons. *Lanzoni,* entr'autres, *loco citato. Abſint ergo ,* dit-il *, pernicioſa iſta gulæ blandimenta. An uſque adeò . . . . vitæ tædet , ut eam cum vili offâ permutemus , mortemque ſemper in procinctu ſtantem ultro ſollicitemus !*

C c

qu'on peut néanmoins affurer qu'un champignon quelconque qui eft fimple , fec , dont la
fubftance blanche n'eft ni trop molle ni trop
humide , qui n'eft pas lourd à la main , qui n'a
pas une odeur défagréable , qui a celle , par
exemple , du champignon ordinaire , ou de la
truffe , ou de la morille , ou du moufferon , ou
de la farine fraîche de froment , & qui ne change
point de couleur lorfqu'on le coupe , qui a une
forme régulière , c'eft à-dire , un chapiteau bien
arrondi & exactement circulaire , eft en général
un champignon de bonne qualité. La pré-
fomption fe change en certitude , fi à ces
indices fe trouvent joints une couleur d'un brun
de fuie de cheminée ou de buis , ou de noi-
fette , une furface fèche , entr'ouverte , gercée
ou écailleufe , le deffous du chapiteau couleur
de rofe tendre ou d'un blanc net , & qui ne
change pas lorfqu'on le touche ; s'il eft attaqué
de vers ou des infectes *(g)* tels que les limaces ,
& fi en même-temps il croît au foleil ou dans

(g) Lanzoni croyoit que les champignons qui croiffent
dans les lieux où vivoient des animaux vénimeux ,
étoient dangereux ; mais c'eft une opinion hafardée , &
qui ne détruit pas celle de M. *Paulet.* Voyez *Lanzoni de
venenis , cap. LXX.*

(395)

un lieu à découvert, fur une terre liée un peu
forte , & parmi les plantes graminées, c’eſt-à-
dire, fur la peloufe ».

« Un champignon au contraire dont on doit
redouter l’ufage , eſt celui qui s’annonce par
une odeur vireufe ou de terre , dont la fubſtance
eſt molle ou lourde , la furface humide ; qui
a au bas de fa tige une bulbe ronde , blanche ,
lourde , une odeur forte , une tige entr’ouverte
ou découpée irrégulièrement, ou renflée vers
le milieu , un chapiteau qui n’eſt pas exactement
circulaire ou fphérique , fur-tout dans fa naif-
fance , ou qui eſt irrégulièrement creux en manière d’entonnoir; fi en même-temps il eſt fade
au goût , infipide , ou s’il a une faveur aigre ,
ſtiptique ou fade , s’il a une chair dont la
blancheur ne foit pas nette , ou qui lorfqu’on
le coupe , change auffi-tôt de couleur , on a
une certitude , ou du moins un très-violent
foupçon qu’il eſt malfaifant. Si à ces circonftances il joint celles de croître à l’ombre , d’être
intact dans toutes fes parties , c’eſt-à-dire de
n’avoir été attaqué par aucun animal ; s’il n’a
point d’odeur , fi fa couleur eſt noire ou
foufrée , blanchâtre ou d’un blanc fale ou
d’argent ; jaunâtre ou verdâtre , d’un gris

terreux ; fi fa furface eft luifante , unie ou dartreufe , c'eft - à - dire , couverte de petites croûtes , ou de pellicules blanches ; & fi en même-temps il croît dans une terre légère formée de fable ou des débris de feuilles des arbres , fur-tout de chêne , on peut être affuré qu'il eft malfaifant ».

« Dans tous les genres ou claffes , on doit fe méfier d'un champignon qui croît trop promptement , & qui continue à croître même hors de terre ; de celui qui eft forti d'une enveloppe , de celui dont la couleur eft changeante , ou s'altère d'une manière fenfible , & qui en même-temps croît à l'ombre ».

« Parmi les champignons qui croiffent fur les arbres , on doit fe méfier de tous ceux qui ont une odeur quelconque , de ceux qui croiffent en touffes au pied de l'arbre ou fur fon tronc , & qui font en même-temps colletés ; de ceux qui croiffent fur l'olivier , fur le pin ou le fapin , fur l'orme , le bouleau , fur le chêne verd , fur les faules , fur le figuier , &c. On doit redouter beaucoup moins l'ufage de ceux qu'on trouve au pied ou fur l'écorce du peuplier , de l'érable , du mûrier blanc , & fur-tout du noyer. Parmi les lycoperdons ou vefcesde-loup, on doit fe méfier en général de toutes les efpèces, fur-tout lorfqu'elles font dans un état de maturité, & en particulier de celles qui fortent d'une bourfe, ou qui ont une odeur forte : il n'y a que la truffe dans cette claffe, qui foit exceptée, c'eft auffi la feule efpèce qui foit attaquée par les vers ».

« Parmi ceux que M. *Paulet* a mis fous les noms de *cepes* & de *fous-épineux*, on doit fe méfier fur-tout de ceux qui ont deux fubftances diftinctes & féparables, & en particulier de ceux dont la chair change de couleur lorfqu'on la coupe, ou dont la fubftance eft lourde ».

« Parmi les différentes efpèces de morilles, on ne doit redouter que celles qui font d'une fubftance cartilagineufe, coriace ou trop molle & humide, & d'une odeur forte ou fétide ».

« Parmi les clavaires, il n'y a à craindre que celles qu'on trouve fur les arbres réfineux, comme le pin & le fapin, & celles qui font de couleur gris - fale, ou blanchâtre, & d'une fubftance molle ».

« Les champignons nuifent de plufieurs manières différentes, les uns par un principe phlogiftique très exalté, qui produit le fpafme, l'inflammation des parties & la mort : tel eft l'effet de ceux qui changent fubitement de couleur lorfqu'on les coupe ; d'autres, à raifon d'un principe délétère plus réfineux que gommeux, ou réfino-gommeux, qui produit également l'érofion en même-temps que la ftupeur ou l'affoupiffement, ou bien un choléra, & toujours au commencement de leur action, plus ou moins de foibleffes & d'anxiétés : tel eft l'effet des champignons de fubftance molle & humide, à odeur vireufe ; d'autres, par un principe de putridité, le dévoiement accompagné de coliques : tel eft l'effet de ceux qui fe corrompent promptement, ou qui fe réduifent en liqueur noire (ceux-ci ne nuifent en général que dans cet état de maturité ou putridité) ; d'autres, à raifon de leur fubftance coriace, indiffoluble dans nos humeurs : tel eft l'effet de certains champignons membraneux ou cartilagineux, tels que l'oreille-de-Judas ; d'autres, à raifon de leur fubftance fpongieufe, qui ne peut fubir l'action des fucs digeftifs : tels font certains agarics ; d'autres enfin, par un principe âcre, de nature réfineufe & difficile à digérer, mais qui n'eft point délétère : tels font ceux qui jettent un lait âcre, & qui font d'une fubftance dure ou très-ferme ».

(399)

« Quoique le peuple de Ruſſie, d'après le rapport de *Muller,* mange indiſtinctement toutes les eſpèces de champignons confits au ſel & au vinaigre, je crois qu'il n'eſt pas poſſible de corriger ceux du premier ordre, au point de rendre leur effet parfaitement nul ; & il eſt à préſumer que c'eſt un champignon de cette eſpèce qui cauſa la mort à la veuve du Czar Alexis : leur principe délétère eſt de nature à ne pouvoir être corrigé par aucun moyen connu. Il n'en eſt pas de même de ceux du ſecond ordre ; quoique très-dangereux, ils ſont ſuſceptibles d'être corrigés juſqu'à un certain point, en les faiſant tremper quelques heures dans le vinaigre, ou dans une diſſolution de ſel marin, ou dans de l'eau-de-vie. Quant à ceux du troiſième, on n'a rien à redouter de leur uſage, lorſqu'ils ne ſont point en maturité , & lorſqu'ils y ſont, le mal qui en réſulte n'eſt jamais grave ; leurs diſſolvans ou correctifs ſont les acides ».

« Ceux du quatrième & du cinquième ordre , c'eſt-à-dire, ceux qui ſont coriaces ou cartilagineux ou ſpongieux, comme certains agarics , ne ſont guère ſuſceptibles d'être corrigés. Les diſſolvans ordinaires n'ont preſque aucune action fur ces corps. Il faut en excepter le vinaigre qui ramollit fenfiblement les premiers, & finit par les diffoudre même ».

« Quant aux agarics fpongieux , ils n'ont point de principe malfaifant à la rigueur ; mais ils nuifent comme corps étrangers , & ne fauroient être corrigés par aucune fubftance ».

« Les huileux & les fubftances piquantes fervent de correctifs aux derniers, c'eft-à-dire, à ceux qui ont une faveur âcre ».

« Quant aux antidotes ou remèdes appropriés, à adminiftrer en cas d'accidens, on ne peut remédier à l'action des premiers , qu'en les faifant fortir promptement des premières voies par les évacuans , & employant enfuite les mucilagineux , les fubftances émulfives & les adouciffans , tels que le lait ».

« On ne remédie à l'action de ceux du fecond ordre , que par les mêmes moyens , lorfqu'il en eft temps , & par des fpiritueux mêlés aux acides , tels que les liqueurs éthérées ».

« On remédie à l'action des autres , par des évacuans , ou par des acides feuls , tels que les fucs des fruits acerbes , &c ».

« On ne remédie à ceux du quatrième & du cinquième ordre que par les évacuans, & on

rend l'effet des autres nul par l'affaisonnement ,
c'eft-à-dire , avec l'huile , le poivre & le fel ,
ou par une double cuiffon ; & l'on en aide la
digeftion avec les fpiritueux , lorfqu'ils pèfent
fur l'eftomac ».

« Les évacuans les plus convenables pour
remédier aux effets des champignons , font
l'huile , ou la diffolution de vitriol blanc
(*gilla vitrioli*) , ou le vitriol , ou l'émétique
ordinaire *(h)*. Le fuc de raifort, l'aphronitrum,
la fiente de poule , la racine de pyrètre, employés comme vomitifs par les anciens , font
bien loin d'avoir la même efficacité ».

« La pomme d'amour , le fuc des baies de
myrthe , l'ail, la thériaque même & l'orviétan
donnés comme contre-poifons , font autant de
moyens infuffifans ou fuperftitieux. L'alkali-fixe
à haute dofe , produit auffi l'effet émétique ;
& lorfque cette fubftance , donnée à trop foible
dofe , n'excite pas le vomiffement , bien loin
de remédier au mal , elle paroît l'augmenter ».

(h) Le tartre-ftibié eft encore le meilleur émétique
qu'on puiffe employer. M. *Paulet* cite ici d'autres
remèdes adoptés par les anciens, qu'il condamne avec
raifon & qui font de même tombés dans l'oubli. *Voyez*
Lanzoni , *ibid.*

« Le lait eſt une ſubſtance très-avantageuſe dans ce cas ; mais il agit bien plus efficacement lorſqu'il eſt queſtion de remédier aux impreſſions que les champignons peuvent avoir laiſſées ſur les organes. La partie butireuſe jointe au ſerum & à la partie ſucrée, fait de ce corps une ſubſtance émulſive qui convient, & qui de plus a l'avantage, par ſa qualité nourriſſante, de réparer les pertes que l'économie animale peut avoir eſſuyées. D'ailleurs, il y a une infinité de circonſtances particulières qui font varier les ſecours qu'on doit employer, & dont le choix doit être toujours réſervé à la prudence du médecin. *Mém. de M. Paulet* ».

SUR LES ALTÉRATIONS

Que peuvent produire dans l'Homme les chaux, les terres abſorbantes &
les corps vitrifiés.

Toutes les chaux ſont corroſives, & priſes intérieurement ou appliquées à l'extérieur, elles produiſent une eſcarre plus ou moins confidérable fur les parties qu'elles touchent : on observe qu'elles agiffent avec promptitude fur les chairs dans les lieux humides , & qu'elles opèrent plus lentement leurs effets dans les endroits fecs , ou lorfqu'elles ne font point humectées de quelqu'autre manière. C'eft ainfi que la chaux a brûlé la bouche & les premières voies à ceux qui ont eu le malheur d'en avaler , & qu'elle ne produit cet effet qu'à la longue, lorfqu'elle eft appliquée fur la furface extérieure de la peau. La pierre à cautère elle-même, qui reçoit de la chaux une partie de fa caufticité , n'agit fur les chairs que lorfqu'elle eft humectée ; & l'on comprend bien que l'efcarre produite par ces fortes de brûlures , eft fuivie de fymptômes d'autant plus fâcheux, que les nerfs font mieux déve-loppés & plus nombreux dans la partie qu'elle occupe ; alors la fièvre s'allume , & tous les fymptômes de la plus vive inflammation fur-viennent.

Un jeune homme dont parle *Gafpard à Reyes*, avala un jour une certaine quantité de chaux vive : bientôt il fut atteint d'une fièvre violente, la foif s'alluma , & pour l'éteindre , ce jeune homme but autant d'eau qu'il put, mais en vain ;

les symptômes continuèrent jusqu'à la mort qui survint le sixième jour.

La chaux bien pure est beaucoup moins corrosive que lorsqu'elle est mêlée avec les sels alkalis ; sa causticité est alors extrême. On sait que la pierre à cautère est une combinaison de ces deux substances : on doit donc soigneusement éviter de donner aucune boisson alkaline à ceux qui ont eu le malheur d'avaler de la chaux.

J'ai vu dans quelques animaux auxquels j'avois fait avaler de la chaux, les symptômes de l'inflammation survenir peu de temps après qu'on leur avoit fait prendre une liqueur alkaline, & je les ai vus, ces symptômes, diminuer promptement par l'usage des huileux.

Cependant la chaux prise intérieurement à petite dose, ne produit pas des accidens notables. J'ai fait avaler, pendant plus d'un mois, un demi-gros de chaux vive à un chien, sans qu'il en ait été sensiblement incommodé; il est vrai qu'on avoit soin de la mêler intimément avec les alimens dont on le nourrissoit.

Des filles qui ont les pâles couleurs avalent du plâtre, de la terre ou de la chaux, pendant plus ou moins de temps, quelquefois sans éprouver des accidens notables. *Gaspard à Reyes* penſoit que ſi la chaux ne produiſoit pas tout de ſuite de funeſtes effets, elle y donnoit lieu dans la ſuite; il diſoit que trois ſœurs qui avoient avalé de la chaux, étoient mortes d'obſtructions trois ans après : mais ces obſtructions provenoient-elles de la chaux, ou n'étoient-elles pas plutôt l'effet de la conſtitution de ces trois ſœurs, ou l'effet de quelqu'autre cauſe ? Combien de perſonnes qui ont uſé intérieurement de la chaux, & qui n'ont point eu d'obſtructions! Cependant cette obſervation de *Reyes* a été adoptée & rapportée par la plupart des auteurs qui ont écrit ſur les poiſons, & notamment par *Lanzoni*.

Mais les effets de la chaux doivent ſingulièrement varier ſelon qu'elle eſt ſèche ou humide, & ſuivant les matières dont elle eſt compoſée. On ſait que les chaux ſont plus ou moins cauſtiques ; & c'eſt aux chimiſtes d'examiner cette importante queſtion.

On peut cependant avancer que les chaux ſont plus ou moins corroſives ; elles nuiſent auſſi quelquefois comme ſont toutes les terres & les pouſſières, ou en formant des concrétions

dans les premières voies, ou en bouchant &
irritant les voies aériennes.

Les obfervations de *Libavius* & *d'Hoffman*,
que nous avons rapportées d'après M. *Lieutaud*,
& beaucoup d'autres qui font connues, prouvent qu'un long ufage des abforbans peut
donner lieu à des concrétions pierreufes dans
les premières voies. C'eft fans doute d'après
ces obfervations que les praticiens mêlent aux
abforbans quelque doux purgatif *(i)*, & qu'ils
prefcrivent l'ufage des délayans : malgré cela,
il faut prendre garde de ne pas prefcrire
trop long-temps cette forte de remèdes, qui
terminent enfin par faire beaucoup de mal; j'en
ai fouvent vu de mauvais effets, fur-tout chez
les enfans.

Tous les corps qui s'élèvent dans l'atmofphère fous forme pulvérulente, peuvent nuire
confidérablement à la refpiration *(k)*. De-là
vient que les plâtriers *(l)*, les boulangers, ceux

____

(i) Voyez les Maladies des enfans, par *Harris.*

(k) Voyez *Ramanzini*, *de morbis artifi. cap. XI,
XXIII & IV.*

(l) Un jeune homme de vingt-deux ans qui travailloit
depuis fon enfance dans des boutiques de plâtriers, fe
plaignit d'une difficulté de refpirer; il tomba dans une

qui vannent les grains , les perruquiers , &c.
font fréquemment fujets à des maladies de
poitrine , qui proviennent de l'engorgement
des bronches , par la pouſſière qu'ils ont
reſpirée. Cette pouſſière eſt apportée par l'air
de l'atmoſphère ; elle ſe mêle avec l'humeur
glutineuſe qui tranſude des parois de la trachée-
artère & des bronches , & bientôt il réſulte
des concrétions pierreuſes plus ou moins
nombreuſes, & qui obſtruent les voies de la
reſpiration.

J'ai trouvé pluſieurs fois dans mon amphithéâtre de pareilles concrétions. On les prenoit
d'abord pour des oſſifications ; mais en les
examinant, on voyoit qu'elles étoient pierreuſes
& non oſſeuſes. J'ai vu de jeunes chirurgiens
qui faiſoient le métier de perruquier pour ſe
ſoutenir dans leurs études , réduits au dernier
degré de maraſme, avec une difficulté extrême
de reſpirer, & rendant fréquemment de petites
pierres avec les crachats. J'en ai vu qui ſont

____

fièvre lente , la difficulté de reſpirer devint extrême ,
& il mourut de ſuffocation. A l'ouverture du cadavre,
on trouva les poumons gonflés & adhérens en divers
endroits , les bronches étoient pleines de concrétions
gypſeuſes. *Lieut. hiſt. anat. méd. lib. II , obſ. XX.*

morts phthyſiques, & les autres ne ſe ſont guéris qu'en ceſſant de poudrer.

J'ai ouvert un valet d'écurie de l'hôtel de Chaulnes, dont le principal emploi étoit de cribler l'avoine ; il étoit mort de la phthyſie, & il avoit rendu avec les crachats beaucoup de concrétions pierreuſes. Indépendamment des altérations ordinaires, j'ai trouvé dans les bronches & dans la trachée-artère, divers corps dont les uns enduiſoient en forme de membrane leur ſurface interne, & d'autres qui étoient irrégulièrement arrondis & à peu-près de la groſſeur d'un pois, qui flottoient dans leur cavité. Au reſte, ces ſortes de concrétions calculeuſes ont été obſervées par *Tulpius*, & principalement par le célèbre *Morgagni (m)*.

Le verre & tous les corps vitrifiés doivent être regardés comme de vrais poiſons mécaniques ; ils excorient, irritent & enflamment les premières voies ; & ces effets ſont d'autant plus prompts, choſes égales d'ailleurs, qu'ils ſont réduits en une pouſſière moins fine ; ils ſont indiſſolubles par nos humeurs : auſſi ne

---

(m) *De ſedib. & cauſ. morb. epiſt.* 37.

Voyez auſſi nos obſervations ſur cette matière, dans les Mémoires de l'Académie des Sciences, & dans notre hiſtoire de l'anatomie.

peut-on

peut-on pas comprendre pourquoi les anciens les ont introduits dans la médecine, à moins que ce ne foit par rapport à leur cherté ; & l'on fait que plus d'une fois cette raifon a prévalu pour donner du crédit à un remède.

Les diamans & toutes les autres pierres précieufes, doivent être regardés comme des poifons mécaniques plus ou moins dangereux ; quelle que fine que foit la pouffière à laquelle on les réduit, les parcelles qui la compofent font toujours dures & pointues, & par-là capables d'excorier les parois des voies alimentaires, fur-tout fi elles viennent à être détenues dans quelques-unes de leurs rides : tout au plus peut-on, après les avoir bien porphyrifées, les incorporer avec quelqu'excipient qui empêche une trop vive action fur les parties fenfibles & irritables, c'eft-à-dire, que l'art peut feulement parvenir à diminuer leurs dangereux effets.

La confection d'hyacinthe eft une des compofitions pharmaceutiques dont on peut tolérer l'ufage, parce que la pierre hyacinthe, dont elle porte le nom, y entre fous une forme & une quantité incapables de produire un effet fenfible. On fait périr tous les jours les animaux avec

Dd

du verre pilé, mêlé avec les alimens, & l'on a empoifonné des hommes de cette cruelle manière. J'ai vu un jeune homme qui n'avoit pas craint de donner un défi à fes camarades dans une partie de débauche, d'avaler une partie du verre dont il fe fervoit pour boire; en effet, il caffa des fragments de fon verre avec fes dents, & les avala enfuite, mais ce ne fut pas impunément : il reffentit dans peu des cardialgies affreufes, des mouvemens convulfifs furvinrent, & l'on craignoit pour la vie de ce jeune étourdi, lorfque fes amis vinrent m'appeler. Je le fis faigner d'abord ; mais comme l'objet principal du traitement étoit d'extraire du corps le verre qui produifoit les accidens, je fus affez embarraffé fur les moyens. D'un côté, je voyois que l'émétique augmenteroit l'irritation & la contraction de l'eftomac, & que le verre s'infinueroit plus intimement dans fes parois ; d'un autre côté, les purgatifs auroient pouffé le verre dans le canal inteftinal dont les longues furfaces auroient été vraifemblablement excoriées. Je penfai qu'il falloit confeiller au malade de remplir fon eftomac de quelque aliment qui pût fervir d'excipient au verre, & qu'enfuite je le ferois vomir : en conféquence on trouva des choux qu'on fit bouillir, le malade en mangea une quantité confidérable, & je lui fis avaler enfuite deux grains de tartre ftibié dans un verre d'eau. Le malade vomit bientôt & rendit parmi les choux qu'il avoit avalés, une quantité confidérable de verre ; on lui fit enfuite prendre beaucoup de lait, il fut mis dans un bain, il prit des lavemens émolliens ; & comme, malgré ces fecours méthodiques, il étoit tombé dans une maigreur confidérable, je lui confeillai l'ufage du lait d'âneffe qu'il prit en effet pendant plus d'un mois, & qui le remit dans fon premier état de fanté.

DANGEREUX effets des acides fur le corps humain.

OBSERVATIONS.

Une jeune demoifelle fort riche, jouiffoit, il y a peu d'années, d'une parfaite fanté ; beaucoup d'embonpoint, bon appétit, teint de rofes & de lis. Cet embonpoint lui devint fufpect : elle avoit une mère qui étoit d'une taille extrêmement épaiffe ; elle craignit de devenir comme elle. Une femme qu'elle confulta fur ce fujet, lui confeilla de boire toùs les jours

un petit verre de vinaigre ; la jeune perſonne
ſuit l'avis, & ſon embonpoint diminue ; charmée
du ſuccès du remède , elle le continue plus
d'un mois. Elle commence à touſſer , & cette
toux qui étoit d'abord sèche , eſt regardée
comme un petit rhume qui paſſera. Cependant
de sèche qu'elle eſt , elle devient humide ; la
fièvre lente ſurvient avec difficulté de reſpirer ;
le corps maigrit & ſe conſume ; les ſueurs
nocturnes , l'enflure des pieds & des jambes
ſuccèdent, & la malade finit par un cours de
ventre. On trouva , à l'ouverture de ſon corps,
tous les lobes du poumon remplis de tubercules ;
ce poumon avoit quelque reſſemblance avec un
raiſin. Durant le cours de la maladie, le quinquina fut mis en uſage, auſſi-bien que les opiates
fébrifuges alkalines , le petit-lait d'âneſſe , les
bouillons d'écreviſſes , auxquels on ajoutoit les
plantes béchiques pour empêcher que le poumon
ne s'ulcérât. La phthiſie alla toujours ſon train
juſqu'à la mort. Voyez *Deſſault*, Diſſertation ſur
la phthiſie ; cette obſervation a été rapportée par
Andry, Traité de l'orthopédie, *tome I, page 155.*

Madame la princeſſe C. de L. âgée d'environ 26 ans , éprouva quelques légères
douleurs qu'elle rapportoit à l'eſtomac, avec

une petite toux ; elle maigrit, on lui fit divers remèdes, & entr'autres, on lui fit prendre de l'acide vitriolique dans beaucoup d'eau. La douleur ne diminua point, comme on peut bien le croire, par un pareil remède ; bien plus, la malade se plaignit de douleurs à la poitrine ; la maigreur & la foiblesse augmentent, des insomnies surviennent, il y eut de la fièvre & sur-tout le soir ; elle ne se terminoit que par des sueurs abondantes ; la toux fut continue ; enfin le dévoiement avec des douleurs vives dans le bas-ventre, l'enflure des jambes, la malade périt.

A l'ouverture du corps qui fut faite par M. *Sabatier*, célèbre chirurgien de Paris, & à laquelle j'ai assisté avec d'autres médecins & chirurgiens connus, nous avons trouvé le poumon ulcéré en divers endroits, & avec des tubercules en d'autres ; il y avoit du pus épanché dans le côté droit de la poitrine ; mais ce qu'il y eut de remarquable & qui parut être l'effet du long usage de l'acide vitriolique, c'est l'altération des intestins grêles ; ils étoient très-rouges dans presque toute leur étendue, & en quelques endroits ils étoient racornis & endurcis.

Je pourrois rapporter d'autres exemples qui

prouveroient combien eſt funeſte le long uſage des acides les plus doux , & à plus forte raiſon celui des acides minéraux qu'on dulcifie rarement au point de pouvoir continuer leur uſage quelque temps ſans danger.

LES acides minéraux ſont de vrais corroſifs, à moins qu'ils ne ſoient affoiblis dans une exceſſive quantité d'eau ; ils enflamment & cautériſent toutes les parties du corps humain qu'ils touchent , & ceux qui ont le malheur d'en avaler périſſent promptement dans les douleurs & dans les angoiſſes. On trouve après leur mort, la ſurface interne de la bouche, de l'œſophage & de tout le canal alimentaire, brûlée & gangrenée en divers endroits ; ſouvent le ſiége du mal ſe borne à la bouche & au pharinx ; mais cette ſeule brûlure peut cauſer la mort, comme l'obſervation l'a confirmé. Quelquefois cependant la nature détache les eſcarres que les malades rendent par le vomiſſement ou par les ſelles , & elle travaille enſuite à la réparation de la membrane interne que le corroſif a détruite.

Un jeune homme avala un verre d'eau forte mitigée avec trois quarts d'eau, avec laquelle on avoit lavé quelques boiſeries ; dans peu il sentit une douleur intolérable dans la région épigastrique ; la fièvre s'allume, des envies de vomir surviennent, le bas-ventre est douloureux, le malade éprouve un ténesme qui le fatigue ; mais il termina par rendre abondamment des matières verdâtres tant par haut que par bas ; lesquelles furent bientôt teintes de beaucoup de sang.

Je fus appelé ; je fis boire une grande quantité d'eau simple ; je fis saigner le sujet deux fois, & je le fis mettre dans un bain où il fut détenu plusieurs heures ; on lui donnoit alors fréquemment de grands verres d'eau de graine de lin : là se calmèrent les douleurs atroces du bas-ventre, les vomissemens cessèrent, le pouls devint plus souple, & le malade fut conservé à la vie. Il resta cependant très-languissant pendant long-temps ; il étoit maigre, avoit une toux sèche & une certaine chaleur vers la région épigastrique, dont il se plaignoit continuellement ; il éprouvoit de temps en temps des ténesmes & des dysuries qui le fatiguoient & l'inquiétoient ; il rendoit par la voie des selles, des portions membraneuses qui avoient plus ou moins d'étendue en largeur & en épaisseur. Un jour il rendit un corps membraneux qui avoit plus de deux

D d iv

pouces de longueur ; il le conserva , & après l'avoir bien lavé , je l'examinai attentivement ; il étoit formé d'un tissu plus ou moins rapproché , qui ressembloit à la membrane interne des intestins ; l'eau forte l'avoit sans doute enlevé comme le feu enlève l'épiderme de dessus la peau. Quoi qu'il en soit , le lait d'ânesse , pris deux fois par jour , & quelques bains , suffirent pour guérir complétement le malade qui s'étoit confié à nos soins.

Heureusement que ces sortes d'accidens sont rares ; il est plus commun de voir des gens qui abusent des acides végétaux *(n)*, de la limonade , du vinaigre , &c. mais quelques doux que soient ces acides, ils produisent cependant enfin les plus

(n) Un homme très-gras usa , par le conseil de quelque charlatan , des acides pendant plus d'un an , & à une quantité immodérée. Le malheureux maigrit en effet comme il l'avoit desiré ; mais cette maigreur augmenta au point qu'il fut bientôt réduit dans le marasme. Il éprouva un dégoût pour tous les alimens ; s'il faisoit quelques efforts pour avaler de la nourriture, il la rendoit aussitôt par le vomissement. Il ne put survivre à tant de maux.

Cet homme avoit les parois de l'estomac solides , épaisses & squirreuses ; elles ressembloient à celles de l'utérus humain ; leur épaisseur vers l'œsophage étoit si grande, qu'elle approchoit de deux pouces. *Haller, Lieutaud, Hist. Anat. Lib. I, obs. 94.*

funeftes effets ; ils racorniffent & endurciffent les vifcères membraneux , condenfent le tiffu cellulaire de diverfes parties , celui des glandes principalement. On trouve dans la plupart des perfonnes qui ont fait un trop long ufage des acides , l'eftomac rapetiffé , fes orifices rétrécis , fes parois racornies & inégales par divers tubercules qui s'élèvent fur leur furface interne , & qui paroiffent formés par des glandes engorgées ; les parois des inteftins font dures & rétrécies ; elles font en divers endroits auffi coriaces que du parchemin à demi brûlé ; c'eft ce qu'on obferve fur-tout aux valvules conniventes , & il n'eft pas poffible que cet endurciffement ait lieu fans une oblitération ou du moins un rétréciffement des orifices des vaiffeaux lactés , caufe fans doute fuffifante pour faire périr dans le marafme ceux qui ont abufé des acides. La cavité de la veffie *(o)* fe rétrécit auffi confidérablement, & il en réfulte en outre que tous les vifcères parenchymateux de ces fujets ont beaucoup plus de confiftance qu'ils

---

(o) Voyez les Obfervations de M. *Morgagni* & celles que nous avons rapportées , *Hift. anat. méd. de Lieutaud,* tome I.

ne doivent avoir ; ils font coriaces & compactes ;
on croiroit qu'ils ont été endurcis par la fumée ;
les poumons font engorgés , & les glandes
bronchiques obftruées & dures ; le foie , la
rate , plus petits que de coutume , mais d'une
confiftance infiniment plus grande qu'ils ne
font naturellement ; le cerveau même fe reffent
de cet excès d'endurciffement.

C'eft ce dont on peut fe convaincre par
la lecture des obfervations rapportées par divers
auteurs ; & c'eft ce qui eft amplement conftaté
par les expériences que j'ai faites fur les
animaux vivans, & qu'il eft permis à un chacun
de réitérer. J'ai fait avaler à des chats qui venoient de naître , du vinaigre tous les matins
à la dofe d'un demi-verre, d'abord coupé avec
autant d'eau , & enfuite pur ; j'en ai tous les
jours augmenté la dofe, & dans l'efpace d'un
mois ou trois femaines, ils font morts dans le
marafme : mêmes expériences fur des chiens,
fur des oifeaux , mêmes effets.

Les liqueurs fpiritueufes produifent auffi les
mêmes altérations ; elles defsèchent, épaiffiffent
& racorniffent le tiffu cellulaire. De-là vient
qu'on trouve dans les ivrognes les parois des
vifcères membraneux très-épaiffes ; la cavité

des voies alimentaires eſt ſingulièrement rétrécie,
& celle de la veſſie eſt également affectée ;
l'induration du cerveau qui eſt manifeſte, eſt
ſans doute la cauſe de l'affoibliſſement de leurs
facultés ſpirituelles, & de la foibleſſe ou des
tremblemens de leurs membres *(p)*.

J'ai trouvé dans deux chiens auxquels on
avoit donné, pendant plus d'un mois, de l'eau-
de-vie, tous les jours & à diverſes repriſes,
le canal inteſtinal ſi rétréci, qu'il étoit preſque oblitéré ; leur conſiſtance avoit tellement
augmenté en divers endroits de leur étendue,
qu'ils ſembloient cartilagineux.

Cette conformité d'altérations produites par
les acides & par les liqueurs ſpiritueuſes, a
donné lieu à quelques anatomiſtes d'établir, &
avec quelque apparence de vérité, que ces
liqueurs produiſoient les mêmes altérations ;
Morgagni croit que les liqueurs ſpitueuſes n'affectent ainſi les parties que par l'acide qu'elles
contiennent.

Quoi qu'il en ſoit, je ne puis m'empêcher
de faire obſerver qu'indépendamment de l'en-
durciſſement des viſcères parenchymateux &

(p) Voyez les remarques de *Morgagni* ſur cet objet.

du rétréciffement des vifcères membraneux, on trouve dans les animaux qu'on a fait périr par les liqueurs fpiritueufes, les vaiffeaux lymphatiques fouvent engorgés d'une lymphe concrète ; qu'on voit chez eux des concrétions graiffeufes d'une confiftance étonnante , & que la fynovie eft fouvent épaiffie dans leurs articulations.

On comprend que lorfqu'on a des malades de ce genre à traiter, les meilleurs remèdes font les boiffons adouciffantes, telles que l'eau de poulet, l'eau de veau, de riz, les bouillons de grenouilles , le lait d'âneffe , les bains ; ce traitement continué long-temps m'a bien réuffi pour deux jeunes perfonnes qui avoient abufé du vinaigre.

POISONS femi-métalliques & Poifons métalliques.

OBSERVATION I.

UN homme qui avoit un ulcère à la cuiffe, qu'il lavoit avec de l'eau qui contenoit du fublimé corrofif en diffolution , but de cette eau au lieu d'une médecine qu'on croyoit lui adminiftrer ; il fe plaignit d'abord d'une érofion brûlante dans l'œfophage , & malgré tous les remèdes qu'on lui donna, il périt le troifième jour dans les douleurs & dans les angoiffes.

Le ventricule étoit corrodé vers le pylore, & la portion voifine du foie atteinte d'inflammation. *Lieut.* Hift. anat. *tome I, obf. 123.*

OBSERVATION II.

DES Chirurgiens célèbres ont obfervé des fluxions de poitrine qui avoient été produites par l'ufage du fublimé corrofif. La difficulté de refpirer qui les accompagnoit, ne répondoit pas à l'intenfité de la douleur, & le pouls n'étoit pas fi dur qu'il l'eft dans les vraies fluxions de poitrine. Cette obfervation les a détournés des fréquentes faignées, & on a infifté fur l'ufage des adouciffans avec beaucoup de fuccès.

OBSERVATION III.

M. *Dupleffis*, chirurgien-major des Armées, a vu dans les hôpitaux du bas-Rhin, où l'on avoit ufé du fublimé corrofif, pour le traitement des maladies vénériennes, des perfonnes qui font mortes empoifonnées & qui avoient l'eftomac cautérifé. Acad. de Chir. *tome IV, page 156.*

Observation IV.

Le fublimé corrofif produit, felon *Ambroife Paré*, une efcarre femblable à celle que feroit le feu. On doit donc craindre l'ufage intérieur du fublimé pris même à la plus petite dofe, à moins qu'il ne foit diffous dans beaucoup de liquide qui affoibliffe fa caufticité.

Observation V.

Le fublimé corrofif produit auffi de funeftes effets appliqué extérieurement. Des perfonnes qui croyoient trouver la guérifon des tumeurs cancéreufes dans l'application des topiques dans lefquels entroit le fublimé corrofif, y ont fouvent trouvé la caufe de leur mort. M.rs *Pibrac* & *Dupleffis* en rapportent plufieurs exemples ; ils ont remarqué que l'ufage extérieur du fublimé produifoit l'oppreffion de poitrine, des naufées, le vomiffement jufqu'au fang, des mouvemens convulfifs & la mort.

A l'ouverture du corps de deux victimes du fublimé corrofif appliqué extérieurement, M.rs *Pibrac* & *Moreau* n'ont trouvé qu'un épanchement de férofité roufsâtre très-abondant dans la cavité de la poitrine ; c'eft ce qui leur a fait penfer que le fublimé corrofif avoit produit

fes principaux effets fur le fyftème nerveux.
Voyez Acad. de Chirur. *tome IV, page 156.*

Tout le monde fait que le fublimé corrofif
eft un fel métallique avec excès d'acide ; que
ce fel eft compofé de mercure combiné avec
l'efprit marin ; ce qui le rend très-cauftique.
Il déploie fon activité fur le corps humain plus
promptement que l'arfenic ; il corrode les
premières voies, comme on s'en éft convaincu
par l'ouverture des corps ; & il excite une
telle irritation dans les nerfs, & produit une fi
grande raréfaction dans le fang, qu'il donne
lieu à des convulfions & à des hémorragies
mortelles.

Quand le fujet a avalé une quantité confidérable de fublimé corrofif, il périt bientôt
de l'inflammation & de la gangrène des premières voies. S'il n'en a pris qu'une quantité
médiocre, les fymptômes ne font pas fi aigus ;
mais le fublimé corrofif produit des douleurs
dans diverfes parties du corps, des fpafmes,
des mouvemens convulfifs, des oppreffions de
poitrine, des crachemens de fang, & enfin un
tel gonflement des vaiffeaux du cerveau, qu'on
voit des perfonnes périr avec les fymptômes
de l'apoplexie.

OBSERVATION VI.

UN compagnon imprimeur atteint d'une maladie vénérienne, avala en une seule prise six grains de sublimé corrosif diffous dans environ dix onces d'eau de pluie. Il éprouva dans l'inftant des douleurs atroces dans la région épigaftrique; les mufcles du bas - ventre fe roidirent, & le ventre devint dur comme une pierre; les tefticules remontèrent vers les aînes; la refpiration devint courte & très-laborieufe. Il y eut des mouvemens convulfifs, le ris fardonique, le tenefme, & enfin un vrai tétanos. La bouche fe remplit d'une écume fanguinolente; les urines étoient auffi rouges que du fang. Les douleurs étoient fi cruelles, que le malade fut pendant long-temps à pouffer les hauts cris. Tout d'un coup les fymptômes fe calmèrent, le bas-ventre devint plus fouple, le pouls fut plus mollet, mais inégal & intermittent. La furface du corps fe couvrit d'une fueur froide; le malade paffa des douleurs dans l'affoupiffement léthargique & périt.

Je me convainquis par l'ouverture du corps, que l'eftomac & les inteftins étoient fphacélés. Il y avoit dans les cavités du bas-ventre, de la poitrine,

poitrine , du péricarde , des ventricules du cerveau, beaucoup de férofité fanguinolente.

Les chairs des animaux empoifonnés par le fublimé corrofif, ne paroiffent pas auffi ramollies que celles des animaux qui ont été empoifonnés par l'arfenic. Les vaiffeaux fanguins des premiers, & fur-tout ceux du cerveau, font plus pleins, & l'on ne trouve pas dans les perfonnes qui ont péri par l'arfenic , des épanchemens ou des extravafions de fang dans ce vifcère , comme on en trouve dans ceux qui font morts par le fublimé corrofif, ce qui prouve que ce poifon raréfie le fang plus que ne fait l'arfenic ; & c'eft d'après cette confidération que j'ai cru devoir infifter fur la faignée , dans deux perfonnes empoifonnées par le fublimé (q).

Ces deux poifons font très-diffolubles par l'eau ; c'eft pourquoi il faut en faire boire beaucoup aux empoifonnés , pour en diminuer l'activité. On peut charger cette eau de quelque alkali, lequel, en s'uniffant avec l'acide, diminuera fa caufticité en le neutralifant. Mais comme on fait que le foufre s'unit très-facilement aux bafes

---

(q) C'étoit l'opinion de *Kunckel*. Voyez *Mead*, *Tentamen de venenis , opera omnia.* Page 149.

E e

femi-métalliques de l'arfenic & du fublimé, on
peut en charger la diffolution alkaline, & donner
des *hepar fulphuris* préférablement aux alkalis
purs. M. *Navier*, dont les lumières en chimie
étoient généralement connues, vouloit qu'on
chargeât *l'hepar fulphuris* d'une troifiéme fubftance qui agît fur la bafe même de l'arfenic &
du fublimé, c'eft le fer.

M. *Navier* recommande donc l'ufage de
l'hepar fulphuris martial, & confirme par des
obfervations multipliées, la juftefle de fes rai-
fonnemens. Nous renvoyons tous ceux qui
voudront connoître à fond cette matière, à fon
ouvrage fur les contre-poifons.

ARSENIC.

OBSERVATION I.

UN Tailleur prend une médecine où l'on
avoit mis de l'arfenic au lieu de crême de
tartre; il fe plaint d'une chaleur brûlante dans
le gofier & dans l'eftomac; il vomit avec des
efforts affreux; le hoquet furvient, la foif
s'allume, & elle eft inextinguible; la refpiration
devient laborieufe: le malade rendit, le quatrième jour, une efcarre par la bouche; le
feptième, il fut atteint d'un priapifme; la fièvre

devint très-vive le huitième jour : aux convulsions qui survinrent se joignit un délire obscur, & le malade périt.

On trouva à l'ouverture du corps, les voies alimentaires corrodées en divers endroits, sans velouté, l'estomac & le pylore sur-tout étoient gangrénés. Sauvages, *nosol. méthod.*

Observation II.

Une femme âgée de soixante ans, qui venoit de dîner, ayant trouvé dans un grenier, certaines pastilles préparées avec les amandes, les mangea goulument, & à l'insu du maître du logis qui les y avoit déposées. A peine une heure se fut écoulée, qu'elle sentit des maux à l'estomac, tels que si elle eût été tourmentée par des vents, lesquels maux persistant avec opiniâtreté, & croissant de plus en plus, excitèrent plusieurs évacuations par haut & par bas, qui parurent soulager la malade ; mais bientôt elle fut atteinte de plus grandes souffrances, même de défaillances, qui lui firent avouer, mais un peu trop tard, son imprudence, car les pastilles qu'elle avoit mangées, étoient arsenicales & destinées pour les rats. Au bout de douze heures, elle paya de la mort le fait de fa gourmandife , plus digne , dit *Morgagni,* d'un enfant que d'une perfonne de fon âge, & elle mourut plutôt par une fuite de l'abattement de fes forces, que par l'effet des tourmens & des convulfions fenfibles qu'elle avoit endurés.

La vifite & l'ouverture de fon corps furent faites le lendemain par l'ordre des magiftrats ; toute la partie poftérieure étoit noire, fans en excepter le gras des jambes & les talons ; le corps lui-même n'étoit point roide, ni le ventre tuméfié ; la face interne de l'eftomac préfentoit diverfes érofions, principalement à l'entrée du pylore, l'arfenic adhérant entre les lambeaux membraneux de ces érofions , dont l'inteftin duodénum n'étoit pas exempt.

A la poitrine , les poumons furent trouvés noirâtres , & l'on trouva au cœur deux concrétions polypeufes de la forme & de la longueur du doigt ; d'ailleurs le fang étoit fluide & vermeil dans toutes les veines. *Jo. Bapt. Morgagni , epift. anat. med. LIX , art. 3.*

Observation III.

Six perfonnes mangèrent d'une foupe em-poifonnée avec de l'arfenic : vingt-quatre heures s'écoulèrent fans qu'aucune demandât du fecours ; cinq périrent dans huit jours , & la fixième perfonne qui n'avoit mangé que très-peu de cette foupe , furvécut environ deux mois. On ouvrit leur corps , & l'on trouva les tuniques de l'eftomac & des inteftins détruites par la chute des efcarres que le poifon y avoit produites. *Navier*, Traité des contre-poifons , *tome I, page 16.*

Observation IV.

Si l'on en croit *Guibert (r)*, un homme qui portoit une amulette compofée d'arfenic pour fe garantir de la pefte, périt fubitement.

On l'ouvrit, & l'on trouva fon cœur fec, noirâtre & altéré.

Le réfultat de cette obfervation eft un peu fufpect ; il feroit à fouhaiter qu'on eût ouvert les corps des autres perfonnes tuées par l'application extérieure de l'arfenic, on eût peut-être mieux vu.

L'arfenic eft un des poifons corrofifs des plus indomptables que nous ayons, & il eft d'autant plus dangereux à l'homme, qu'il

---

(r) *Tractat. de pefte.* Voyez *Manget*, Anat. prat. *II*, *fect. XI, obf. 31.*

E e iij

est très-diffoluble dans toutes les humeurs &
qu'il est fans faveur ; ce qui fait qu'on ufe des
alimens qui en contiennent , fans qu'on fe
doute qu'ils foient empoifonnés. L'arfenic que
l'on appelle *blanc* ou *criftallin*, est le plus violent;
c'est fans doute par rapport à fa couleur qu'on
l'a fouvent pris pour du fucre. Si l'arfenic laiffe
quelque impreffion fenfible fur les organes de la
déglutition , ce n'est que long-temps après qu'on
l'a avalé ; mais alors il y produit une ardeur brû‑
lante , & il excite une foif inextinguible. Il fur‑
vient une proftration de forces exceffive ; en
même-temps le malade éprouve des douleurs
obfcures dans l'eftomac & dans les inteftins ; il
vomit , & les vomiffemens deviennent exceffifs :
il furvient des fueurs froides , fouvent avec des
convulfions dans tous les membres. J'ai vu un
tetanos produit par cette caufe ; les mufcles du
bas‑ventre fe contractent ; le pouls est petit
& très-irrégulier; les fyncopes & les lypothimies
font les avant-coureurs de la mort. Si le malade
échappe à ces fymptômes , il éprouve fouvent
des tremblemens , des palpitations , il maigrit &
périt dans la fièvre lente.

L'arfenic est une efpèce de chaux fémi‑
métallique très-remarquable , en ce qu'elle est

un véritable fel dont la partie métallique eft
d'une grande folubilité , ainfi que la fubftance
acide qui lui eft unie : elle exhale une odeur
d'ail , lorfqu'on la jette fur le feu , odeur qui a
beaucoup d'analogie avec celle du phofphore ,
comme M. *Navier* l'a obfervé *(f)* ; obfervation
d'après laquelle ce célèbre chimifte fe fonde ,
pour établir une analogie entre l'acide de l'arfenic & l'acide du fel marin.

Les effets de l'arfenic fur le corps humain
font de cautérifer les diverfes parties qu'il
touche ; il les brûle en peu de temps & les
fait tomber en gangrène. C'eft ce qui eft
confirmé par les ouvertures des corps que
nous avons rapportées. On voit , quand on
parcourt l'hiftoire des altérations qu'on a découvertes dans les perfonnes empoifonnées ,
que les voies alimentaires étoient corrodées &
comme cautérifées; & c'eft parce qu'on a connu
cette propriété de l'arfenic de ronger les
chairs animales, qu'on l'a fait entrer dans divers
efcarotiques , application qui eft toujours plus
ou moins dangereufe. M. *Navier* l'a confirmé
en dernier lieu par divers exemples. Il feroit

(f) Contre-poifons , *tome I, page 78.*

donc à fouhaiter qu'on bannît l'arfenic de tous les topiques. On peut facilement y fuppléer.

Un charlatan faifoit porter de l'arfenic en amulette contre certaines fièvres ; mais tous ceux qui recoururent à un pareil remède, furent attaqués de cardialgies, de foibleffes & même de tremblemens de membres *(t)*. Suivant *Amatus Lufitanus*, un jeune homme de Florence qui avoit la gale, s'oignit en divers endroits de fon corps, d'un onguent qui contenoit de l'arfenic ; on le trouva mort le lendemain. *Diemerbroeck* & *Hodges* prouvent par des exemples qu'ils rapportent, que des perfonnes font mortes pour avoir porté des amulettes avec de l'arfenic. Mais fi l'arfenic produit des effets fi funeftes par fon application extérieure, combien n'en doit-on pas redouter l'ufage intérieur, à quelque petite dofe qu'on ofe le prefcrire.

On n'a pas craint en France de le faire prendre intérieurement contre les fièvres quartes, ce qui a été blâmé de tous nos médecins raifonnables. *Valifneri* a donc grand tort de

---

(t) Voyez à ce fujet *Mead*, *tentamen de venenis*, pag. 543. Édit. Neap. 1758.

faire ce reproche aux médecins François. Lorsque l'arsenic est donné à trop petite dose pour produire une érosion de la membrane interne des premières voies, il ne produit pas de symptômes aigus ; mais il devient la source de diverses maladies chroniques, de tremblemens, de convulsions & quelquefois de l'atrophie & même de la phthysie. *Amatus Lusitanus* en cite un exemple frappant (*u*).

Pour prouver qu'on peut prendre impunément une petite dose d'arsenic, on cite quelquefois des personnes qui en ont pris un & même deux grains sans en être incommodées ; mais c'est une heureuse témérité qu'il ne faut pas faire valoir, car on a tant d'exemples de fâcheux effets occasionnés par une quantité infiniment petite d'arsenic, qu'on doit toujours le craindre. On lit dans les observations de médecine d'Édimbourg, celle d'une femme qui eut l'imprudence de porter à sa bouche ses doigts imprégnés d'un peu d'arsenic, & qui éprouva bientôt après des convulsions, des vertiges & d'autres symptômes affreux : cette femme demeura en cet état pendant

---

(*u*) *Curat. med. cent. II, obs. 65.*

vingt-quatre heures ; mais ayant bu copieuſement de l'huile d'amandes doucés , & ayant
pris quelques gouttes de laudanum liquide , les
ſymptômes urgens ſe diſſipèrent , mais elle fut
pluſieurs années d'une foibleſſe & d'une maigreur extrêmes *(x)*.

On doit plutôt rapporter ces effets à l'irritation que l'arſenic produit ſur le ſyſtème
nerveux en général , & ſur quelques organes
en particulier, qu'à l'épaiſſiſſement des humeurs
& de la lymphe principalement, qu'on a gratuitement ſuppoſé. Il eſt au contraire prouvé
que l'arſenic diſſout plutôt les humeurs animales qu'il ne les coagule. M. *Navier* s'eſt
convaincu que le meilleur moyen d'empêcher
le lait de ſe coaguler, étoit de le couper avec
une certaine quantité d'une liqueur imprégnée
d'arſenic *(y);* & je puis ajouter qu'ayant ouvert
divers animaux auxquels j'avois fait prendre de
l'arſenic , pour examiner les altératious que ce
poiſon produiroit dans leur corps, j'ai toujours

(x) Sproegel , *experiment. circa venen.* Voyez collect.
des Thèſes pathol. *Haller.* Liv. VI.

(y) Eller aſſure que l'arſenic coagule le ſang. Acad.
de Berlin , *tome I.*

trouvé les humeurs dans une diffolution ex‑
trême, leurs chairs plus molles que de coutume;
les vifcères parenchymateux n'avoient pas non
plus leur confiftance ordinaire.

Mais ces altérations n'ont lieu que dans les
animaux qui ont réfifté aux fymptômes aigus
que l'arfenic produit; c'eft-à-dire, lorfqu'ils
n'en ont point pris une dofe fuffifante pour
corroder les premières voies, ou que, par d'au‑
tres circonftances, le poifon n'eft pas refté
affez de temps dans les premières voies pour
les corroder, ou qu'il a été mêlé avec des
alimens qui en ont émouffé la caufticité. Alors
il paffe dans les fecondes voies & il produit
des effets ultérieurs chroniques ; ce qui arrive
auffi plus fréquemment dans les individus qui
ont pris pendant long-temps une petite dofe
d'arfenic.

On voit par-là que ce poifon agit de deux
manières, ou en corrodant les premières voies,
& alors la maladie eft plus ou moins aiguë ; ou
il agit lentement & donne lieu à des maladies
plus ou moins longues ou chroniques ; ou bien
encore cette maladie chronique furvient – elle
bientôt ou long-temps après que les fymptômes
aigus produits par le poifon paroiffent diffipés.

Du Cuivre & du Vert-de-gris.

OBSERVATIONS.

DEUX hommes qui avoient mangé deux ragoûts préparés dans des vaiſſeaux de cuivre qu'on avoit négligé d'étamer, périrent empoiſonnés ; ils éprouvèrent, environ une heure après le repas, des cardialgies violentes, auxquelles ſuccédèrent des vomiſſemens énormes & un téneſme continuel. Tous les remèdes qu'on leur adminiſtra furent inutiles ; ces deux perſonnes périrent : M. *Kooiſtra* mon diſciple, en fit l'ouverture, & voici ce qu'il obſerva : le canal alimentaire étoit diſtendu par une grande quantité d'air, rongé en divers endroits, & principalement dans les inteſtins grêles ; le pylore & l'inteſtin duodénum étoient atteints de gangrène ; l'inteſtin rectum étoit percé en deux endroits ; l'œſophage & le pharynx paroiſſoient dans leur état naturel ; les poumons étoient gorgés de ſang *(z)*.

––––––––––––––––––––––––––––––––––––

(z) On trouve dans les auteurs d'autres obſervations du même genre, leſquelles offrent toutes les mêmes réſultats.

ON dit communément que le cuivre n'eſt pas malfaiſant par lui-même, qu'il n'eſt dangereux que lorſqu'il eſt réduit à l'état de verdet, ou qu'il eſt décompoſé & converti en rouille ; mais c'eſt une erreur d'autant plus préjudiciable qu'elle a manqué de coûter la vie à pluſieurs perſonnes. Des étudians en médecine s'étoient imaginés de traiter une hydropiſie aſcite avec de la limaille de cuivre incorporée dans de la mie de pain : ils en firent prendre d'abord un demi-grain qui ne fit point d'effet ſenſible ; ils augmentèrent la doſe par degrés & allèrent juſqu'à quatre grains par jour. Les urines devinrent très-abondantes, l'enflure étoit ſenſiblement diminuée, & tout annonçoit une convaleſcence prochaine, lorſque le malade ſe plaignit du téneſme ; des vomiſſemens ſurvinrent, il éprouva des coliques atroces. Son pouls étoit petit, concentré, lorſque je fus appelé : je lui fis boire beaucoup de lait ; je preſcrivis la ſaignée, & le maintins pluſieurs heures dans un bain à diverſes repriſes : les ſymptômes ſe calmèrent, & par le moyen du lait d'âneſſe, qui fut pris pendant long-temps, le malade recouvra ſa ſanté & ſon embonpoint.

Boërhaave n'a pas craint de compoſer une teinture de cuivre avec l'alkali volatil, contre *(a)* l'hydropiſie; mais outre que ce remède n'a pas la propriété que ce célèbre médecin lui attribue, c'eſt qu'il n'eſt pas toujours ſans danger, & les pilules bleues d'Édimbourg, quoiqu'adminiſtrées à très-petite doſe, ont donné lieu à des té-neſmes & à des coliques horribles. Sans doute que l'effet de ces pilules doit varier ſuivant la diſpoſition du ſujet; car il ſuffit qu'il y ait quelques acides développés dans les premières voies, pour qu'ils ſe mêlent avec le cuivre, & forment du vert-de-gris : ainſi l'on doit toujours proſcrire l'uſage interne du cuivre, de quelque manière qu'il ſoit adminiſtré.

D'ailleurs, tous les diſſolvans agiſſent ſur le cuivre; l'eau, les huiles, les acides, les alkalis, les ſels neutres, les réſines le diſſolvent, & ils lui donnent une couleur verte; la ſurface du

---

(a) Ce médecin célèbre n'avoit pas craint de propoſer contre la même maladie, l'uſage intérieur d'un ſel formé avec le nitre & les criſtaux de lune qu'il a nommés *le ſel nitreux lunaire;* mais ce ſel, à quelque petite doſe qu'on le donne, & avec quelqu'ingrédient qu'on le combine, eſt toujours un cauſtique dangereux. *Boërhaave, Element. chym. tom. II, pro. 183.*

cuivre tombe en efflorefcence, & cette rouille eft un vrai poifon : ainfi le cuivre eft toujours dangereux, de quelque manière qu'on le confidère ; fi on l'adminiftre fous forme pulvérulente, il eft bientôt attaqué par les fucs falivaires & gaftriques, par la bile, par le fuc pancréatique, & peut-être par l'alkali volatil qui s'exhale des matières excrémentitielles.

Ses effets font de corroder & de gangréner les entrailles, comme le prouvent les obfervations que nous avons déjà rapportées. J'ai ouvert un enfant d'un peintre qui avoit avalé une diffolution de vert-de-gris, & j'ai trouvé l'eftomac enflammé & très-épais dans fa fubftance, fur-tout vers le pylore, dont le contour étoit fi gonflé que l'orifice en étoit prefque oblitéré; les inteftins grêles étoient enflammés dans toute leur étendue, & gangrénés en divers endroits, & même percés au point qu'une partie de la liqueur verdâtre qui étoit contenue dans le canal inteftinal, s'étoit épanchée dans la cavité du bas-ventre : les gros inteftins étoient diftendus outre mefure en quelques endroits, & très-rétrécis dans d'autres; mais le rectum étoit ulcéré dans toute fa furface interne & percé en plufieurs endroits.

On voit, d'après ces altérations, quelle est la cause des cardialgies , des coliques , des vomiſſemens & des devoiemens continuels qu'éprouvent les perſonnes qui ont été empoiſonnées avec du vert-de-griſ. On voit auſſi pourquoi certaines perſonnes éprouvent des téneſmes & des rétentions d'urine.

Indépendamment de l'action corroſive du cuivre ſur les premières voies, on croit qu'il agit ſur les vaiſſeaux ſanguins, qu'il les corrode en divers endroits, les amincit, & donne lieu à des anévriſmes & à des varices. J'ai examiné avec ſoin les vaiſſeaux ſanguins de l'enfant dont je viens de parler; mais je n'ai rien aperçu de ſemblable. J'ai auſſi donné à ce deſſein , du vert – de – gris à des animaux qui en ſont morts empoiſonnés , & je n'ai découvert aucune éroſion dans leurs vaiſſeaux. J'ai eu ſoin de leur faire prendre ce poiſon en très-petite quantité , pendant long-temps ; mais je n'ai découvert aucune éroſion ſenſible dans la ſurface interne de leurs vaiſſeaux ſanguins.

On eſt étonné , quand on conſidère les terribles effets du cuivre ſur l'homme , que les légiſlateurs n'interdiſent pas entièrement l'uſage des uſtenſiles de cuiſine faits avec ce métal.

Le

Le roi de Suède en a donné un bel exemple,
& qui eſt d'autant plus louable que le cuivre
dont il poſsède de très - riches mines, eſt un
des objets principaux du commerce de ſon
royaume. L'étamage, dont on enduit la ſurface
interne, ne garantit pas toujours le cuivre de
l'action des diſſolvans ; les alimens ſe chargent
des particules du cuivre & deviennent de vrais
poiſons. Tous les jours on voit ces malheurs
ſurvenir, cependant on continue toujours à ſe
ſervir des uſtenſiles de cuivre, & l'on croit
être à l'abri de ſes fâcheuſes impreſſions par
l'étamage, ſans penſer qu'il y a de la témérité
à ne mettre entre la mort & ſoi, qu'une lame
très-mince d'un métal qui eſt lui - même très -
dangereux ; l'étain qu'on emploie à cet effet,
contient ordinairement beaucoup de zinc , qui
peut être dangereux , & du plomb qui eſt toujours un vrai poiſon.

L'étamage ſe fond à une chaleur preſque auſſi
douce que celle qu'il faut pour cuire les
viandes, & il eſt diſſous par les ſels, le vinaigre,
&c. dont on ſe ſert pour les aſſaiſonner. Qu'on
juge après cela combien on doit craindre l'uſage
du cuivre dans nos cuiſines.

On devroit auſſi le proſcrire des pharmacies ;
. F f

du moins ne devroit-on pas préparer aucun médicament pour l'intérieur dans des vaiſſeaux de cette nature. Tous les jours on eſt ſurpris de voir un purgatif doux produire de funeſtes effets, ce qui provient de ce qu'on a fait la médecine dans quelque vaiſſeau de cuivre. J'ai vu périr un eccléſiaſtique qui avoit pris une médecine de précaution compoſée des plus doux minoratifs, avec tous les ſymptômes d'un empoiſonnement par le vert-de-gris. L'ouverture en fut faite, & l'on trouva tout le canal alimentaire excorié ; les inteſtins grèles & le rectum étoient tellement rongés qu'ils étoient percés en quelques endroits.

Il faut ſi peu de vert-de-gris pour empoiſonner le ſujet le plus robuſte, qu'on ne peut prendre trop de précautions pour s'en garantir: auſſi eſt-on bien étonné quand on parcourt les rues de Montpellier, de voir les femmes qui le préparent, pendant leurs repas, ayant les mains couvertes de verdet, & cependant à peine entend-on parler d'empoiſonnement chez des gens de cette eſpèce ; ce verdet n'eſt-il pas alors moins dangereux que l'autre ?

Suivant M. *Gerbier*, le verdet préparé avec les grappes de raiſin, eſt moins délétère que le verdet préparé d'une autre manière. Ce médecin l'a fait prendre à des malades atteints d'obſtructions ſquirreuſes *(b)*, juſqu'à la doſe de quarante grains par jour, ſans autre accident, dit-il, que quelques nauſées ou des évacuations plus abondantes par le bas; cependant il s'en faut que nous adoptions une pareille pratique. Nous avons vu les pilules de M. *Gerbier*, produire des vomiſſemens, des coliques, des dévoiemens & quelquefois des téneſmes effroyables, à la doſe de deux ou trois grains; & l'on ſait que beaucoup de ſujets ſe ſont très-mal trouvés de l'uſage de ce remède, quoique preſcrit à la plus petite doſe : ainſi nous croyons qu'il eſt très-imprudent de l'adminiſtrer jamais intérieurement, à quelque petite doſe que ce ſoit.

Le ſublimé corroſif, l'arſenic & le cuivre, dont nous venons de parler, ſont des poiſons corroſifs, & ne diffèrent que par des différences dans leur cauſticité : il paroît que le ſublimé corroſif l'emporte à cet égard ſur les

----

(b) Lettres & Obſervations au ſujet d'un nouveau remède contre les maladies ſquirreuſes & cancereuſes. *page 4.*

autres, & que le cuivre eſt le moins cauſtique. Cependant quoique les obſervations prouvent que la mort a été en général occaſionnée par une doſe infiniment moindre de ſublimé cor-roſif & d'arſenic, que de celle du cuivre & du vert-de-gris, il y a des circonſtances qui ont empêché que des doſes bien ſupérieures des poiſons les plus actifs, ayent été ſi délétères que d'autres qui étoient plus foibles : les poiſons ſont par exemple bien moins dangereux, quand ils ſont mêlés avec une grande quan-titté d'alimens, que lorſqu'ils ſont pris ſeuls. Le ſublimé corroſif & l'arſenic produiront des effets bien plus violens ſi la perſonne qui les a pris n'a pas bu copieuſement après, & le cuivre deviendroit bien funeſte, ſi l'on faiſoit prendre quelqu'acide à celui qui en auroit avalé ; il eſt ainſi diverſes circonſtances qui peuvent accélérer ou retarder, augmenter ou diminuer l'effet de ces poiſons.

On comprend que les poiſons exercent leur cauſticité ſur les parties molles qu'ils touchent plus ou moins vîte, ſuivant qu'ils ſont plus ou moins cauſtiques, ſoit par rapport à leur qualité intrinſèque, ſoit par rapport aux cauſes extérieures qui peuvent exciter leur cauſticité, foit enfin par rapport aux dofes qui ont été prifes ; ce qui fait que tantôt on trouve les effets de leur érofion dans le pharynx ou dans l'œfophage , tantôt dans l'eftomac ou dans les inteftins grêles ou gros , quelquefois dans toutes les parties du canal alimentaire à la fois. Souvent l'eftomac des perfonnes empoifonnées par de l'arfenic eft corrodé , percé & fur-tout la partie voifine du pylore *(c)*; & quelquefois le cuivre n'exerce fa caufticité que fur le rectum *(d)* : ce qu'il y a de bien certain , une forte dofe du moins violent des trois dont nous venons de parler , pourroit corroder le pharynx ou l'œfophage fi promptement, que la perfonne qui auroit eu le malheur de l'avaler , périroit par cette feule caufe , fans qu'il y eût aucune inflammation de l'eftomac ou des intef- tins ; c'eft ce que les ouvertures des corps ont appris.

Auffi eft-il impoffible de décider par cette voie, fi la mort a été occafionnée par le vert- de-gris ou par l'arfenic , ces deux poifons

(c) Voyez les Obfervations de M. de *Sauvages*, de M. *Morgagni*, de *Navier*, rapportées ci-deffus.

(d) Voyez l'Obfervation que nous avons rapportée, *page 436.*

pouvant opérer les mêmes érofions fur le canal alimentaire ; mais quand c'eft par le fublimé corrofif, on pourroit quelquefois, je ne dirai pas, le connoître pofitivement, mais le conjecturer avec affez de vraifemblance par l'engorgement général des vaiffeaux fanguins, & par les extravafions de fang qu'on trouve alors dans le tiffu cellulaire, & même dans les vifcères creux & dans les cavités du corps.

Les fymptômes que ces poifons occafionnent, font fans doute l'effet de l'érofion qu'ils exercent fur le canal alimentaire ; mais on ne peut cependant fe diffimuler que chacun d'eux donne lieu à quelque modification particulière remarquable, car indépendamment des douleurs dans l'eftomac, des coliques violentes, de la tenfion dans le bas-ventre, des hoquets, des vomiffemens, de la fièvre violente, qui furviennent après tous ces empoifonnemens, l'arfenic occafionne une foif plus brûlante, des fyncopes plus fréquentes, que le fublimé corrofif ni le vert-de-gris ne produifent pas, & fi ces fymptômes arrivent alors, ce n'eft qu'après que ceux de l'inflammation fe font fait reffentir & font parvenus à leur dernier degré d'intenfité ; tandis que les perfonnes

empoifonnées par du fublimé corrofif, éprouvent un furcroît de forces extrême, au lieu
des fyncopes fréquentes qui arrivent à celles
qui ont pris de l'arfenic, & fi la fyncope &
la lypothimie furviennent aux premières, ce
n'eft que lorfque la gangrène eft formée dans
les entrailles. Les empoifonnés par l'arfenic ont
le pouls inégal, ferré, petit, convulfif; celles
qui le font par le fublimé corrofif, ont le pouls
plein, dilaté, quoiqu'inégal & intermittent;
elles font brûlantes, leur vifage eft rouge, leurs
gencives fe gonflent, elles rendent par la bouche
une falive écumeufe, & quelquefois même du
fang; le fang coule auffi quelquefois des narines
& par le fondement. Le cuivre & le vert-de-gris
n'occafionnent ni les fyncopes comme l'arfenic,
ni la chaleur, ni les hémorragies par le nez, par
la bouche, comme le fublimé corrofif; ils exercent, chofes égales d'ailleurs, un effet plus lent
& plus local, en corrodant le canal inteftinal;
mais enfin la mort eft toujours la fuite de cette
érofion : le cuivre & le vert-de-gris à petites
dofes occafionnent des ténefmes & des priapifmes
que les autres poifons dont nous venons de
parler, n'occafionnent pas. On peut voir ce
qui a été dit à ce fujet précédemment.

F f iv

La première indication qu'il faut remplir dans le traitement des perfonnes empoifonnées par le fublimé corrofif, l'arfenic & le cuivre, c'eft 1.° d'évacuer le foyer morbifique par le moyen le plus prompt & par la voie la plus courte : un vomitif doux donné bientôt après que ces poifons ont été pris, peut, en vidant l'eftomac, prévenir tous les accidens.

Les vomitifs liquides ou ceux qui font délayés dans beaucoup d'eau, font préférables aux autres. On fait boire beaucoup d'eau tiède, laquelle non-feulement diminue la caufticité de ces poifons en les diffolvant de plus en plus, fur - tout le fublimé corrofif & l'arfenic.

Ordinairement cette abondante boiffon produit l'effet qu'on en attend ; le malade vomit copieufement & avec d'autant plus de facilité que ces poifons excitent des contractions de l'eftomac qui déterminent le vomiffement; mais fi dans des cas contraires l'eau tiède ne fuffifoit pas pour l'exciter, on pourroit y joindre la poudre d'ipécacuanha à la dofe de quinze à vingt grains, ou enfin un ou deux grains d'émétique dans une pinte d'eau tiède.

2.° Les émétiques ne peuvent être prefcrits que lorfque les poifons ont été pris depuis peu,

& qu'il n'y a pas encore de vomiſſemens ; car lorſqu'ils ont commencé à les produire par eux-mêmes , il ſuffit de les entretenir avec une boiſſon aqueuſe tiède ; à cet effet on donne tous les quarts-d'heure ou au moins toutes les demi-heure, une taſſe d'eau chaude & pure , à laquelle on peut ajouter, ſi les vomiſſemens ne s'opèrent pas aiſément , quelques gouttes d'alkali volatil fluor, pour rendre l'action de ce diſſolvant plus énergique ſur le ſublimé corroſif, l'arſenic & même ſur le vert-de-gris.

On opéreroit un effet contraire , ſi l'on y joignoit des acides , comme quelques médecins l'ont conſeillé; par conſéquent il n'y a rien de plus funeſte que de preſcrire le vinaigre, la limonade, même le petit-lait, aux perſonnes qui ont été empoiſonnées par ces poiſons cauſtiques , quel que ſoif qu'elles reſſentent, & quelque fièvre qu'elles éprouvent.

Il faut auſſi éviter de faire prendre à ces malades des huileux & des corps gras trop tôt; s'ils ſont quelquefois ſalutaires en excitant le vomiſſement , ils peuvent s'oppoſer enſuite à l'action des vrais diſſolvans, ſur-tout dans le cas d'empoiſonnement par le ſublimé corroſif que l'eau diſſout plus facilement que tout autre liquide , ce qui rend l'empoifonnement plus dangereux.

3.° Mais fi, lorfque le médecin eft appelé pour fecourir les empoifonnés , la fièvre eft déjà allumée , s'ils ont des douleurs violentes & de la tenfion dans le bas–ventre , s'il y a enfin des fignes d'une inflammation réelle , indépendamment des boiffons aqueufes tièdes qu'il faut faire prendre en abondance , on doit faigner le malade & d'autant plus copieufement que l'inflammation eft prononcée ; il faut lui donner des lavemens émolliens avec les corps gras , comme avec la fraife de veau , avec les plantes émollientes , telles que la mauve , la violette , la pariétaire , le bouillon blanc , la graine de lin , &c. Il faut maintenir le malade dans un bain tiède plufieurs heures , & à plufieurs reprifes , s'il eft néceffaire ; on peut rendre ces bains émolliens par les plantes appropriées : lorfque le malade eft hors du bain, on lui recouvre le bas-ventre avec des flanelles trempées dans une décoction des mêmes plantes émollientes.

L'eau de graine de lin en boiffon , les émulfions des femences froides , peuvent bien convenir , fur - tout lorfqu'il y a une chaleur inflammatoire ; l'eau de poulet, l'eau de veau font alors les boiſſons ordinaires , mais en général il faut commencer le traitement par les boiſſons aqueuſes , ou ſeulement chargées d'alkali volatil fluor ; car elles ſont d'autant plus propres à diſſoudre les poiſons qu'elles ſont moins ſaturées ſur-tout des corps gras.

4.° C'eſt par ce traitement adminiſtré avec ordre & continué long-temps & ſans interruption, qu'on parvient à détruire les ſymptômes aigus que ces poiſons cauſtiques ont excités lorſqu'ils n'ont pas été pris en une forte doſe ; car on comprend bien qu'alors il ne peut y avoir de remède : il n'y en a pas non plus , lorſque ces poiſons , quoiqu'en petite doſe , ont ſéjourné aſſez de temps dans les premières voies pour les cautériſer aſſez profondément ; les eſcarres tombent ; il ſe fait des épanchemens dans le bas-ventre , & les malades meurent.

Mais avant que cette cautériſation ait lieu par un trop long ſéjour des particules vénéneuſes , on peut juſqu'à un certain point la prévenir par des remèdes appropriés ; ainſi il ne faut rien négliger pour y parvenir en recourant aux moyens indiqués. Nous les croyons bien plus efficaces que tous les contre-poiſons dont on a tant parlé dans les ouvrages anciens & modernes. Ce n'eſt que d'après des conjectures & des vraiſemblances qu'ils ont été propoſés ; car ils n'ont pas ſoutenu dans la pratique l'idée avantageuſe qu'on en avoit conçue. Nous avons vu les plus grands médecins employer avec ſuccès la méthode que nous venons d'indiquer. Nous l'avons auſſi ſuivie avec avantage, & nous n'avons jamais vu réuſſir aucun des prétendus ſpécifiques, & ſi jamais ils ont eu des ſuccès apparens, ce n'eſt que lorſqu'ils ont été employés avec les autres remèdes dont nous avons parlé ; mais c'eſt à ceux.-ci qu'il faut alors attribuer l'avantage du traitement.

Quant aux accidens chroniques auxquels les poiſons donnent lieu, ils peuvent être la ſuite des accidens aigus, heureuſement traités par l'art, ou qui ſe ſont naturellement bornés ; le poiſon n'ayant pas été pris en une doſe & d'une qualité capables de les exciter juſqu'à la mort, ou bien ils peuvent ſurvenir à des perſonnes qui n'ont pris qu'une doſe du poiſon, inférieure à celle qu'il faut pour en exciter de plus prompts & de plus violens, & l'on comprend que ces accidens peuvent ſingulièrement varier ſoit par leur eſpèce, ſoit par leur intenſité. En effet, il ſur-

vient à des perfonnes qui ont pris des dofes infiniment petites d'arfenic ou qui même, fuivant
quelques-uns, n'en ont porté qu'extérieurement,
des foibleffes, des fyncopes, des mouvemens
convulfifs, des toux, des marafmes. Souvent les
perfonnes qui ont fait ufage du fublimé corrofif,
pour fe guérir même de la maladie vénérienne,
& qui l'ont pris par conféquent avec le plus de
précaution, éprouvent tôt ou tard des toux, des
crachemens de fang qui peuvent finir par l'inflammation du poumon, ou par des engorgemens
mortels. Nous avons vu précédemment que
l'ufage du vert-de-gris en une quantité très-
petite, terminoit par donner lieu à des tenefmes
& à des érofions dans l'inteftin *rectum* long-
temps après ; & cependant dans toutes ces
circonftances, les perfonnes qui ont ufé de
pareils poifons n'ont eu ni coliques ni douleurs
ni inflammation au bas-ventre, accidens aigus
qui n'auroient pas manqué de furvenir fi les
poifons avoient été pris en une quantité fupérieure.

Lors donc que quelqu'un a été empoifonné
par un des poifons corrofifs dont on vient de
parler, il faut, foit qu'il ait eu des accidens
aigus, foit qu'on ait à craindre les accidens

chroniques confécutifs, lui prefcrire l'ufage des boiffons humeftantes d'abord telles que le petit-lait, les bouillons rafraîchiffans avec les herbes appropriées, l'eau de grenouilles, l'eau d'orge, de gruau, de riz, &c. Les eaux thermales fulfu-reufes comme celles de Bourbon-l'archambault, de Baredge, & d'autres de cette qualité *(e)*, prifes fur le lieu autant qu'il eft poffible, les eaux artificielles de ce genre & dont M. *Navier* a donné la recette, ont auffi produit de bons effets; les laitages, celui d'âneffe principalement, réuffiffent fort bien, fur-tout lorfqu'on a eu la précaution de faire précéder les humeftans & les eaux minérales dont nous venons de parler. Plufieurs médecins ont même confeillé avec un grand avantage la diète blanche à des malades qui avoient été empoifonnés, & il eft certain que ce n'eft que par un long ufage des adou-ciffans & des humeftans qu'on peut éteindre les fâcheufes impreffions que les poifons caufti-ques ont faites non-feulement fur les premières voies, mais encore fur les autres parties du corps.

(e) Voyez le Traité fur les moyens de fecourir les perfonnes empoifonnées par M. *Navier*, page 26.

DU PLOMB.

OBSERVATION I.

UN plombier eſt atteint de la colique commune aux gens de ſon métier ; parmi les divers ſymptômes de cette maladie, il éprouve ſur-tout une grande difficulté de reſpirer & une vive douleur à l'hypochondre droit.

On l'ouvre, & l'on trouve les inteſtins extraordinairement diſtendus par de l'air, & principalement la portion du colon voiſine du foie ; les poumons étoient putréfiés en divers endroits. *Lieutaud , tome II , page 511.*

OBSERVATION II.

UN cordonnier eſt atteint d'une colique de pomb , dont il périt dans trois jours.

Le colon & l'inteſtin rectum étoient très-diſtendus par des vents , & gangrénés en divers endroits. *Journal de médecine.*

OBSERVATION III.

UN jeune peintre eſt atteint de la colique de plomb ; il tombe dans le délire , & éprouve une grande difficulté de reſpirer ; il ſurvient des convulſions horribles , dont il périt.

L'épiploon étoit affecté de gangrène ; le colon rétréci au point qu'il paroiſſoit dépourvu de cellules, & formoit un cylindre uniforme ; l'inteſtin cœcum étoit putréfié ; la véſicule du fiel étoit pleine d'une bile très-noire. *Journal de médecine*.

OBSERVATION IV.

M. de *Haen* qui a fait ouvrir le corps de diverſes perſonnes, qui ont péri à la ſuite de la colique métallique, a remarqué que l'inteſtin colon étoit ordinairement rétréci, & que ſes parois étoient très-épaiſſies & raccornies, même que fréquemment on trouvoit les autres inteſ-tins ou quelques-uns d'eux également reſſerrés ; quelquefois il a trouvé de l'altération dans le *duodenum*, d'autres fois dans le *jejunum*, & enfin dans le *rectum*. *De Haen, rat. med. tom. V*, *pag. 36 & ſuiv.*

OBSERVATION V.

Vin frelaté avec la Litharge.

UN homme, dans un repas, boit du vin frelaté, bientôt il ſe plaint d'un poids conſi-dérable dans l'eſtomac ; il rend par la bouche, des vapeurs fétides ; il ſent dans les entrailles

des

des borborigmes , & fe plaint d'une chaleur
brûlante dans les hypocondres : cependant les
fymptômes fe calment ; le malade tombe dans
une affection mélancolique ; il confulte tous
les médecins qu'il connoît , fait des remèdes
fans nombre & envain , les douleurs du bas-
ventre fe renouvellent ; dans peu elles font
très-vives; la digeftion devient très-difficile ,
les extrémités s'affoibliffent ,.tombent dans les
convulfions, l'eftomac fe foulève & il furvient
un affoupiffement dont le malade périt.

A l'ouverture du corps, on trouva l'eftomac
& les inteftins très-diftendus par de l'air ; il
contenoit auffi quelques matières noires &
fétides, & le pylore étoit tellement rétréci qu'on
n'auroit pu y faire paffer une plume à écrire ;
le méfentère étoit fquirreux & très-dur, le cœur
parut recouvert d'une enveloppe graiffeufe, les
autres vifcères étoient fains. *Lieut. hift. anat.
tome II , page 375.*

Les poifons dont nous avons parlé , le fublimé
corrofif & le cuivre ont beaucoup de rapport
entr'eux par les altérations qu'ils caufent dans
le corps humain. Ils font corrofifs & ils exercent leur caufticité fur toutes les parties du corps
internes ou externes qu'ils touchent. Il n'en eft

G g

pas de même du plomb ; appliqué fur diverfes parties , il en émouffe la fenfation au point de les rendre à la fin infenfibles.

La chirurgie a employé le plomb de différentes manières & avec fuccès, contre diverfes maladies externes ; & l'on a fouvent obfervé que des balles pouffées dans le corps de l'homme par des inftrumens à feu , n'avoient produit aucun accident fâcheux *(f)* ; elles ont parcouru des membres dans toute leur longueur fans incommoder beaucoup : fi le plomb infinué dans le tiffu des parties y a fait du mal , c'eft fouvent par le feul effet de la compreffion. De-là eft venu fans doute cet adage, *le plomb eft ami de l'homme.* J'ai enfoncé diverfes lames de plomb fous la peau & quelquefois dans les interftices des mufcles de deux chiens vivans ; elles y ont féjourné un temps plus ou moins long, en parcourant des efpaces plus ou moins grands. J'ai injecté de l'eau de faturne fur des nerfs mis

---

(f) *Henckel* & plufieurs célèbres chimiftes ont attribué à l'arfenic uni avec le plomb les mauvais effets qu'on attribue à ce dernier ; mais il fuffit de comparer les fymptômes que l'arfenic produit , avec ceux que le plomb excite pour voir que ce font deux genres d'empoifonnement très-différens.

à découvert ; j'en ai enduit encore de limaille fine de plomb, dans une certaine étendue, fans donner lieu à aucun accident notable. J'ai vu les plaies fe cicatrifer, & l'animal jouir de tous fes mouvemens, point d'atrophie, point d'infenfibilité.

Ce n'eft donc pas de cette manière que le plomb eft fi funefte ; c'eft lorfqu'il s'infinue dans les premières voies, alors il y excite les accidens les plus graves ; ce qui prouve qu'on ne doit pas conclure de l'effet qu'un corps fait fur telle partie de l'homme, par ceux qu'il excite fur telle autre. Une eau chargée d'émétique ne produit pas un effet fenfible fur l'œil, & occafionne les contractions de l'eftomac, d'où dépendent les vomiffemens.

Les cantharides appliquées à l'extérieur agiffent fur les voies urinaires au point de produire des piffemens de fang, & elles ne font aucun effet fenfible fur les autres parties internes. Chaque organe a une certaine manière de fentir qui lui eft propre, & c'eft relativement à cette fenfibilité qu'il eft affecté. On ne doit donc plus être étonné que le plomb ne foit pas auffi malfaifant, appliqué à l'extérieur, & qu'il produife les plus funeftes effets, quand il parvient dans les premières voies ; & ce feroit fans fondement qu'on concluroit , comme on l'a fait d'après les effets que le plomb produit extérieurement, que ce n'eft pas un poifon irritant. C'eft feulement d'après les ouvertures des corps qu'on peut conclure quelque chofe de pofitif, & l'on voit par celles que nous avons rapportées , que l'inflammation & la gangrène des premières voies & de l'épiploon en font toujours la fuite.

Les altérations que le plomb caufe fur le colon ne font-ils pas l'effet du contact immédiat plutôt qu'un effet fympathique ! ne peut-on pas douter que la fimple application du plomb fur les parties extérieures puiffe produire la colique, & ce qui le prouveroit, c'eft que tous les jours on panfe des plaies avec des topiques qui contiennent du plomb, fans qu'il en réfulte aucun effet fâcheux , tandis qu'il fuffit que quelques parcelles de plomb parviennent dans les premières voies pour produire les plus graves fymptômes. Ceux qui refpirent la fumée des fonderies du plomb , en font ordinairement les victimes ; mais on peut douter fi ce ne'ft pas autant ou plutôt aux émanations arfénicales qu'ils refpirent ; qu'à celles du plomb qu'il faut en attribuer la caufe , peut-être que la

(461)

falive s'empreint plus ou moins de ces matières vénimeufes ; qu'elle découle dans l'eftomac avec les alimens, & qu'elle empoifonne les fujets qui les avalent. Quelques médecins ont cru que les mêmes effets avoient lieu, mais plus tard, lorfque le plomb tranfmettoit leurs impreffions dans le colon par la voie des pores abforbans ou par ceux des poumons. .... *Ipfis aditus in corpus patet, in pulmones cum fpiritu, in ventriculum cum falivâ, ne dicam in naribus ipfos fpiritus animales affici certè non leviter (g).*

Mais fi l'application extérieure peut nuire, comme *Mead* le penfe, au moins cela ne peut être que lorfqu'elle a eu lieu un très-long efpace de temps ; au lieu que la déglutition du plomb eft bientôt fuivie de la colique & des divers fymptômes qui l'accompagnent.

Quoi qu'il en foit, la colique du plomb eft très-fréquente aux fondeurs & aux effayeurs des mines, aux potiers d'étain, aux plombiers, aux broyeurs de couleurs, aux barbouilleurs. Elle attaque auffi, mais moins fréquemment, les potiers de terre, les lapidaires, les cordonniers qui peignent les talons des fouliers de femmes,

____

(g) Mead, *de venenis*, pag. 147.

G g iij

avec des couleurs dans lefquelles il y a de la
cérufe , ou qui tirent avec leurs dents les peaux
coloriées avec du minium & du mafficot. En
un mot, le plomb incommode la plupart des
ouvriers ou des artiftes qui le manient *(h)* , qui
en refpirent les émanations , ou encore plus qui
les avalent ; & puifque dans tous ces fujets la
maladie eft la même, par fes fymptômes & par
fes effets , il eft étonnant que *Ramazzini* ait
diftingué par autant de chapitres particuliers
les maladies de divers ouvriers qui font produites par la même caufe , & que fouvent il
ait indiqué des traitemens différens.

La colique que le plomb excite a beaucoup
de rapport à certaines coliques auxquelles donnent lieu diverfes liqueurs non fermentées,
comme le poiré , le cidre, &c. Elles reffemblent
auffi à des coliques bilieufes qui donnent également lieu à l'inflammation, à la gangrène du
colon. Ce genre de coliques n'a pas échappé
aux anciens médecins, comme M. de *Haen* l'a
fi favamment prouvé *(i)*. Pendant long-temps
ils ont confondu enfemble & fous le même

(h) Voyez la differtation *Ifelmann de colicâ faturninâ.*
Gotting , 1758.

(i) Differtat. *de colic. pict. tom. II , annus med.*

nom des coliques produites par des caufes différentes & qui exigeoient des traitemens particuliers , & c'eſt à *Citois* qu'on doit , quoi qu'en diſe *Riolan (k)* , une bonne éthiologie de la colique de *Poitou*. Le célèbre *Saumaiſe* aſſure que neuf médecins de la Faculté de Paris méconnurent une colique dont il étoit atteint , que *Citois* feul la connut & la guérit ; mais *Riolan* juſtement attaché à la Faculté de Médecine dont il étoit un fi digne membre , prétend que c'eſt une injure faite au corps , & il croit devoir la détruire , *non acri ſapone* , dit-il , *abſtergere , ſed aquâ dulci , quia facilè eluctur.* Il fait obſerver que *Citois* lui-même a écrit que *Milon* , médecin de Henri IV , avoit connu & bien traité cette maladie , & qu'indépendamment de cet auteur , pluſieurs célèbres médecins de la Faculté de Paris , en avoient fait mention dans leurs écrits.

Quoi qu'il en ſoit de ces remarques hiſtoriques , on voit tous les jours que le plomb excite cette cruelle maladie , & l'on ne ſauroit trop éviter l'uſage des uſtenſiles de plomb , même des fontaines faites avec ce métal ; on

---

(k) Anthropographie, *page 656* , édit. Paris, 1646, *iu-folio.*

doit regarder comme des poifons les médicamens qui en contiennent.

Un chirurgien fit prendre à un malade atteint
depuis long-temps d'un écoulement vénérien ,
trois grains de fucre de faturne dans deux onces
d'eau de plantain. Il faifoit ajouter à cette potion
quelques gouttes d'acide vitriolique ; mais le
malade ne tarda pas à en reffentir les plus funeftes
effets. Il éprouva le tróifième jour les douleurs
atroces d'une colique qui fut accompagnée
d'une forte rétraction des mufcles du bas-ventre.
Cette maladie termina heureufement par un
dévoiement bilieux.

Fernel rapporte un exemple d'empoifonnement avec de la poudre de plomb *(1)*. Un
charlatan l'avoit fait prendre à un goutteux qui
faillit en perdre la vie.

Ce grand médecin a vu des malades atteints
de la colique métallique devenir paralytiques
lorfqu'on croyoit la colique diffipée. Il a encore
vu des malades chez lefquels la paralyfie de
beaucoup diminuée , augmentoit tout-à-coup

____

(1) *De luis venera curati.* Cap. VII. *Plumbi pulvis,*
n'eft peut-être autre chofe que du fucre de faturne comme
Ifelmann l'a traduit. *De colicâ pictor.* *XXXIV.*

& devenoit très-grave, à la plus légère atteinte de colique ; mais il en a remarqué chez qui la paralyſie une fois guériè n'eſt plus revenue, quoiqu'il y ait eu un nouvel accès de colique : cette différence dans la paralyſie ne peut-elle pas provenir de l'impreſſion plus ou moins forte de tels ou tels nerfs des plexus du bas-ventre, & enfin de ceux qui forment les plexus lombaires ? Les autres ſymptômes de la colique pourroient être fort graves , que la paralyſie des extrémités ſupérieures ou inférieures n'auroient pas lieu, ſi les nerfs qui vont ſe répandre dans ces parties, ou qui communiquent avec ceux qui s'y diſtribuent, n'étoient pas affectés, & s'ils ne l'étoient pas de la manière requiſe.

Les ſymptômes de cette maladie varient ſingulièrement, comme de *Haen* le remarque ; les malades ſont atteints de convulſions, d'où quelques auteurs l'ont nommée *colique convulſive;* & ſi on conſidère la contraction des muſcles du bas-ventre avec la rétraction du nombril & de l'anus, comme un ſymptôme commun de cette maladie, on peut certainement la rapporter aux maladies convulſives , quand même il n'y au-roit point de convulſions alternatives : or, plu-ſieurs n'éprouvent point ce dernier genre de convulſions ; il y en a chez qui la paralyſie ne ſe déclare point, au premier, au ſecond, ni même au ſixième paroxiſme, & qui en ſont atteints au ſeptième & même plus tard ; il y en a chez qui elle ſe déclare dès le commencement de l'accès, tandis que c'eſt ſans raiſon que quelques-uns la regardent comme une criſe de la maladie. Ordinairement c'eſt une augmentation de mal toujours plus ou moins fâcheuſe : ce n'eſt pas qu'on ne guériſſe des malades qui ont quelque partie en paralyſie ; mais toujours plus difficilement que ceux qui n'éprouvent pas cet accident.

Les vins frelatés avec la litharge ſont une ſource féconde de maux & quelquefois d'empoiſonnemens. Ces malheurs ſont même plus fréquens dans cette capitale qu'on ne ſauroit croire ; auſſi les magiſtrats n'emploîront jamais trop de précautions pour les empêcher *(m)*. La plupart des coliques métalliques qu'on traite à Paris, viennent de cette cauſe, encore eſt-ce moins dangereux quand cette maladie eſt bien

---

(m) De Haen dit, d'après *Boërhaave*, qu'on a pendu en Allemagne un marchand qui frelatoit le vin avec la litharge ; & il eſt certain que c'étoit un empoiſonneur public & qu'il méritoit d'être puni ſuivant la rigueur des loix.

déclarée. Alors, comme on en connoît la cause, on la traite convenablement ; mais souvent le plomb ou le vin qui en contient, ne produit que des mouvemens convulsifs ; d'autres fois il occasionne la toux, l'asthme, la puanteur de la bouche, une constipation opiniâtre du ventre, la goutte ou des douleurs dans les articulations, qui ont beaucoup de rapport à celles qui accompagnent cette maladie, symptômes qu'on n'oseroit attribuer au plomb, quoiqu'ils en dépendent.

Suivant *Zeller*, les troubles & les symptômes que cause le vin falsifié avec la litharge en substance, ou avec le bismuth, sont différens selon les tempéramens, les forces des sujets, leur genre de vie & la quantité de cette boisson ; ceux qui en ont pris avec excès, ont éprouvé des douleurs de tête cruelles, des délires, la fureur maniaque, telle que celle que produit l'excès outré du meilleur vin, mais beaucoup plus atroce & plus durable, un sentiment de pesanteur dans la poitrine & dans la région précordiale, des douleurs, la toux & la fièvre.

Ceux qui en font un usage journalier ou fréquent, sans s'enivrer, n'en font point d'abord sensiblement incommodés ; mais par la fuite ils éprouvent fucceſſivement des douleurs à l'hypocondre gauche *(n)*, des pefanteurs de l'eſtomac, des gonflemens, & le marafme. *Zeller* a vu une perfonne robuſte qui foutint ces premières fouffrances de l'eſtomac & de la région précordiale ; mais elle devint enfuite fujette à un afthme continuel, avec une forte oppreſſion dans certains temps, & qui ne cédoit qu'à des grandes & fréquentes faignées ; dans les intervalles des accès, la refpiration étoit meilleure, & le malade vaquoit à fes occupations : cependant l'afthme s'accrut, les pieds s'enflèrent, l'appétit s'évanouit, une légère nourriture caufoit des fueurs confidérables, & le malade ne pouvoit fupporter l'ufage d'un peu du meilleur vin ; fa poitrine fe remplit d'eau ; enfin, un abcès qui occupoit la partie poſtérieure, moyenne & gauche de l'eſtomac, & qui ne fut reconnu qu'après la mort, s'étant ouvert, le fujet expira, après avoir rendu le fang avec beaucoup de pus.

Une autre perfonne qui faifoit un ufage

(n) Quelquefois à l'hypocondre droit. *Voyez l'obf. I, page 455.* Ces douleurs occupent en général la région de l'inteſtin colon.

fréquent de la même boisson, sans un grand excès pourtant, devint sujette à des coliques d'estomac qui furent si grandes un jour, quelques heures après qu'elle se fut enivrée, & accompagnées d'une si grande chaleur de ce viscère, qu'elle put à peine y résister : survinrent ensuite la fièvre continue, le délire, une ardeur constante dans l'estomac, & une douleur dans l'hypocondre gauche (lequel est ordinairement, dit *Zeller*, plutôt affecté que le droit, dans ce cas), qui persista pendant dix mois, & causa la consomption au malade *(o)*.

On voit par ces observations & par d'autres qu'on pourroit rapporter, combien on doit être surpris qu'il y ait des médecins assez hardis pour administrer le plomb comme remède, *Paracelse* le regardoit comme le spécifique de la manie. *Éttmuller* le recommande dans la petite vérole ; *Velschius (p)* contre les vers, & enfin

____

(o) *Voyez* Zeller. *Docimasia vini lithargyr. mangonis.* 55. 4.

(p) On lit dans les ouvrages *d'Angelus Sala*, que le sucre de saturne est un excellent remède contre les douleurs d'estomac & les coliques qui proviennent de quelque humeur âcre, contre les douleurs du foie, des reins, qu'il fait des merveilles dans le cancer, & *Medicus qui eo uti cum ratione novit, miracula faciet.*

Jager-fchmid n'a pas craint de foutenir que la litharge ne communiquoit aucune mauvaife qualité au vin ; & qu'il falloit en rechercher la caufe dans les liqueurs mêmes, auxquelles on l'avoit ajoutée : fi ces liqueurs auftères non fermentées peuvent donner lieu à la maladie, pourquoi l'attribuer, dit ce médecin, à la litharge qu'on a employée pour les corriger ?

Ce raifonnement paroît d'abord fpécieux ; mais il tombe de lui-même, quand on réfléchit que fi les liqueurs non fermentées font dangereufes, le plomb l'eft encore davantage ; de ce qu'elles font malfaifantes, il ne s'enfuit pas que le plomb ne le foit auffi : les mauvais effets de la litharge dans les vins, font trop conftatés, pour qu'on puiffe les révoquer en doute. On peut voir plus haut ce que nous avons extrait de *Zeller,* fur cet objet *(q).*

La colique métallique dure ordinairement quinze à vingt jours. Le fiége des douleurs eft toujours dans la région ombilicale vers le méfentère ; elles font très-vives, & elles fem-

---

(q) Voy. Zeller, *Docimafia vini lithargyrio mangonifati,* *n.°* *VII.* Haller. *Difputat. ad morbor. hifto.* tom. III, pag. 239.

blent s'étendre de cet endroit dans plusieurs parties du corps ; elles sont plutôt fixes que vagues , avec quelques rémiffions , souvent accompagnées de vomiffemens de matières noirâtres : la voix eft changée singulièrement , ordinairement rauque, quelquefois aiguë , rarement abolie ; les malades ne font point tourmentés par la foif , comme font ceux qui ont été empoifonnés par l'arfenic , le fublimé corrofif ou le cuivre ; ils n'ont pas non plus une fièvre manifefte ; leur pouls paroît feulement gêné , l'artère eft refferrée , fes battemens ne font pas régulièrement égaux , foit par la force, foit par le temps de leurs pulfations : le ventre s'aplatit & fe durcit ; l'ombilic fe rapproche de l'épine , l'anus remonte & fe durcit , & il y a une conftipation des plus opiniâtres ; on touche, on palpe, on comprime même le ventre du malade , fans qu'il éprouve aucune augmentation de douleurs ; au contraire , quelquefois elles fe calment alors , obfervation qui a été faite depuis long-temps.

Fernel, dans l'obfervation que nous avons rapportée, remarque que les douleurs de ventre qu'éprouvoit le peintre qui fait le fujet d'une obfervation qu'il nous a tranfmife, ne ceffoient

(472)

que lorsque cette partie étoit fortement com-
primée *(r)*. *Unicum tantùm in accessione* , dit ce
célèbre médecin , *inventum est solatium , tres
quatuorve robustos homines ventri superpositos
sustinere.* Les malades éprouvent quelquefois des
frissonnemens dans tous leurs membres , des
douleurs dans les articulations, des mouvemens
convulsifs des divers muscles du tronc. Mais
le symptôme le plus effrayant, c'est la paralysie,
souvent incurable, des extrémités , sur - tout
quand elle est accompagnée d'atrophie , & c'est
le plus fâcheux symptôme qui puisse survenir.
Peu de personnes réduites à cet état ont recouvré l'usage de leurs membres. Je suis étonné
que *Boërhaave* ait avancé qu'il en avoit beaucoup guéri qui étoient affectés de la sorte *(s)*.

(r) *De luis vener. curat.* caput VII.

(s) *Multos curandos habui quibus quatuor extremos artus
planè exsiccatos vidi , sed per usum mitiorum antiscorbuticorum
restituti sunt.* Haen *de colicâ Pictor.* Boërhaavii *med. Lib.
XXIII , cap. II.*

M. de *Haen* cite dans le même ouvrage quelques
guérisons de paralysies des extrémités , à la suite de la
colique des peintres, opérée principalement par l'électricité
& avec commotion , par des véficatoires & par des
frictions , & quelques remèdes internes toniques & incisifs.
Tome V, page 258.

Quoi

Quoi qu'il en soit, la colique caufée par le plomb, eft une des plus cruelles maladies qu'on connoiffe; elle eft très-remarquable par la fingularité de fes fymptômes. Les médecins qui en ont été frappés, en ont cherché la caufe, & l'ont diverfement expofée, parce qu'ils ont plutôt confulté leur imagination que la nature; l'opinion la plus probable & à laquelle il eft difficile de fe refufer, c'eft que la maladie ayant fon fiége dans la région du colon *(t)*, l'endroit du corps où le nerf fympathique forme divers plexus, il eft naturel qu'elle fe tranfmette aux diverfes parties où ces nerfs vont aboutir. On voit en effet que les douleurs fe communiquent d'une partie à l'autre par les nerfs; & fi dans les autres maladies il n'y a pas une fi grande variété de fymptômes & autant de parties fouffrantes, c'eft qu'il n'y a pas d'endroit dans le corps humain, où les nerfs ayent des correfpondances plus multipliées que ceux du bas-ventre.

M.^{rs} de *Haen* & *Camper* ont trouvé dans le nerf intercoftal, la voie de toutes ces correfpondances; & en effet, quand on connoît bien la marche & les communications de ce nerf

---

(t) Voyez les ouvertures des corps rapportées ci-deffus, page 469.

H h

avec les autres, on peut facilement expliquer la plupart des fymptômes de la colique du plomb ; eft-il étonnant, par exemple, que les vives douleurs qui ont leur fiége dans le colon & dans le méfentère, foient accompagnées de la contraction fpafmodique des mufcles du bas-ventre, que l'ombilic s'enfonce, que les régions lombaires & rénales rentrent ?

Le plexus folaire a diverfes communications avec les plexus hépatique & fplénique, avec les plexus méfentériques, avec les plexus rénaux, & ceux-ci avec les nerfs lombaires, dont diverfes branches fe répandent dans les mufcles du bas-ventre. Eft-il étonnant, le fiége de la maladie bien reconnu, qu'il y ait une conftipation bien opiniâtre, & que l'anus remonte ?

Le plexus méfentérique fupérieur ne communique-t-il pas avec le plexus méfentérique inférieur ? & celui-ci ne donne-t-il pas des branches au rectum & aux mufcles de l'anus ? Ceux-ci fe contractent à proportion que la fenfibilité des nerfs eft excitée. Si les fujets atteints de la colique de plomb éprouvent un fi grand refferrement des hypocondres, une difficulté extrême dans la refpiration ; fi le creux de la région épigaf-trique paroît chez eux plus enfoncé qu'il ne l'eſt naturellement, c'eſt que l'irritation des plexus ſolaire & méſentérique ſe tranſmet aux plexus hépatique, ſplénique, & aux divers nerfs de l'eſtomac, & à ceux du diaphragme. Toutes les parties ſont dans une eſpèce de convulſion permanente, & enfin de proche en proche, les nerfs du poumon ſouffrent, les nerfs récurrens s'affectent, & les muſcles de la voix ſont en convulſion ; il en réſulte diverſes modifications dans les fonctions de cet organe.

Si la convulſion eſt forte, conſtante, tonique, alors la voix eſt éteinte, le ſujet perd entièrement l'uſage de la parole ; ſi la convulſion eſt interpolée, clonique, la voix eſt entre-coupée, aiguë ou grave, ſuivant que les muſcles de la glotte ſe contractent avec plus ou moins de force & de vîteſſe, & que leurs contractions ſont plus ou moins longues. On rend raiſon de tous ces faits, quand on admet que l'irritation du bas-ventre peut ſe tranſmettre par le moyen des nerfs, & qui peut ſe refuſer à cette aſſertion ! Or, c'eſt par la même cauſe que les extrémités ſont affectées ou de convulſion ou de ſtupeur ou de paralyſie ; le nerf ſympathique communique en beaucoup d'endroits avec ceux des extrémités ; il donne des filets à la plupart

H h ij

des nerfs du plexus cervical, à tous les nerfs lombaires, aux nerfs facrés, &c. Eft-il par conféquent étonnant que lorfque le centre de la plus vive irritation eft placé dans le bas-ventre, les bras & les cuiffes s'en reffentent ordinairement ? Les mufcles de ces parties commencent par être douloureux, enfuite ils font atteints de quelques légers treffaillemens, & dans la fuite ils deviennent infenfibles ; & comme les nerfs fervent effentiellement à la nutrition, ce qui eft prouvé par tant d'obfervaitons, il n'eft pas étonnant que cette fonction foit troublée, même abolie, lorfque les nerfs. ont perdu toute leur énergie. Cette correfpondance des nerfs du bas-ventre avec ceux des extrémités, eft prouvée par une multitude de faits, les uns plus intéreffans que les autres.

Très-fouvent les vers qui fe trouvent dans les premières voies caufent aux enfans, des convulfions des extrémités ; les femmes qui ont des affections hyftériques par fuppreffion des règles ou des lochies, éprouvent quelquefois de pareilles convulfions. Sans multiplier les exemples, nous dirons qu'on voit très-fouvent les extrémités fe reffentir des affections qui ont leur fiége dans le bas-ventre ; il n'eft donc pas étonnant que dans la colique de plomb , puifque les nerfs de l'eftomac & des inteftins fouffrent , que ceux des extrémités fouffrent auffi par correfpondance ; & ce n'eft qu'en détruifant la qualité ftimulante du plomb , ou en le détachant de la membrane interne de l'eftomac & du canal inteftinal , principalement de celle du colon , qu'on peut guérir cette maladie ; & de-là fans doute , font venues les deux méthodes , celle de traiter par les adoucif-fans , & celle de traiter par les émétiques & par les purgatifs violens ; l'objet de la première eft de corriger la qualité délétère du plomb ; & c'eft à cet effet que l'on a confeillé l'ufage des huiles, des graiffes , des favons , moyens infuffifans à la vérité pour remplir l'objet qu'on fe propofe *(u)*.

Auffi M. *Navier* a-t-il cru devoir oppofer à ce poifon un remède plus efficace ; c'eft dans l'art des rapports & des combinaifons chimiques qu'il l'a cherché. Le plomb , par exemple , dit ce célèbre chimifte , a moins de rapport avec le foufre que le cuivre ; par conféquent les hépars ne fuffiront pas pour en former le

____

(u) Voyez la Differtation de M. de *Haen* , fur la colique du Poitou.

H h iij

correctif, & pour le dépouiller d'un acide qui le tiendroit en solution. Mais si on considère combien est superficielle l'adhérence des acides avec ce métal imparfait, puisque l'eau seule suffit pour lui enlever une grande partie d'un acide métallique minéral, qui le tiendroit en solution, on jugera facilement que l'alkali, soit terreux, soit salin des hépars, dépouillera le plomb des acides à la faveur desquels il seroit soluble. M. *Navier* conclut d'après de savantes raisons, que les hépars doivent opérer sur les solutions acides de plomb, une décomposition complète, & une union d'autant plus intime du plomb abandonné à lui-même, que ce métal ne rencontrera rien qui puisse l'en détourner: il doit aussi, continue M. *Navier*, se faire dans cette combinaison sur l'alkali de l'hépar, un transport de l'acide qui avoit tenu le plomb en solution.

En conséquence, M. *Navier* conseille de faire prendre aux personnes qui ont bu du vin lithargiré, des hépars, soit liquides, soit en bols, de leur faire boire ensuite de la limonade, de l'oxymel ou de l'oxycrat, & de terminer le traitement par quelques doux purgatifs; mais nous attendons, pour recommander cette pratique,

que l'expérience ait plusieurs fois parlé en sa faveur, & qu'on ne puisse plus douter de son efficacité.

Il y a une autre méthode mieux éprouvée, & dont la pratique est journellement couronnée par le succès ; c'est la méthode de la Charité, que M. *Bouvart*, savant médecin que la capitale a perdu depuis peu, a accréditée, elle consiste dans le traitement suivant.

Lorsqu'un malade est arrivé à la Charité, on lui fait prendre un lavement avec une décoction de deux gros de séné & autant de pulpe de coloquinte, à laquelle on ajoute une once de *benedicta laxativa*, & une ou deux onces de vin émétique. On augmente ou on diminue les doses de ce lavement, selon les forces & l'âge du sujet, selon l'intensité de la maladie.

On donne un second lavement sept heures après, lequel est fait avec six onces d'huile de noix & autant de vin rouge.

Le jour suivant, on donne l'émétique à grande dose, en ayant cependant égard à la constitution du sujet ; dans les personnes robustes, on en donne jusqu'à quatre grains. On prescrit, dès que le vomissement a été opéré, deux dragmes de thériaque, avec un grain d'opium.

H h iv

Le troisième jour, on réitère les lavemens.

Ensuite on purge le malade avec un purgatif draftique.

Cette méthode eft celle qui réuffit le plus généralement ; cependant plufieurs médecins, parmi lefquels M. *Bordeu* à Paris , & M. de *Haen* à Vienne , perfuadés que la colique des peintres étoit inflammatoire , ont blâmé l'ufage des draftiques, & ils ont confeillé celui des relâchans & des humectans , le petit-lait , l'eau de poulet pour boiffon ; des lavemens avec de l'huile d'amandes douces, des fomentations émollientes , des purgatifs tard , & toujours très-doux, des relâchans eccoprotiques ; enfin, quand la douleur eft confidérablement diminuée, l'ufage des eaux gazeufes.

Ces deux méthodes fi différentes de traiter la colique des peintres, ont été adoptées par divers médecins célèbres , & prefque toujours à l'exclufion l'une de l'autre ; cependant il nous paroît qu'elles pourront trouver toutes les deux leur jufte application , nous les avons même employées avec fuccès enfemble ou féparément dans quelques perfonnes. La méthode des draftiques convient parfaitement bien , lorfqu'on eft appelé de bonne heure pour traiter

un malade qui commence à reſſentir les premiers
ſymptômes de la maladie ; les vomitifs & les
purgatifs forts, détachent les parcelles du plomb
qui irritent les inteſtins , & par ce traitement
preſque mécanique on guérit le malade , en dé-
livrant le principe matériel qui l'incommodoit:
mais lorſque les ſymptômes de l'inflammation
exiſtent, que les malades, au lieu de ſentir du
ſoulagement, quand on leur preſſe légèrement
le bas-ventre , y éprouvent des vives douleurs ,
que le pouls eſt ſerré , qu'il y a une chaleur
brûlante dans toute l'habitude du corps, que
la langue eſt très-ſèche , que les urines ſont
claires ; alors il ſeroit barbare d'adminiſtrer les
vomitifs & les purgatifs draſtiques , & il n'y a
que les anti-phlogiſtiques , qui puiſſent être
employés efficacement en boiſſons , en lavemens, en fomentations , en bains , enfin la
ſaignée même peut trouver une heureuſe
application. On voit par-là que les deux méthodes de traiter la colique des peintres, ſi
diverſes , & adoptées par des médecins différens , peuvent cependant être employées
avec ſuccès , mais en diverſes circonſtances
de la maladie.

PEUT-ON déterminer l'empoisonnement par les symptômes qui précèdent la mort, & par les altérations qu'on découvre par l'ouverture des corps!

OBSERVATIONS.

M. MADISSON, Secrétaire d'ambassade d'Angleterre en France, jouissoit d'une assez bonne santé, lorsqu'il éprouva pour la première fois une colique qui fut suivie d'une jaunisse assez forte ; il négligea cet accident & continua de se livrer aux travaux du cabinet. Arrivé en France, il lui survint une nouvelle colique, mais plus forte que la précédente : je le vis dans cet état, & je m'assurai par le tact, que le siége principal de la douleur correspondoit à la partie du foie à laquelle la vésicule du fiel est adhérente. Je ne doutai pas que cette colique ne fût du genre de celles qu'on nomme *hépatiques*, elle céda facilement par l'usage des boissons légèrement apéritives & par les bains.

M. Madisson paroissoit jouir de la meilleure santé, lorsqu'il ressentit une douleur des plus violentes, vers le cartilage xiphoïde, laquelle se prolongeoit dans l'hypocondre droit ; des nausées furvinrent , lefquelles furent bientôt fuivies de vomiffemens , d'abord éloignés , mais qui fe rapprochèrent au point d'être prefque continus ; le malade rendoit par le vomiffement tout ce qu'il venoit d'avaler , fes urines étoient rouges , enflammées & en très - petite quantité ; fes extrémités fe refroidirent , s'engourdirent & s'enflèrent , fur-tout les veines qui parurent fi gonflées fur le dos des pieds & des mains , qu'on les auroit cru variqueufes. M. Madiffon eut des foibleffes effrayantes, fa langue devint sèche & noire , il eut une foif brûlante ; les bains , les boiffons & les lavemens émolliens & rafraîchiffans, deux faignées, quelques potions légèrement calmantes , ne furent d'aucune utilité; les urines fe fupprimèrent , il y eut une vive tenfion dans le bas-ventre , le malade eut des angoiffes & des foibleffes , & périt le troifième jour de cette horrible maladie.

Une mort fi prompte & fi violente fit beaucoup de bruit à Paris & à la Cour ; on crut que M. Madiffon, qui étoit très-connu & généralement aimé , avoit été empoifonné ; la Police fit même beaucoup de recherches à ce fujet.

Le corps fut ouvert avec beaucoup de foin par M. *Magdonel*, en ma préfence ; & M. *James,* médecin de l'ambaffade d'Angleterre , très-

connu, M. *Chandon* , médecin anatomifte très-
zélé pour les progrès de cette fcience , & M.
Gauthier, chirurgien de la Cour, Chevalier des
Ordres du Roi , y étoient préfens ; ce dernier
avoit été chargé de cette commiffion par M. de
Vergennes , Miniftre des affaires étrangères.

On trouva le bas-ventre très-gonflé & fort
dur , il en fortit beaucoup d'air très-fétide à la
première incifion ; l'épiploon étoit putréfié ,
livide & prefque détruit.

Le foie étoit volumineux, & la véficule du fiel
qui étoit très-ample, contenoit beaucoup de bile
noire & dans laquelle il y avoit plufieurs petites
concrétions ; fes parois étoient épaiffes & couvertes de vaiffeaux très-pleins de fang.

L'eftomac étoit petit & rétréci dans fon
milieu ; fa membrane interne étoit trés-enflam-
mée, & en quelques endroits détruite & corrodée,
le contour du pylore gonflé, & fon ouverture
très-rétrécie.

L'inteftin duodenum rouge & couvert de
vaiffeaux fanguins pleins de fang ; fa membrane
interne étoit en divers endroits détachée &
rongée , de manière que l'inteftin paroiffoit
percé, fans cependant qu'il y eût aucun épanchement au-dehors ; cet inteftin contenoit une
humeur noire & fétide , ayant quelque reffem-

blance avec celle qui étoit contenue dans la véſicule du fiel & dans le canal cholédoque.

L'inteſtin jejunum étoit auſſi très-enflammé, & même atteint de gangrène en quelques points, le reſte du canal inteſtinal ſe reſſentoit de cette inflammation.

Les autres viſcères du bas-ventre parurent en bon état.

Autre obſervation du même genre. Le ſieur *Caire*, qui avoit été mon inſtituteur, vint de Gaillac en Albigeois, à Paris, à l'âge d'environ cinquante ans. Il parut d'abord jouir de la meilleure ſanté, cependant il lui ſurvint quelques légères coliques environ un an après ſon arrivée dans cette capitale ; il devint jaune, fit quelques remèdes, & il paroiſſoit entièrement rétabli lorſqu'il éprouva une douleur affreuſe vers la région épigaſtrique ; des vomiſſemens horribles ſurvinrent, il rendit par les ſelles une grande quantité de matières très-jaunes & enſuite très-noires & fétides ; il tomba dans des ſyncopes fréquentes, il eut des convulſions, ſes extrémités ſe refroidirent, & enfin ſon corps ſe couvrit d'une ſueur froide qui fut celle de la mort.

A l'ouverture du corps, on trouva la véſicule du fiel pleine d'une bile noirâtre, le canal cholédoque, l'inteſtin duodenum & l'eſtomac contenoient de la même matière ; le foie étoit enflammé vers son bord antérieur, l'eſtomac étoit très-rouge, & ſa membrane interne détachée & corrodée en divers endroits ; les inteſtins grêles, & ſur-tout le duodenum gangrénés & percés ; les gros inteſtins n'étoient pas exempts d'inflammation, ſur-tout le colon ; les autres viſcères étoient dans l'état naturel.

J'ai eu occaſion d'aſſiſter à l'ouverture du corps d'une ouvrière en linge, qui mourut dans la rue de la Tixéranderie, preſque tout-d'un-coup, & chez laquelle on trouva l'eſtomac gangréné & ouvert en deux endroits, avec un épanchement d'une bile verdâtre dans la cavité du bas-ventre.

On n'a pas manqué d'attribuer au poiſon, la mort des trois perſonnes dont il vient d'être fait mention ; & ſi je n'avois aſſuré que cette ſorte d'accidens pouvoit être l'effet d'une maladie, on eût pu y donner une ſuite déſagréable pour beaucoup d'honnêtes gens.

La mort de M. *Madiſſon* fit ſur-tout beaucoup de bruit. M. le Noir, alors Leutenant général de police, voulut connoître & le procès-verbal de l'ouverture & mon opinion particulière ſur la cauſe de cette mort ; mais lui ayant cité divers exemples de mort auſſi promptes, qui avoient été précédées des mêmes accidens , & qui avoient donné lieu aux mêmes altérations dans l'eftomac & dans les inteftins , ce magiftrat en rendit compte à M. de Vergennes , & on ceffa les informations juridiques qu'on avoit commencées inutilement.

La bile peut acquérir dans quelques perfonnes un tel degré de caufticité, qu'elle produit fur l'eftomac & fur les inteftins, l'effet du poifon le plus âcre. Ce fait eft prouvé par diverfes obfervations rapportées par les auteurs, & entr'autres, par celle d'un jeune homme dont parle M. *Morgagni (x)*, qui mourut promptement des convulfions , après avoir été épuifé par des accès de fièvre tierce. A l'ouverture du corps, on trouva les inteftins confidérablement retirés vers le méfentère, leurs tuniques étoient endurcies & defféchées , il y avoit dans leur cavité & dans celle de l'eftomac, beaucoup de bile très-verte ; on fit avec le fcalpel enduit de cette bile, une légère piqûre à deux pigeons qui périrent bientôt dans des convulfions ; bien plus, ayant donné à un coq un petit morceau de pain imbu de cette bile, cet animal périt

---

(x) *De fed. & cauf. morb. lib. IV, epift. LIX, art. 18.*

bientôt de la même manière que les pigeons.

On voit par-là combien la bile peut devenir cauftique ; mais cette altération peut rarement avoir lieu fans des maladies qui fe foient mani-feftées précédemment , fur-tout celles du foie. On a vu que M. *Madiffon* & M. *Caire* avoient eu long-temps avant la mort des co-liques & des jauniffes, qui dénotoient quelque affection particulière du foie ; & le jeune homme dont parle M. *Morgagni,* avoit eu des fièvres tierces qui font ordinairement l'effet de quelque altération du foie ; dans ces cas la bile peut avoir acquis un tel degré de caufticité, qu'enfin elle donne lieu à l'inflammation, & à l'excoriation de l'eftomac & des inteftins ; telle qu'elle auroit été occafionnée par les poifons corrofifs.

La même altération dans la bile, & celle de l'eftomac & des inteftins, a été obfervée dans des perfonnes qui avoient péri de fièvre ma-ligne ; alors fans doute, il ne pouvoit pas y avoir de méprife, & l'on ne pouvoit inculper le poifon en aucune manière ; mais dans des cas où l'on ne trouve aucune altération dans la bile ; ou même elle paroît dans l'état naturel par fa cou-leur, par fa confiftance, & qu'elle n'a contracté aucun degré apparent de caufticité ; bien plus,

lors

fors même que la véficule du fiel eft vide, &
que cependant alors l'eftomac & les inteftins font
corrodés & percés, ne doit-on pas en attribuer
la caufe à un poifon corrofif quelconque ! non,
fans doute, puifque diverfes obfervations rapportées par des anatomiftes du premier ordre *(y)*,
prouvent que ces altérations peuvent encore
être l'effet d'un ulcère par un vice interne, qui
peut produire le même défordre fur les premières voies, comme fur toutes les autres parties
du corps, tant internes qu'externes.

Ce qu'il y a de plus extraordinaire, c'eft que
la mort de certaines perfonnes qui avoient de
pareilles érofions dans les entrailles, a été précédée de vomiffemens & d'autres accidens aigus,
furvenus immédiatement après un repas, quoiqu'elles n'euffent point été empoifonnées *(z)*.

Il eft vrai que d'autres perfonnes qui font
mortes de pareilles érofions dans les entrailles
par caufe interne, n'ont point eu de vomiffemens, comme cela eft auffi arrivé à des per-

---

(y) Morgagni, *de fed. & caufis morbor.* lib. IV, epift.
LIX, art. 19. *Lieutaud,* hift. anat. *lib. I, obf.* 114.

(z) Voyez une obferv. *de Fab. de Hildan*, rapportée
par M. *Lieutaud.* lib. I, obf. 112; & par M. *Morgagni,*
lib. IV., epift. LIX, art. 20.

fonnes vraiment empoifonnées, qui font mortes dans des foibleffes & dans des lypotimies, fans éprouver aucuns vomiffemens (a); ce qui prouve qu'on ne peut tirer de ce fymptôme aucune induction pofitive ni négative d'empoifonnement.

On ne peut rien conclure de l'exiftence du poifon par le lieu de l'eftomac qui eft enflammé & corrodé ; quelques médecins ayant, fans raifon, avancé que les poifons agiffoient toujours fur le fond de ce vifcère , près du pylore, au lieu que dans les autres cas l'affection de l'eftomac avoit fon fiége dans tous les endroits de ce vifcère indiftinctement ; les ouvertures des perfonnes mortes empoifonnées ont démontré des érofions de l'eftomac vers le cardia, ou à la partie fupérieure de ce vifcère, fans que la partie inférieure fût affectée en aucune manière : ainfi l'on ne peut tirer aucune induction fur l'exiftence ou la non exiftence du poifon, du lieu de l'eftomac qu'on trouve affecté. Il eft encore, au rapport de quelques écrivains célèbres, d'autres circonftances qui pourroient induire en erreur. *Baillou* cite l'exemple d'une perfonne qui étoit morte promp-

____

(a) Voyez cet ouvrage, ci-deffus, page 381.

tement après des vomiſſemens & des foibleſſes,
on l'ouvrit & on trouva ſon eſtomac & ſes inteſtins parſémés de petites taches violettes, qui
firent croire à quelques perſonnes, & même à
des médecins, qu'elles étoient l'effet de quelque
poiſon ; mais cette perſonne étoit morte au
prélude de la rougeole : *Riolan* cite un fait
ſemblable *(b);* d'autres médecins ont aſſuré que
les mêmes altérations pouvoient avoir lieu dans
les entrailles des perſonnes chez leſquelles la
petite vérole n'avoit pas eu une libre éruption par
la peau, mais ces aſſertions ne ſont nullement
prouvées, on pourroit même douter du contraire *(c)*; mais ce qu'il y a de bien certain
c'eſt qu'en diverſes maladies inflammatoires &
qui ont promptement enlevé les perſonnes qui
en ont été atteintes, on a trouvé les premières
voies enflammées en divers endroits plus ou
moins étendus, ce qu'une imagination un peu
prévenue eût facilement pu attribuer à du poiſon,
quoiqu'il n'y en eût pas de traces. Tout cela

(b) Voyez Morgagni, *loco citato.*

(c) M. *Cotunni,* célèbre médecin de Naples, nie qu'il
y ait jamais dans les entrailles aucun bouton de petite
vérole. Voyez ſon Traité *de ſed. variolar.* Neap. *in-8.°*
1769.

prouve qu'on ne peut point connoître par les ouvertures des corps s'ils ont été empoisonnés ou non ; on ne le peut pas non plus d'après les symptômes qui ont précédé la mort, & ce n'est que lorfqu'on trouve le poifon dans l'eftomac & dans les inteftins, & qu'on le reconnoît, de manière encore à ne pas s'y méprendre, qu'on doit conclure qu'il a été la caufe des inflammations & des érofions qu'on y découvre ; il n'y a que cela de certain *(d)*. On voit par-là combien nous devons être circonfpects lorfque nous fommes confultés fur cette importante matière, & dans quelles erreurs font tombés tant de médecins qui ont prononcé fur une matière auffi obfcure, avec une affurance qui a plus d'une fois induit les juges dans des erreurs qui font frémir l'humanité.

(d) *Sed res certa erit ubi in ventriculo aut proximis inteftinis venenum ipfum reperietur facile agnofcendum.* De fed. & cauf. morbor. *lib. IV, epift. LIX, art.* 19 & 20.

F I N.

www.ingramcontent.com/pod-product-compliance
Lightning Source LLC
LaVergne TN
LVHW010607180726
843502LV00001B/170